よくわかる
薬機法

医薬品販売制度編

第2版

編集 ドーモ

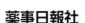
薬事日報社

はじめに

医薬品の販売制度は、平成 18（2006）年の法改正で抜本改革が行われて以来、その後も大なり小なり改正が加えられてきましたが、令和元（2019）年において再び大改正が行われました。これは、(A)医薬品の安全対策、(B)医薬品の適正流通、(C)薬局・薬剤師の在り方、という三つの観点から行われたものです。

(A)の観点からは、①最新情報を医療の現場に提供するための添付文書の電子化、②速やかな製品回収、副作用等報告を確保するためのバーコード表示の義務化、③データベース情報の活用を促すための学会による情報提供の努力義務化がなされました。

(B)の観点からは、④医薬品の販売業者の法令遵守体制の強化、⑤虚偽・誇大な広告の抑止を図るための課徴金制度の整備がなされました。

(C)の観点からは、⑥薬局の機能分化を推進するための地域連携薬局、専門医療機関連携薬局の認定制度、⑦薬局の法令遵守体制の強化、⑧オンラインによる服薬指導の容認、⑨継続的な服薬指導の義務化がなされました。

なお、これらの改正内容のうち、②の「バーコード表示の義務化」については令和 4（2022）年 12 月 1 日からの施行ですが、他の内容は既に施行されています。

本書は、こうした令和元（2019）年の法改正の内容を踏まえつつ、薬機法が定める医薬品の販売制度を容易かつ鳥瞰（ちょうかん）的に理解していただけるよう配慮して作成しています。また、なるべく平易な言い回しにしていますので、初学者の方でも学びやすく、入門書としてもご活用いただけると思います。

令和 3 年 11 月

編著者

もくじ

第3章　薬局・医薬品の販売業の業務体制　81

第4章　医薬品の販売と情報提供・指導　　116

第1章　医薬品の分類

1　医薬品の三つの分類

　一般用医薬品は、そのリスクの程度に応じた販売規制を適用するため、平成 18 年の法改正により、第一類医薬品、第二類医薬品及び第三類医薬品の三つに区分された。

　また、その後の平成 25 年の法改正において、そもそも医薬品は、一般用医薬品、要指導医薬品及び薬局医薬品の三つに分類されることとなった。現在では、この分類に従って、医薬品の販売の業務体制のあり方、インターネット販売等に関する規制が設けられている。

　　一般用医薬品　　　　　要指導医薬品　　　　　薬局医薬品

法律の題名変更が行われた！

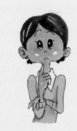

　法律番号「昭和 35 年法律第 145 号」は、その制定以来、「薬事法」という題名が付けられていた。

　そもそも、"薬事"とは、医薬品、毒物・薬物及び薬物に関する事項、薬剤師に関する事項等を意味している。広い意味では、医薬部外品や化粧品も"薬事"の概念に含まれる。

　そうでありながら、毒物、劇物、麻薬等の薬物及び薬剤師に関する事項については、薬事法では取り扱ってこなかった。

　その一方で、薬事法は、"薬事"の概念に含まれない医療機器を取り扱ってきたし、また、平成 25 年の法改正により、再生医療等製品が新たな規制対象物に加わることとなった。

　そこで、平成 25 年の法改正において、薬事法は「医薬品、医療機器等の品質、有効性及び安全性の確保等に関する法律」という題名が改められた。

　しかし、この題名は長すぎることから、一般には、「医薬品医療機器等法」、「医薬品医療機器法」又は「薬機法（やっきほう）」と呼ばれることが多い。

　なお、本書においては、「薬機法」又は単に「法」という略称を用い、薬機法の施行令、施行規則については、それぞれ「令」、「規則」と表記する。

1）一般用医薬品・要指導医薬品・薬局医薬品の意義

　一般用医薬品、要指導医薬品、薬局医薬品という医薬品は、どのように規定されているのであろうか。医薬品の販売規制を理解していくためには、それぞれの医薬品はどういう性格、位置づけのものであるのかを頭に入れておく必要がある。

　まずは、それぞれの医薬品の意義（その用語によって表される内容のこと）をみてみよう。

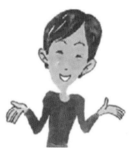

まずは、
一般用医薬品
について・・

薬機法

第四条第五項

　四　一般用医薬品　医薬品のうち、その効能及び効果において人体に対する作用が著しくないものであって、薬剤師その他の医薬関係者から提供された情報に基づく需要者の選択により使用されることが目的とされているもの（要指導医薬品を除く。）をいう。

次に、要指導薬品について…

薬機法

第四条第五項

　三　要指導医薬品　次のイからニまでに掲げる医薬品（専ら動物のために使用されることが目的とされているものを除く。）のうち、その効能及び効果において人体に対する作用が著しくないものであって、薬剤師その他の医薬関係者から提供された情報に基づく需要者の選択により使用されることが目的とされているものであり、かつ、その適正な使用のために薬剤師の対面による情報の提供及び薬学的知見に基づく指導が行われることが必要なものとして、厚生労働大臣が薬事・食品衛生審議会の意見を聴いて指定するものをいう。

　イ　その製造販売の承認の申請に際して第十四条第十一項に該当するとされた医薬品であって、当該申請に係る承認を受けてから厚生労働省令で定める期間を経過しないもの

　ロ　その製造販売の承認の申請に際してイに掲げる医薬品と有効成分、分量、用法、用量、効能、効果等が同一性を有すると認められた医薬品であって、当該申請に係る承認を受けてから厚生労働省令で定める期間を経過しないもの

　ハ　第四十四条第一項に規定する毒薬

　ニ　第四十四条第二項に規定する劇薬

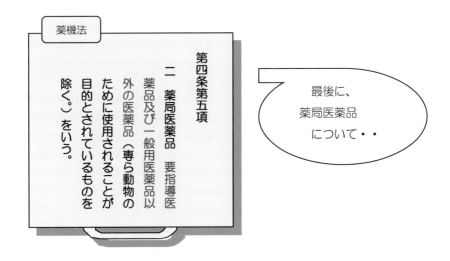

薬機法

第四条第五項

二　薬局医薬品　要指導医薬品及び一般用医薬品以外の医薬品（専ら動物のために使用されることが目的とされているものを除く。）をいう。

最後に、薬局医薬品について‥

（1）一般用医薬品

　　まずは、一般用医薬品からみていこう。

　　医薬品には、病院や診療所で使用され、又は処方箋に基づく調剤のために使用されるもの（医療用医薬品）もあれば、　般の生活者が自分の判断に基づき薬局やドラッグストアで購入するもの（一般用医薬品、要指導医薬品）もある。

　　さて、一般用医薬品の意義では、二つの要件を掲げている。

一般用医薬品の二つの要件

その効能及び効果において**人体に対する作用が著しくないもの**

薬剤師その他の**医薬関係者から提供された情報に基づく需要者の選択**により使用されることが目的とされているもの

　　つまり、人に対する作用が著しくない医薬品であって、薬の専門家から適正な使用に必要な情報の提供を受け、その情報に基づいて一般の生活者が自分の判断で選んで購入するもの、それが一般用医薬品である。一般用医薬品は、市販薬や大衆薬とも呼ばれている。

　　なお、一般用医薬品の意義中、その最後に「要指導医薬品を除く」という文言が添えられていることに注意。（P12）

　　では、要指導医薬品とは何であろうか。

13

（2）要指導医薬品

　　要指導医薬品の意義（P12）を読んで気づくことは、まず、「その効能及び効果において人体に対する作用が著しくないものであって、薬剤師その他医薬関係者から提供された情報に基づき需要者の選択により使用されることが目的とされているもの」という文言である。一般用医薬品の意義と全く同じ文言が記されているのだ。

　　つまり、要指導医薬品とは、本来、一般用医薬品に相当するような医薬品であるといえる。

　　一方で、要指導医薬品の意義中、次に掲げる文言が入っている。

①　イからニまでに掲げる医薬品

②　厚生労働大臣が指定するもの

　　まず、「イからニまでに掲げる医薬品」をみてみよう。

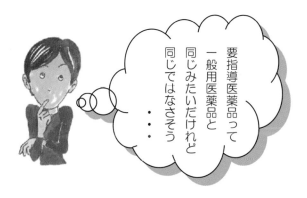

①　イからニまでに掲げる医薬品

「イ」に該当する要指導医薬品

薬機法

（医薬品、医薬部外品及び化粧品の製造販売の承認）

第十四条

11　厚生労働大臣は、第一項の承認の申請があつた場合において、申請に係る医薬品、医薬部外品又は化粧品が、既にこの条又は第十九条の二の承認を与えられている医薬品、医薬部外品又は化粧品と有効成分、分量、用法、用量、効能、効果等が明らかに異なるときは、同項の承認について、あらかじめ、薬事・食品衛生審議会の意見を聴かなければならない。

　　要指導医薬品の意義のイの「第十四条第十一項に該当するとされた医薬品」については、左の条文を見てもらいたい。

　　「既に承認を与えられている医薬品と有効成分、分量、用法、用量、効能、効果等が明らかに異なる」とは、これまでの医薬品にはない、初めての有効成分や効能効果などを持った医薬品、つまり、新医薬品（新薬）のことだ。

この新医薬品には、二つの意味がある。

第1に	医療用医薬品としても、一般用医薬品としても、要指導医薬品としても、我が国ではまったく承認例のない医薬品であること

第2に	我が国では、医療用医薬品としての承認例はあるが、一般用医薬品又は要指導医薬品としては承認例のない医薬品であること

第1の医薬品は、文字どおりの新医薬品である。

このような新しい有効成分の医薬品は、通常、有効性や安全性等について未知の部分が大きいため、その使用に慎重を期す、という意味もあって、まずは、医師や薬剤師の管理の下で使用される医療用医薬品として承認される。

そして、医療用医薬品として十分な使用経験を積んだ後、安全性が高いと評価されたものが一般用医薬品又は要指導医薬品として承認されるようになる。

ただし、その適応症によっては、医療用医薬品という段階を経ずに、いきなり、一般用医薬品又は要指導医薬品として承認されるケースもある。例えば、リアップという商品名の発毛剤である。リアップの有効成分は「ミノキシジル」であるが、我が国では医薬品として承認されたことのない全く新しい成分であった。しかし、その適用が「発毛促進」であることから、最初から一般用医薬品として承認されることとなった。こうした医薬品は、直接に（ダイレクトに）、一般用医薬品又は要指導医薬品として承認されることから、ダイレクトOTCと呼ばれることもある。

なお、OTCとは、over the counter の略で、カウンター越しに販売されるという意味である。

第2の医薬品は、スイッチOTCである。これは、医療用医薬品から一般用医薬品又は要指導医薬品に転用（スイッチ）された医薬品という意味である。

例えば、医療用医薬品として承認を受けていた有効成分等を初めて一般用医薬品に使用したものは、「新一般用医薬品」と呼ばれる。

なお、ダイレクトOTCやスイッチOTCには、有効成分自体は新しくなくても、全く新しい効能効果や用法用量

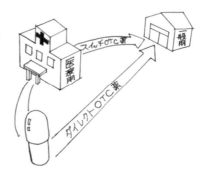

（例：内服薬を外用薬にしたとき）の承認を受けたものも含まれる。

ところで、要指導医薬品の場合、ダイレクトOTCやスイッチOTCだからといって、半永久的に要指導医薬品分類され続けるわけではない。「厚生労働省令で定める期間（要指導）」のみ、要指導医薬品に指定されることになる。

では、「厚生労働省令で定める期間（要指導）」とは、何か。

＜厚生労働省令で定める期間＞

㈠ 再審査のための調査期間

ダイレクト OTC には、法第 14 条の 4 に基づき、再審査制度が適用される。

再審査制度とは、いったん新医薬品として承認したものについて、一定期間後に、もう一度、有効性と安全性等を確認するために厚生労働省が審査をするという制度である。

新医薬品が発売され、実際に疾病の治療等に用いられるようになったとき、本当にその医薬品が有効であったか、あるいは安全性に問題がなかったか等について、一定期間、使用成績等のデータを収集するといった調査が行われる。そして、この調査期間の終了後、データを提出して、もう一度、審査を受けるのだ。

この再審査のための調査期間が、「厚生労働省令で定める期間（要指導）」である。

既に製造販売の承認を与えられている医薬品と有効成分が明らかに異なる新医薬品の場合、通常、8 年の調査期間が課せられることになる。

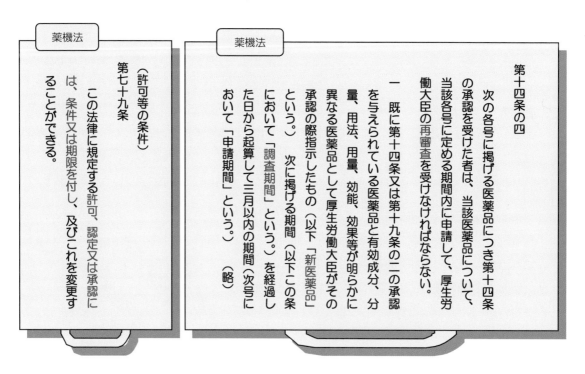

薬機法

（許可等の条件）
第七十九条

　この法律に規定する許可、認定又は承認には、条件又は期限を付し、及びこれを変更することができる。

薬機法

第十四条の四

　次の各号に掲げる医薬品につき第十四条の承認を受けた者は、当該各号に定める期間内に申請して、厚生労働大臣の再審査を受けなければならない。

一　既に第十四条又は第十九条の二の承認を与えられている医薬品と有効成分、分量、用法、用量、効能、効果等が明らかに異なる医薬品として厚生労働大臣がその承認の際指示したもの（以下「新医薬品」という。）　次に掲げる期間（以下この条において「調査期間」という。）を経過した日から起算して三月以内の期間（次号において「申請期間」という。）（略）

㈡ 承認条件としての調査期間

スイッチ OTC について、「厚生労働省令で定める期間（要指導）」の使用成績等のデータを収集するといった調査は、法第 79 条第 1 項に基づき、承認の条件となったものである。

原則として承認後 3 年を経過するまでの間、使用時の安全性に関する調査が課せられることになる。（昭和 61 年 12 月 27 日薬発第 1101 号）

　以上のように、「イ」に該当する要指導医薬品のうち、ダイレクト OTC の場合は、再審査のための調査期間が「厚生労働省令で定める期間（要指導）」となり、スイッチ OTC の場合は、承認の条件として付された安全性に関する調査期間が「厚生労働省令で定める期間（要指導）」になる。

　いずれにしても、「厚生労働省令で定める期間（要指導）」が経過するまでの間は、要指導医薬品に分類されることになる。

　なお、要指導医薬品に分類されたダイレクト OTC、スイッチ OTC は、特に、「ダイレクト直後品目」、「スイッチ直後品目」とも呼ばれる。これは、要指導医薬品とは、一般用医薬品に移行するまでの過渡的な位置づけとして、承認を受けた"直後"の新医薬品が収まる分類であるためだ。

　ダイレクト直後品目及びスイッチ直後品目は、「厚生労働省令で定める期間（要指導）」を経過すると、"半自動的"に、一般用医薬品のうち第一類医薬品の区分に移されることになる。

「ロ」に該当する要指導医薬品

　次に、「ロ」に該当する要指導医薬品とは、何か。

　「ロ」の医薬品は、既に承認されている「イ」の医薬品と有効成分、分量、用法、用量、効能、効果等が同一性を有すると認められたものである。それに加え、ここでもまた、承認を受けてから「厚生労働省令で定める期間（要指導）」を経過しないものとある。

　つまり、先行して承認されたダイレクト直後品目やスイッチ直後品目と同一の有効成分、効能効果等の医薬品であって、「厚生労働省令で定める期間（要指導）」を経過しないうちに、追っかけるように承認を受けた医薬品である。

　だから、「追っかけダイレクト直後品目」、「追っかけスイッチ直後品目」と呼ばれることもある。

　このような要指導医薬品として、例えば、以下のような医薬品が該当する。

○　複数の製薬会社で共同開発し、少し遅れて承認を
　　受けた方の医薬品

○　新医薬品の承認を受けている製薬会社とライセ
　　ンス契約を結び、後から承認を受けた医薬品

> **規則第 7 条の 2 第 2 項**
>
> 　法第 4 条第 5 項第 3 号ロの厚生労働省令で定める期間は、同号ロに掲げる医薬品と有効成分、分量、用法、用量、効能、効果等が同一性を有すると認められた同号イに掲げる医薬品に係る前項各号の期間の満了日までの期間とする。

　追っかけダイレクト直後品目、追っかけスイッチ直後品目（追っかけ品目）の「厚生労働省令で定める期間（要指導）」については、右のように規定されている。

　なんとも分かりにくい条文であるが、次のような意味だ。

「ロ」に該当する要指導医薬品については、先行して承認されたダイレクト直後品目、スイッチ直後品目《先行品目》に係る調査期間の途中で追っかけるようにして承認されたものなので、先行品目に係る調査の残存期間が、追っかけ品目の調査期間となる。

例えば、先行品目の調査期間がまだ2年残っていれば、その2年が追っかけ品目の調査期間となり、その期間中は、追っかけ品目であっても、先行品目と同様に要指導医薬品になるわけだ。

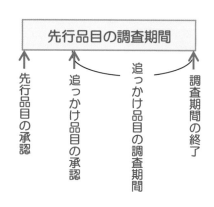

「ハ」及び「二」に該当する要指導医薬品

「ハ」は毒薬である医薬品、「二」は劇薬である医薬品のことである。

要指導医薬品のうち毒薬であるものは「毒薬指定品目」と呼ばれ、要指導医薬品のうち劇薬であるものは「劇薬指定品目」とも呼ばれる。

薬機法

（表示）
第四十四条
毒性が強いものとして厚生労働大臣が薬事・食品衛生審議会の意見を聴いて指定する医薬品（以下「毒薬」という。）は、その直接の容器又は直接の被包に、黒地に白枠、白字をもつて、その品名及び「毒」の文字が記載されていなければならない。

2　劇性が強いものとして厚生労働大臣が薬事・食品衛生審議会の意見を聴いて指定する医薬品（以下「劇薬」という。）は、その直接の容器又は直接の被包に、白地に赤枠、赤字をもつて、その品名及び「劇」の文字が記載されていなければならない。

② 厚生労働大臣が指定するもの

要指導医薬品には、もう一つの要件がある。つまり、「厚生労働大臣が指定するもの」ということだ。

すなわち、「厚生労働省令で定める期間（要指導）」を経過しない医薬品だからといって、その全てが要指導医薬品に分類されるわけではない。また、毒薬又は劇薬だからといって、その全てが要指導医薬品に分類されるわけでもない。

あくまで、「その効能及び効果において人体に対する作用が著しくないもの」であって、「薬剤師その他の医薬関係者から提供された情報に基づく需要者の選択により使用されるもの」であり、かつ、「薬剤師の対面による情報の提供及び薬学的知見に基づく指導が行われることが必要なもの」と評価された医薬品が厚生労働大臣の指定を受け、要指導医薬品となるのだ（P12）。

薬剤師その他の医薬関係者から提供された情報！

要指導医薬品の意義（P12）の「薬剤師その他の医薬関係者から提供された情報に基づく需要者の選択」という文言は、要指導医薬品の範疇に含まれるべき医薬品の基本的な性格を表現したもので、単に「医薬関係者から提供された情報に基づく需要者の選択」を意味しているにすぎない。

なぜなら、法令上、「A その他 B」とある場合は「A と B」を意味し、「A その他の B」とある場合は「B（例えば A のようなもの）」を意味するためである。

つまり、「薬剤師その他の医薬関係者」とは、「医薬関係者（例えば薬剤師のような者）」という意味になる。

なお、要指導医薬品の情報提供及び指導に従事する医薬関係者の資格については、別途、法第 36 条の 6 第 1 項において「薬剤師」と定められている。

＜要指導医薬品の表示＞

要指導医薬品については、店頭で医薬品を購入しようとする者が判別できるよう、直接の容器等に、「要指導医薬品」である旨の表示がなされている。

具体的には、黒枠の中に黒字で、 要指導医薬品 と記載されるが、直接の容器等の地色から見づらくなるときは、白枠の中に白字で記載することができる。

文字の大きさは、日本産業規格（JIS）の 8 ポイント以上となっている。ただし、直接の容器等面積が小さい場合はこの限りではない。

（法第 50 条第 6 号、規則第 209 条の 2）

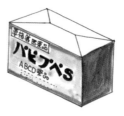

要指導医薬品の一覧

（令和 3 年 9 月 1 日時点）

○ダイレクト直後品目

有効成分	販売名	薬効分類等
セイヨウハッカ油	コルペルミン	過敏性腸症候群治療薬
チェストベリー乾燥エキス	プレフェミン	月経前症候群治療薬
セイヨウトチノキ種子エキス	ベルフェミン	足のむくみ改善薬

○スイッチ直後品目

有効成分	販売名	薬効分類等
ナプロキセン	モートリンNX	解熱鎮痛薬
プロピベリン塩酸塩	バップフォーレディユリレス	頻尿治療薬
オキシメタゾリン塩酸塩／クロルフェニラミンマレイン酸塩	ナシビンメディ	鼻づまり改善薬
精製ヒアルロン酸ナトリウム	ヒアレイン S／サンテヒアルロン酸点眼液	目の不快症状改善薬
イソコナゾール硝酸塩	メンソレータムフレディ CC1／メンソレータムフレディ CC1A	腟カンジダ治療薬
フルチカゾンプロピオン酸エステル	フルナーゼ点鼻薬 ＜季節性アレルギー専用＞	鼻づまり改善薬
フルニソリド	ロートアルガードクリアノーズ 季節性アレルギー専用	鼻づまり改善薬
ベポタスチン	タリオンR／タリオンAR	鼻づまり改善薬

○毒薬指定品目：なし

○劇薬指定品目

有効成分	販売名	薬効分類等
ヨヒンビン塩酸塩	ガラナポーン	勃起障害等改善薬
ヨヒンビン塩酸塩 ストリキニーネ硝酸塩	ハンビロン	勃起障害等改善薬
ヨヒンビン塩酸塩	ストルピン M カプセル	勃起障害等改善薬
ホルマリン	エフゲン（平成 26 年 3 月販売中止）	殺菌消毒薬

（3）薬局医薬品

「薬局医薬品」とは、何か。

法第 4 条第 5 項第 2 号では、「薬局医薬品とは、要指導医薬品及び一般用医薬品以外の医薬品」と規定している。

全ての医薬品から要指導医薬品及び一般用医薬品を除くと、残るは、医療用医薬品と薬局製造販売医薬品ということになる。

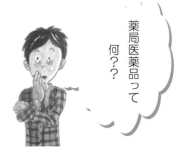

薬局医薬品って
何??

医薬品				
一般用医薬品	要指導医薬品	医療用医薬品		薬局製造販売医薬品
		処方箋医薬品	処方箋医薬品以外のもの	
		薬局医薬品 （要指導医薬品及び一般用医薬品以外の医薬品）		

医療用医薬品

では、「医療用医薬品」とは、何か。

まず、一般用医薬品や要指導医薬品は、薬局やドラッグストア等で医薬関係者からの情報提供等を受けて、一般の生活者が自分の判断で選んで購入する医薬品である。

これに対し、医療用医薬品は、病院や診療所で使用され、又は医師等の処方箋に基づき薬局で調剤の用に供される医薬品である。

ただ、医療用医薬品という用語は、薬機法には出てこない。右のように、規則で「医療用医薬品として厚生労働大臣が定める医薬品」と規定されているのだ。

規則第 14 条第 1 項

薬局開設者は、医薬品を購入し、又は譲り受けたとき及び薬局開設者、医薬品の製造販売業者、製造業者若しくは販売業者又は病院、診療所若しくは飼育動物診療施設（略）の開設者に販売し、又は授与したときは、次に掲げる事項(第二号及び第三号に掲げる事項にあつては、当該医薬品が医療用医薬品として厚生労働大臣が定める医薬品(以下「医療用医薬品」という。)(体外診断用医薬品を除く。)である場合に限る。)を書面に記載しなければならない。（略）

そして、医療用医薬品は、厚生労働省の通知によって、以下のように示されている。

平成 26 年 11 月 21 日薬食発 1121 第 2 号

医療用医薬品とは、医師も若しくは歯科医師によって使用され又はこれらの者の処方せん若しくは指示によって使用されることを目的として供給される医薬品をいう。

また、次のいずれかに該当する医薬品は、原則として医療用医薬品として取扱うものとする。

① 処方箋医薬品、毒薬又は劇薬。ただし、毒薬、劇薬のうち、人体に直接使用しないもの（殺虫剤等）を除く。
② 医師、歯科医師が自ら使用し、又は医師、歯科医師の指導監督下で使用しなければ重大な疾病、障害若しくは死亡が発生するおそれのある疾患を適応症にもつ医薬品
③ その他剤形、薬理作用等からみて、医師、歯科医師が自ら使用し、又は医師、歯科医師の指導監督下で使用することが適当な医薬品

処方箋医薬品

ところで、上記の通知の①に「処方箋医薬品」という医薬品が出てくるが、これについて、薬機法では右のように規定している。

つまり、処方箋医薬品とは、医師等から処方箋の交付を受けた者のみに販売・授与できる医薬品で、厚生労働大臣が指定するもののことである。

全ての処方箋医薬品は、医療用医薬品に該当する。

薬機法

（処方箋医薬品の販売）

第四十九条　薬局開設者又は医薬品の販売業者は、医師、歯科医師又は獣医師から処方箋の交付を受けた者以外の者に対して、正当な理由なく、厚生労働大臣の指定する医薬品を販売し、又は授与してはならない。ただし、薬剤師等に販売し、又は授与するときは、この限りでない。

病院や診療所で使用される医薬品は様々だ。

私たちが病院の外来の窓口でもらったり、ある いは、処方箋を渡して薬局でもらうものは、医療 用医薬品を調剤したものである。また、入院中に もらう内服薬や、看護師に傷口に塗ってもらう外 用薬、注射や点滴、手術のときの麻酔薬も同様で ある。このような医療用医薬品は、効果が強いか わりに、副作用も強いものが多い。

しかし、医療用医薬品の中には、作用が比較的 弱く、安全性が高いものもある。例えば、ビタミ ン剤などだ。これらは一般用医薬品にもなってい るが、そういう安全性の高い医薬品についても医 療の場では必要になる。だからこれらも医療用医 薬品になっている。

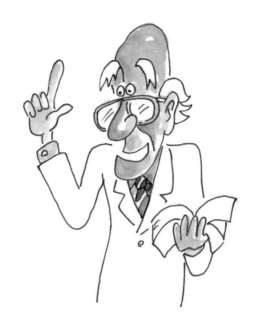

処方箋医薬品は、正当な理由がなく、処方箋を交付された者以外の者に販売してはならないとされ ている。だから、薬局では、医療用医薬品のうち処方箋医薬品に指定されている医薬品については、 正当な理由なく、処方箋を持っていない人に販売することができない。

なお、その「正当な理由」については、厚生労働省からの通知があるので以下に掲げておこう。

平成 26 年 3 月 18 日薬食発 0318 第 4 号

処方箋医薬品に係る「正当な理由」について

　薬機法第 49 条第 1 項に規定する正当な理由とは、次に掲げる場合によるものであ り、この場合においては、医師等の処方箋なしに販売を行っても差し支えない。

① 大規模災害時等において、医師等の受診が困難な場合、又は医師等からの処方箋 の交付が困難な場合に、患者（現に患者の看護に当たっている者を含む）に対し、 必要な処方箋医薬品を販売する場合
② 地方自治体の実施する医薬品の備蓄のために、地方自治体に対し、備蓄に係る処 方箋医薬品を販売する場合
③ 市町村が実施する予防接種のために、市町村に対し、予防接種に係る処方箋医薬 品を販売する場合

・・・前ページからの続き・・・

④ 助産師が行う臨時応急の手当等のために、助産所の開設者に対し、臨時応急の手当等に必要な処方箋医薬品を販売する場合

⑤ 救急救命士が行う救急救命処置のために、救命救急士が配置されている消防署等の設置者に対し、救急救命処置に必要な処方箋医薬品を販売する場合

⑥ 船員法施行規則第 53 条第 1 項の規定に基づき、船舶に医薬品を備え付けるために、船長の発給する証明書をもって、同項に規定する処方箋医薬品を船舶所有者に販売する場合

⑦ 医学、歯学、薬学、看護学等の教育・研究のために、教育・研究機関に対し、当該機関の行う教育・研究に必要な処方箋医薬品を販売する場合

⑧ 在外公館の職員等の治療のために、在外公館の医師等の診断に基づき、当該職員等（現に職員等の看護に当たっている者を含む）に対し、必要な処方箋医薬品を販売する場合

⑨ 臓器の移植に関する法律第 12 条第 1 項に規定する業として行う臓器のあっせんのために、同項の許可を受けた者に対し、業として行う臓器のあっせんに必要な処方箋医薬品を販売する場合

⑩ 薬機法その他の法令に基づく試験検査のために、試験検査機関に対し、当該試験検査に必要な処方箋医薬品を販売する場合

⑪ 医薬品、医薬部外品、化粧品又は医療機器の原材料とするために、これらの製造業者に対し、必要な処方箋医薬品を販売する場合

⑫ 動物に使用するために、獣医療を受ける動物の飼育者に対し、獣医師が交付した指示書に基づき処方箋医薬品（専ら動物のために使用されることが目的とされているものを除く）を販売する場合

⑬ その他①から⑫に準じる場合

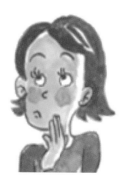

処方箋医薬品以外の医療用医薬品

それでは、「処方箋医薬品に指定されていない医療用医薬品」は、処方箋を持っていない一般の生活者に販売してもかまわない、ということになるのか。

いやいや、そうはならない。

もともと医療用医薬品として承認された医薬品は、処方箋医薬品に指定されようがされまいが、医師や薬剤師の管理の下に使用されることを前提としたものである。だから、医療用医薬品の容器等になされた記載事項、容器等になされた符号からインターネットを介して入手できる注意事項等情報は、医師や薬剤師など専門家向けの文面になっており、一般の生活者には理解しづらい専門用語で記載されている。

そこで、以下の厚生労働省の通知では、処方箋医薬品以外の医療用医薬品については、原則、処方箋医薬品と同様、処方箋を交付された者に限って販売することとし、処方箋を持たない者に対しては、「正当な理由」に該当する場合に限って販売できるとしている。

平成 26 年 3 月 18 日薬食発 0318 第 4 号

処方箋医薬品以外の医療用医薬品について

薬局医薬品のうち、処方箋医薬品以外の医療用医薬品（薬局製造販売医薬品以外の薬局医薬品をいう）についても、処方箋医薬品と同様に、医療用医薬品として医師、薬剤師等によって使用されることを目的として供給されるものである。

このため、処方箋医薬品以外の医療用医薬品についても、効能・効果、用法・用量、使用上の注意等が医師、薬剤師などの専門家が判断・理解できる記載となっているなど医療において用いられることを前提としており、（略）薬局においては、処方箋に基づく薬剤の交付が原則である。

なお、処方箋医薬品に係る「正当な理由」以外の場合であって、一般用医薬品の販売による対応を考慮したにもかかわらず、やむを得ず販売を行わざるを得ない場合などにおいては、必要な受診勧奨を行った上で、留意事項を遵守するほか、販売された処方箋医薬品以外の医療用医薬品と医療機関において処方された薬剤等との相互作用・重複投薬を防止するため、患者の薬歴管理を実施するよう努めなければならない。

　なお、「正当な理由」以外の理由で、やむを得ず販売する場合には、以下の留意事項に従って行うこととされている。

平成 26 年 3 月 18 日薬食発 0318 第 4 号

医療用医薬品を販売する場合の留意事項について

1．販売数量の限定

　医療用医薬品を処方箋の交付を受けている者以外の者に販売する場合には、その適正な使用のため、規則第 158 条の 7 の規定により、当該医療用医薬品を購入し、又は譲り受けようとする者及び当該医療用医薬品を使用しようとする者の他の薬局開設者からの当該医療用医薬品の購入又は譲受けの状況を確認した上で、販売を行わざるを得ない必要最小限の数量に限って販売しなければならない。

2．販売記録の作成

　薬局医薬品を販売した場合は、規則第 14 条第 3 項及び第 4 項の規定により、品名、数量、販売の日時等を書面に記載し、2 年間保存しなければならない。また、同条第 6 項の規定により、当該薬局医薬品を購入し、又は譲り受けた者の連絡先を書面に記載し、これを保存するよう努めなければならない。

3．調剤室での保管・分割

　医療用医薬品については、薬局においては、原則として、医師等の処方箋に基づく調剤に用いられるものであり、通常、処方箋に基づく調剤に用いられるものとして、調剤室又は備蓄倉庫において保管しなければならない。また、処方箋の交付を受けている者以外の者への販売に当たっては、薬剤師自らにより、調剤室において必要最小限の数量を分割した上で、販売しなければならない。

4．その他

（1）広告の禁止

　患者のみの判断に基づく選択がないよう、引き続き、処方箋医薬品以外の医療用医薬品を含めたすべての医療用医薬品について、一般人を対象とする広告は行ってはならない。

（2）服薬指導の実施

　処方箋医薬品以外の医療用医薬品についても、消費者が与えられた情報に基づき最終的にその使用を判断する一般用医薬品とは異なり、処方箋医薬品と同様に医療において用いられることを前提としたものであるので、販売に当たっては、これを十分に考慮した服薬指導を行わなければならない。

（3）添付文書の添付等

　医療用医薬品を処方箋に基づかずに「3．」により分割して販売を行う場合は、分割販売に当たることから、販売に当たっては、その容器又は被包の写しなどの添付を行うなどしなければならない。

薬局製造販売医薬品

最後に、「薬局製造販売医薬品」とは、何か。

医薬品を製造販売するためには、製造販売業の許可とともに、製造販売の承認を受けなければならない。そして、医薬品の製造をするためには、製造所ごとに、製造業の許可を受けなければならない。

しかし、法第 80 条第 7 項には、右のような適用除外規定が設けられている。

ここでは、薬局が、調剤を行うための設備及び器具を用いて、医薬品を製造し、製造販売することについては、特例的に認める旨を定めている。

この特例が適用され、薬局で製造し、販売される医薬品を「薬局製造販売医薬品」という。

> 薬機法
>
> （適用除外等）
>
> 第八十条
>
> 7　薬局開設者が当該薬局における設備及び器具をもって医薬品を製造し、その医薬品を当該薬局において販売し、又は授与する場合については、政令で、第三章、第四章及び第七章の規定の一部の適用を除外し、その他必要な特例を定めることができる。

なお、薬局製造販売医薬品のうち承認不要医薬品を除いたものは、特に「薬局製剤」と呼ばれている。

さて、薬局製造販売医薬品の歴史は古い。

今ではあまり見かけることもなくなったが、昔は、薬局にはそれぞれ "プライベートブランド" の医薬品があって、「松平薬局さんの胃薬は効き目がある」とか、「徳川薬局さんの吸い出し膏薬はすばらしい」とか、人気の薬があったものだ。現在でも、長い歴史を持つ薬局では、製薬会社の製品だけではなく、独自で、漢方薬、胃腸薬、風邪薬、解熱鎮痛薬等の薬局製造販売医薬品を製造し、販売しているところが少なくない。

薬局製造販売医薬品は、都道府県知事の許可を受け、厚生労働大臣が別途指定した成分や配合量等の範囲内で製造されたものであり、これを製造した薬局のみでしか販売できないことになっている。

薬局製造販売医薬品は、一般の生活者に直接販売されるため、要指導医薬品や一般用医薬品に近い性格の医薬品といえるが、薬機法では、「薬局医薬品」に分類している。なぜなら、薬局のみ取り扱いができる医薬品であるためだ。

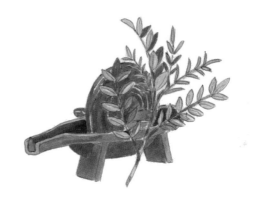

２）調剤された薬剤

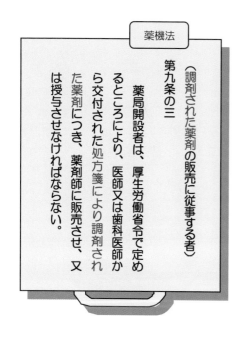

薬機法

（調剤された薬剤の販売に従事する者）

第九条の三

薬局開設者は、厚生労働省令で定めるところにより、医師又は歯科医師から交付された処方箋により調剤された薬剤につき、薬剤師に販売させ、又は授与させなければならない。

薬機法では、薬局医薬品とは別に、「調剤された薬剤」という薬も定めている。

調剤された薬剤とは、文字どおり、医師等の処方箋に基づいて調剤された薬剤という意味だ。でも、それって医療用医薬品のことではないのか？

確かに、そう誤解している人も少なくない。しかし薬機法では、「医療用医薬品」と「調剤された薬剤」を明確に区別して取り扱っている。

では、どこが異なるのか。

「調剤された薬剤」という用語は、左の条文に登場する。

医師等の処方箋に従って、個々の患者の使用に供するよう、医療用医薬品の封を開けて必要な分量を取り出し、あるいは複数の医療用医薬品を組み合わせる等の行為を「調剤」という。

そして、患者個人の症状等に合わせて調製された薬は、「薬剤」と呼ばれている。

調剤された薬剤については、薬機法の規定が適用されない場合がある。例えば、医薬品の容器には、製造販売業者の名称等の事項の記載が義務づけられているが（P175）、調剤された薬剤には適用されない。

ただし、別途、左の薬剤師法により、薬袋への記載事項として定められている。

その他、健康保険法では、"医薬品の給付"とはいわず、「薬剤の給付」といういい方をしているのだ。

また、薬機法では、調剤された薬剤の販売方法、情報提供等の方法を、医療用医薬品と明確に区別して定めている。

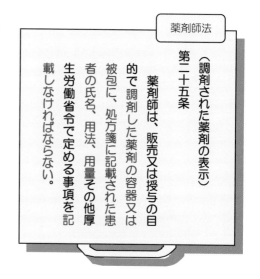

薬剤師法

（調剤された薬剤の表示）

第二十五条

薬剤師は、販売又は授与の目的で調剤した薬剤の容器又は被包に、処方箋に記載された患者の氏名、用法、用量その他厚生労働省令で定める事項を記載しなければならない。

2　一般用医薬品のリスク区分

一般用医薬品には、風邪薬、解熱鎮痛薬、胃腸薬、点眼薬、消毒薬など様々なものがある。有効成分でみれば、アスピリンなどの化学物質から、漢方薬のように生薬成分から構成されているものまである。また、剤形でみれば、錠剤、カプセル、貼り薬など、やはり様々である。

このように実に多様な一般用医薬品をひとくくりにして販売規制を設けた場合、安全性の低い一般用医薬品の場合はその適正使用を確保できず、一方、安全性の高い一般用医薬品の場合は過剰規制となってしまうことになりかねない。

そこで、一般用医薬品をそのリスクの程度に応じて三つに区分している。これらの区分は、厚生労働省が設置した「医薬品販売制度改革検討部会」の報告に基づき、副作用の発生状況、使用の難しさ等のリスクの度合いによって区分したものである。同検討会の報告書では、次のように説明している。

医薬品販売制度改革検討部会報告書

① 一般用医薬品としての市販経験が少なく、一般用医薬品としての安全性評価が確立していない成分又は一般用医薬品としてリスクが特に高いと考えられる成分は、安全性上特に注意を要する成分として独立した分類とすることが適当であり、これを第一類とする。

② 残った成分を二つに分類することとし、その分類の基準となるリスク（健康被害の程度）としては、日常生活に支障を来すおそれの有無が分類の根拠として適当であると考え、「まれに日常生活に支障を来す健康被害が生じるおそれ（入院相当以上の健康被害が生じる可能性）がある成分」を第二類とする。

③ 「日常生活に支障を来す程度ではないが、身体の変調・不調が起こるおそれがある成分」を第三類とする。

この報告書にしたがって、一般用医薬品は、第一類医薬品、第二類医薬品、第三類医薬品にの三つに区分されている。

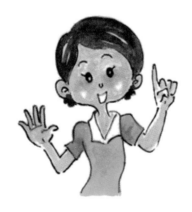

（1）第一類医薬品

第一類医薬品は、安全性の観点から最も注意すべき医薬品として、右のように規定している。

> **薬機法**
>
> 第三十六条の七第一項
>
> （略）
>
> 一　第一類医薬品　その副作用等により日常生活に支障を来す程度の健康被害が生ずるおそれがある医薬品のうちその使用に関し特に注意が必要なものとして厚生労働大臣が指定するもの及びその製造販売の承認の申請に際して第十四条第十一項に該当するとされた医薬品であって当該申請に係る承認を受けてから厚生労働省令で定める期間を経過しないもの

この条文を整理してみると、次のとおりだ。

その1　副作用等により**日常生活に支障を来す程度の健康被害が生ずるおそれがある医薬品**のうちその使用に関し**特に注意が必要なもの**として**厚生労働大臣が指定するもの**

その2　承認の申請に際して**第14条第11項に該当するとされた医薬品**であって、承認を受けてから**厚生労働省令で定める期間を経過しないもの**

「その1」特に注意を要するものとして厚生労働大臣が指定するもの

　まず、①の「厚生労働大臣が指定するもの」については、指定告示（平成 19 年厚生労働省告示第 69 号）において、以下の（イ）～（ホ）のように定めている。

＜厚生労働大臣が指定する第一類医薬品＞

（イ）法第 14 条の 4 第 1 項第 2 号に規定する厚生労働大臣が指示する医薬品であって、同号に規定する厚生労働大臣が指示する期間に 1 年を加えた期間を経過していないもの

（イ）は、再審査指示を受けた"追っかけ新医薬品"であって、これと同一性を有すると認められた新医薬品に係る「再審査のための調査期間」に 1 年を加えた期間を経過していないもの

→　追っかけダイレクト OTC のこと

（ロ）法第 14 条第 11 項に該当するものとして承認され、同法第 79 条第 1 項の規定に基づき、製造販売の承認の条件として当該承認を受けた者に対し製造販売後の安全性に関する調査を実施する義務が課せられている医薬品（その製造販売の承認のあった日後調査期間を経過しているものを除く）と有効成分、分量、用法、用量、効能、効果等が同一性を有すると認められる医薬品であって、調査義務が課せられている医薬品のうち、調査期間に 1 年を加えた期間を経過していないもの

（ロ）は、承認条件として安全性調査の義務が課せられたおっかけ新医薬品であって、これと有効成分、分量、用法、用量、効能、効果等が同一性を有すると認められた新医薬品に係る安全性調査のための調査期間に 1 年を加えた期間を経過していないもの

→　追っかけスイッチ OTC のこと

（ハ）専らねずみ、はえ、蚊、のみその他これらに類する生物の防除のために使用されることが目的とされる医薬品のうち、人の身体に直接使用されることのないもの（毒薬又は劇薬に限る※）

（ハ）は、殺鼠剤（ねずみの防除剤）や殺虫剤、防虫剤である。

※　毒薬又は劇薬に該当するものは、運用上、第一類医薬品ではなく、要指導医薬品に分類される。

（ニ）別表一に掲げるもの、その水和物及びそれらの塩類を有効成分として含有する製剤

　　　（注）次ページの別表第一を参照

（ニ）は、特に安全性について注意が必要なものとして、具体的に指定された成分を有効成分として含有する医薬品である。

（ホ）別表第一の二に掲げる体外診断用医薬品

　　　（注）次ページの別表第一の二を参照

＜別表一　第一類医薬品の指定成分＞

（平成 19 年厚生労働省告示第 69 号（最近改正：令和 3 年 1 月 15 日第 10 号））

	成分名	備考
1	アシクロビル	
2	アミノフィリン	
3	イコサペント酸エチル	
4	イソコナゾール	
5	オキシコナゾール	膣カンジダ治療薬に限る
6	クロトリマゾール	膣カンジダ治療薬に限る
7	ジエチルスチルベストロール	
8	ジクロルボス	プラスチック板に吸着させた殺虫剤（ジクロルボス 5 パーセント以下を含有するものを除く）に限る
9	シメチジン	
10	ストリキニーネ	
11	テオフィリン	
12	テストステロン	
13	テストステロンプロピオン酸エステル	
14	トラネキサム酸	しみ（肝斑に限る）改善薬に限る
15	ニコチン	貼付剤に限る
16	ニザチジン	
17	ビダラビン	
18	ファモチジン	
19	ミコナゾール	膣カンジダ治療薬に限る
20	ミノキシジル	
21	メチルテストステロン	
22	ヨヒンビン	
23	ラニチジン	
24	ロキサチジン酢酸エステル	
25	ロキソプロフェン	

＜別表一の二　第一類医薬品の指定成分＞

（平成 19 年 3 月 30 日厚生労働省告示第 69 号（最近改正：令和 3 年 1 月 15 日第 10 号））

	体外診断用医薬品	備考
1	一般用黄体形成ホルモンキット	

「その2」承認の申請に際して第 14 条第 11 項に該当するとされた医薬品であって、当該申請に係る承認を受けてから厚生労働省令で定める期間を経過しないもの

　法第 14 条第 11 項に該当する医薬品とは、ダイレクト OTC 又はスイッチ OTC を意味している。また、承認を受けてから「厚生労働省令で定める期間（第一類）」とは、ダイレクト OTC にあっては再審査のための調査期間に 1 年を加えた期間、スイッチ OTC にあっては承認条件として付された安全性に関する調査期間に 1 年を加えた期間となる。

　ここで注意してもらいたいのは、「再審査のための調査期間（要指導）」と「再審査のための調査期間（第一類）」、そして「承認の条件として付された安全性に関する調査期間（要指導）」と「承認の条件として付された安全性に関する調査期間（第一類）」はいずれも時を同じくして経過するということである。したがって、要指導医薬品から移行してきた医薬品が、第一類医薬品となるのは実質 1 年にすぎない。

<厚生労働省令で定める期間>

	ダイレクト OTC	スイッチ OTC
要指導医薬品	再審査のための調査期間	承認の条件として付された安全性に関する調査期間
第一類医薬品	再審査のための調査期間 ＋ **1年**	承認の条件として付された安全性に関する調査期間 ＋ **1年**

　承認された新医薬品（ダイレクト OTC、スイッチ OTC）は、その承認後、自動的に要指導医薬品に分類されるわけではない。その承認に際し、まずは、薬事・食品衛生審議会で、その適正な使用のために薬剤師の対面による情報の提供及び薬学的知見に基づく指導が行われることが必要なものかどうか審議が行われ、その意見を聴いて、厚生労働大臣が要指導医薬品の指定の可否を判断することになる。もし、厚生労働大臣が要指導医薬品に指定しない場合は、初めから第一類医薬品に指定されることになる。

　とはいえ、初めは要指導医薬品に分類されるのが普通である。このような新医薬品は、「厚生労働省令で定める期間（要指導）」中は要指導医薬品であるが、その期間を経過して「厚生労働省令で定める期間（第一類）」に入ると否応なく第一類医薬品に移される。この第一類医薬品に分類される 1 年間に一般用医薬品としてのリスク評価が行われ、その評価結果に基づき、第一類医薬品にそのまま残すか、第二類医薬品又は第三類医薬品に区分を変更するのかが決められることになる。

　したがって、①「再審査のための調査期間」中は要指導医薬品、②「厚生労働省令で定める期間（再審査のための調査期間を除く）」中は第一類医薬品、③「厚生労働省令で定める期間」の経過後は第一類医薬品、第二類医薬品又は第三類医薬品のいずれか、となる。

以上の流れを図に表すと以下のようになる

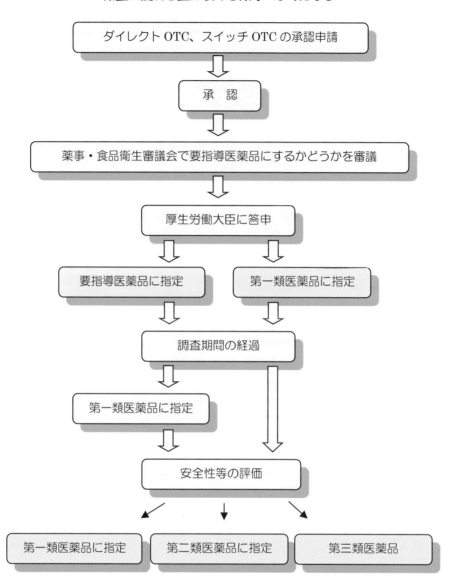

ダイレクト OTC、スイッチ OTC の承認申請

↓

承　認

↓

薬事・食品衛生審議会で要指導医薬品にするかどうかを審議

↓

厚生労働大臣に答申

↓　　　　　　　↓

要指導医薬品に指定　　　　第一類医薬品に指定

↓　　　　　　　↓

調査期間の経過

↓

第一類医薬品に指定

↓

安全性等の評価

↓　　　↓　　　↓

第一類医薬品に指定　　　第二類医薬品に指定　　　第三類医薬品

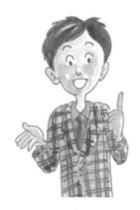

（2）第二類医薬品

第二類医薬品はこのように定義されている。

薬機法

第三十六条の七第一項
（略）
二　第二類医薬品　その副作用等により日常生活に支障を来す程度の健康被害が生じるおそれがある医薬品　第一類医薬品を除く。）であって、厚生労働大臣が指定するもの

現在、以下の五つのいずれかに該当する一般用医薬品が、第二類医薬品に指定されている。

平成 19 年厚生労働省告示第 69 号

（イ）専らねずみ、はえ、蚊、のみその他これらに類する生物の防除のために使用されることが目的とされる医薬品のうち、人の身体に直接使用されることのないもの（第一類医薬品及び毒薬又は劇薬を除く）

（ロ）専ら滅菌又は消毒に使用されることが目的とされている医薬品のうち、人の身体に直接使用されることのないもの

（ハ）別表第二に掲げる漢方処方に基づく医薬品及びこれを有効成分として含有する製剤（第一類医薬品を除く）

（ニ）別表第三に掲げるもの、その水和物及びそれらの塩類を有効成分として含有する製剤（第一類医薬品を除く）

（ホ）別表第四に掲げる体外診断用医薬品

　上記のうち、（ハ）の「別表第二に掲げる漢方処方」として、安中散、葛根湯、甘草湯など294の処方が指定されている。（ニ）の「別表三に掲げるもの」には、無機薬品及び有機薬品として267 成分（例：アスピリン、アセトアミノフェン）、生薬及び動植物成分として178 成分（例：オウバク、オウレン）が、（ホ）の「別表第四に掲げる体外診断用医薬品」として、一般用グルコースキット、一般用総蛋白キット、一般用ヒト絨毛性性腺刺激ホルモンキットの三つが指定されている。

指定第二類医薬品

ところで、妊婦に使用できないにもかかわらず、妊婦が使用した場合に早産・流産を誘発してしまうもの等、適正に使用されなかった場合に、リスクの程度が跳ね上がってしまう第二類医薬品は、別途、指定第二類医薬品に指定されている。

> 規則第 1 条第 3 項第 5 号
>
> **指定第二類医薬品（第二類医薬品のうち、特別の注意を要するものとして厚生労働大臣が指定するものをいう。）**

このように、第二類医薬品のうち、相互作用又は患者背景において特に注意すべき禁忌があり、その要件に該当する者が服用した場合に健康被害に至るリスクが高まるもの、依存性・習慣性がある成分等を含むものを、「指定第二類医薬品」としている。

なお、適正に使用された場合におけるリスクの程度は、第二類医薬品と指定第二類医薬品において変わりはない。

指定第二類医薬品については、積極的な情報提供を行うことが可能となるような陳列方法及び販売方法をとることとされている。（構造設備規則※第 1 条第 1 項第 13 号ホ、規則第 15 条の 7 等、第 218 条の 4 第 1 項第 2 号）

※ 薬局等構造設備規則（昭和 36 年厚生省令第 2 号）の略

指定第二類医薬品として、次に掲げるもの、その水和物及びそれらの塩類を有効成分として含有する製剤が指定されている。

＜指定第二類医薬品の指定成分＞

（平成 21 年厚生労働省告示第 120 号（最近改正：平成 30 年第 259 号））

	無機薬品及び有機薬品	備考
1	アスピリン	
2	アミノ安息香酸エチル	内用剤に限る
3	アモロルフィン	
4	アリルイソプロピルアセチル尿素	
5	アルミノプロフェン	
6	安息香酸	吸入剤に限る
7	イブプロフェン	
8	エストラジオール	
9	エストラジオール安息香酸エステル	

10	エチニルエストラジオール	
11	エテンザミド	
12	カサントラノール	
13	ケトプロフェン	
14	コデイン	
15	コルチゾン酢酸エステル	
16	サザピリン	
17	サリチルアミド	
18	サリチル酸	内用剤に限る
19	サリチル酸フェニル	外用剤を除く
20	ジヒドロコデイン	
21	ジフェンヒドラミン	睡眠改善薬に限る
22	シュウ酸セリウム	
23	センノシド	
24	デキサメタゾン	
25	デキサメタゾン酢酸エステル	
26	テルビナフィン	
27	トリアムシノロンアセトニド	
28	ニコチン	貼付剤を除く
29	ネチコナゾール	
30	ビタミンA油	外用剤を除く
31	ヒドロコルチゾン	
32	ヒドロコルチゾン酢酸エステル	
33	ヒドロコルチゾン酪酸エステル	
34	ピペリジルアセチルアミノ安息香酸エチル	
35	プソイドエフェドリン	
36	ブテナフィン	
37	フラボキサート	
38	フルオシノロンアセトニド	
39	プレドニゾロン	
40	プレドニゾロン酢酸エステル	
41	プレドニゾロン吉草酸エステル	
42	ブロムワレリル尿素	
43	プロメタジン	
44	ベクロメタゾンプロピオン酸エステル	
45	ベタネコール	
46	ベタメタゾン吉草酸エステル	

47	メチルエフェドリン	内用剤に限る
48	ラウオルフィアセルペンチナ総アルカロイド	
49	ラノコナゾール	
50	レチノール	外用剤を除く
51	レチノール酢酸エステル	外用剤を除く
52	レチノールパルミチン酸エステル	外用剤を除く
53	ロペラミド	

	生薬及び動植物成分	備考
1	イチイ	外用剤を除く
2	カスカラサグラダ	外用剤を除く
3	クバク	
4	コジョウコン	
5	センナ	別名：センナヨウ
6	センナジツ	
7	トコン	
8	ブシ	別名：加工ブシ、ホウブシ 外用剤を除く
9	マオウ	外用剤を除く

（3）第三類医薬品

　第三類医薬品には、アクリノール（外用剤）、アスコルビン酸、アスパラギン酸、アズレン、消化酵素、アミノエチルスルホン酸（タウリン）など、第一類医薬品にも第二類医薬品にも指定されていない一般用医薬品が該当する。

＜一般用医薬品の表示＞

　一般用医薬品については、店頭で医薬品を購入しようとする者が判別できるよう、直接の容器等に、以下の字句を記載することとされている。（規則第 209 条の 3 第 1 項、第 210 条第 6 号）

■第一類医薬品 ……… 第 1 類医薬品

■第二類医薬品 ……… 第 2 類医薬品

■指定第二類医薬品 … 第②類医薬品※

■第三類医薬品 ……… 第 3 類医薬品

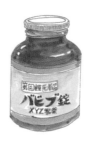

　※ 指定第二類医薬品の「2」は、〇又は□枠で囲む

第一類医薬品、第二類医薬品、第三類医薬品に動物用医薬品は含まれない！

　一般用医薬品のリスク区分は、その医薬品のリスクの程度が一般の生活者に容易に把握できるように設けられている。ここでいう「リスクの程度」とは、「人」に対するリスクを意味しており、「動物」に対するリスクではない。

　第一類医薬品、第二類医薬品、第三類医薬品といったリスク区分は、あくまで人に生じる副作用リスクの程度を基準に設けられたものであって、動物用医薬品を念頭に置いたものではない。

　つまり、第一類医薬品、第二類医薬品、第三類医薬品に、動物専用の医薬品は含まれないのだ。

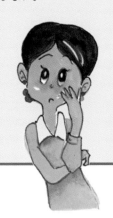

3　医薬品の販売に従事する者

　薬機法では、一般用医薬品、要指導医薬品、薬局医薬品及び調剤された薬剤の分類に応じ、それぞれの販売従事者を定めている。

薬機法

（一般用医薬品の販売に従事する者）
第三十六条の九
　薬局開設者、店舗販売業者又は配置販売業者は、厚生労働省令で定めるところにより、一般用医薬品につき、次の各号に掲げる区分に応じ、当該各号に定める者に販売させ、又は授与させなければならない。
　一　第一類医薬品　薬剤師
　二　第二類医薬品及び第三類医薬品　薬剤師又は登録販売者

（要指導医薬品の販売に従事する者等）
第三十六条の五
　薬局開設者又は店舗販売業者は、厚生労働省令で定めるところにより、要指導医薬品につき、薬剤師に販売させ、又は授与させなければならない。

薬機法

（薬局医薬品の販売に従事する者等）

第三十六条の三

　薬局開設者は、厚生労働省令で定めるところにより、薬局医薬品につき、薬剤師に販売させ、又は授与させなければならない。

（調剤された薬剤の販売に従事する者）　※再掲

第九条の三

　薬局開設者は、厚生労働省令で定めるところにより、医師又は歯科医師から交付された処方箋により調剤された薬剤につき、薬剤師に販売させ、又は授与させなければならない。

これらの条文を整理してみると以下のとおりとなる。

○　一般用医薬品のうち、

　　第一類医薬品　　　← 薬剤師

　　第二類医薬品　　　← 薬剤師又は登録販売者

　　第三類医薬品　　　← 薬剤師又は登録販売者

○　要指導医薬品　　　← 薬剤師

○　薬局医薬品のうち、

　　医療用医薬品　　　← 薬剤師

　　薬局製造販売医薬品　← 薬剤師

○　調剤された薬剤　　← 薬剤師

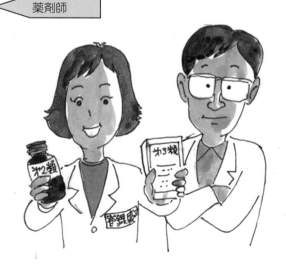

4　登録販売者

1）登録販売者とは

　一般用医薬品のうち第二類医薬品、第三類医薬品の販売従事者として認められている「登録販売者」とは、何か。

　まず、右の条文をみてみよう。

薬機法

第四条

5　この条において、次の各号に掲げる用語の意義は、当該各号に定めるところによる。

一　登録販売者　第三十六条の八第二項の登録を受けた者をいう。

そして、登録販売者を次のように規定している。

薬機法

（資質の確認）
第三十六条の八

　都道府県知事は、一般用医薬品の販売又は授与に従事しようとする者がそれに必要な資質を有することを確認するために、厚生労働省令で定めるところにより試験を行う。

2　前項の試験に合格した者又は第二類医薬品及び第三類医薬品の販売若しくは授与に従事するために必要な資質を有する者として政令で定める基準に該当する者であつて、医薬品の販売又は授与に従事しようとするものは、都道府県知事の登録を受けなければならない。

つまり、登録販売者とは、次のような者である。

①　都道府県知事が行う試験に合格し、都道府県知事の登録を受けた者

②　第二類医薬品及び第三類医薬品を販売するのに必要な資質を有する者として政令で定める基準に該当し、都道府県知事の登録を受けた者

41

２）登録販売者試験と販売従事登録

　登録販売者になるには、通常、一般用医薬品の販売に従事するものとして必要な資質があることを確認するために都道府県が実施する試験（登録販売者試験）に合格する必要がある。

まずは、登録販売者となるための手順をみていこう。

| Ⅰ | 受験の申請 | 規則第 159 条の 5 |

　登録販売者試験を受けようとする者は、本籍地都道府県名（日本国籍を有していない者については、その国籍）、住所、連絡先、氏名、生年月日及び性別を記載した申請書に、次の書類を添えて、登録販売者試験を受けようとする場所の都道府県知事に提出しなければならない。

① 写真
② その他都道府県知事が必要と認める書類

登録販売者試験は、受験者が勤務しようとする薬局、店舗等の所在する都道府県に限られることなく、どこの都道府県で受験してもよい。

| Ⅱ | 試験実施の方法 | 規則第 159 条の 3、第 159 条の 4 |

（1）試験方法

　登録販売者試験は、筆記試験とする。

（2）筆記試験は、次の事項について行う。

① 医薬品に共通する特性と基本的な知識
② 人体の働きと医薬品
③ 主な医薬品とその作用
④ 薬事に関する法規と制度
⑤ 医薬品の適正使用と安全対策

（3）実施回数・時期

　登録販売者試験は、毎年少なくとも 1 回、都道府県知事が行う。

　試験を実施する期日及び場所並びに受験願書の提出期間は、あらかじめ、都道府県知事が公示する。

試験の実施日時等は、都道府県のホームページ等で公示される。

＜受験資格＞

　従前は、登録販売者試験の受験資格として、薬局やドラッグストア等での実務経験その他が求められていたが、平成 27 年度の試験より受験資格が全て撤廃されている。

　これは、受験の申請書を都道府県が受理するにあたって、本当に実務経験があるのかを確認することが難しく、受験の資格要件を設けたところで、その実効性を期し難かったためだ。

ケース 1　〜本当かどうか確認のしようがない！〜

① 受験の申請者が高齢者であって…

② ドラッグストアでの実務経験は 50 年前のものであり…

③ 実務経験を積んだという薬店は、遠くの都道府県に所在しており…

④ その薬店は 30 年以上前に既に閉店しており…

⑤ 当時の経営者は既に他界…

ケース 2　〜不正の温床になりやすい！！〜

① 受験の申請者が小売店の従業者であって…

② その小売店の経営者の“業務命令”により受験しようとしており…

③ その経営者が実務経験の証明書を偽って作成し…

④ 組織ぐるみで不正に受験させようとした…

　こういった不都合を解消するため、受験の資格要件の撤廃が行われ、その代わり試験の合格後に経験年数が問われることにしたのだ。（P88）

　具体的にいえば、過去 5 年間のうち従事期間が 2 年未満の登録販売者（但書登録販売者（P106）を除く）は、“見習い”登録販売者として扱われ、その旨が容易に判別できる名札を付けなければならず、また、薬剤師又は“一人前”の登録販売者の管理及び指導の下で実務に従事しなければならない。（規則第 15 条等）

　さらに、過去 5 年間のうち従事期間が 2 年未満の登録販売者（但書登録販売者を除く）、すなわち“見習い”登録販売者は、店舗管理者や区域管理者になることができないのだ。（規則第 140 条第1 項等）

＜実務経験の証明＞

　薬局開設者、店舗販売業者又は配置販売業者は、その薬局、店舗又は区域において一般従事者※として薬剤師又は登録販売者の管理及び指導の下に実務に従事した者から、過去 5 年間においてその実務に従事したことの証明《実務経験の証明》を求められたときは、その証明書を発行しなければならない。（規則第 15 条の 8 等）

　この「証明書」は、登録販売者が、店舗管理者又は区域管理者（P86〜90）になろうとするときに必要なものである。

　だから、たとえ円満退社ではなく、"しこり" が残っている者であっても、実務証明を求められたときは、その証明書を発行して渡してあげなければならないのだ。

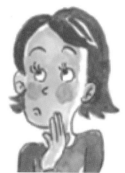

　※　その薬局等において実務に従事する薬剤師又は登録販売者以外の
　　　者をいう。

Ⅲ	試験問題数、試験時間、合格基準及び出題範囲

（1）試験問題数及び試験時間

　　試験項目（合計 120 問・試験時間 240 分）

・医薬品に共通する特性と基本的な知識 … 20 問 … 40 分
・人体の働きと医薬品 ……………………… 20 問 … 40 分
・主な医薬品とその作用 …………………… 40 問 … 80 分
・薬事に関する法規と制度 ………………… 20 問 … 40 分
・医薬品の適正使用と安全対策 …………… 20 問 … 40 分

（2）合格基準

　　7 割以上の正答率であること、かつ、各試験項目で 3.5 割以上（4 割以上とする都道府県もある）の正答率であること

（3）出題範囲

　　各都道府県は、国が作成する「試験問題作成に関する手引き」に準拠して作成すること

登録販売者試験では、受験者はどの都道府県で受験してもかまわないが、そうなると試験問題が比較的簡単なところで受験しようと誰しも考えるだろう。そこで全国どの都道府県でも大体同じレベルの問題となるよう、厚生労働省は、登録販売者の「試験問題作成に関する手引き」を作成し、公表している。

Ⅳ ／ 試験合格者等の公示 ── 規則第 159 条の 6

都道府県知事は、登録販売者に合格した者に、当該試験に合格したことを通知するとともに、その受験番号を公示する。

試験に合格した場合は、合格通知が交付される。また、合格者の受験番号が都道府県のホームページ等で公示される。

Ⅴ ／ 販売従事登録の申請 ── 規則第 159 条の 7

　販売従事登録を受けようとする者は、申請書を、実際に勤務することとなる薬局又は店舗の所在地の都道府県知事（配置販売業にあっては、配置しようとする区域をその区域に含む都道府県の知事）に提出しなければならない。また、その申請書には、次の書類を添えなければならない。

① 申請者が登録販売者試験に合格したことを証する証書

② 申請者の戸籍謄本、戸籍抄本、戸籍記載事項証明書又は本籍の記載のある住民票の写し若しくは住民票記載事項証明書

③ 申請者が精神の機能の障害により業務を適正に行うに当たって必要な認知、判断及び意思疎通を適切に行うことができないおそれがある者である場合は、当該申請者に係る精神の機能の障害に関する医師の診断書

④ 申請者が薬局開設者又は医薬品の販売業者でないときは、雇用契約書の写しその他薬局開設者又は医薬品の販売業者の申請者に対する使用関係を証する書類

販売従事登録申請書

申請者の氏名　　　　　　　　　　　　　　
申請者の本籍地都道府県名　　　　　　　　
申請者の生年月日　　　　年　　月　　日
申請者の性別　　　　男　・　女
申請者の欠格条項　　　(1)～(7) 略

　上記により、販売従事登録を申請します。

　　　　　　　　　　年　　月　　日
　　　　申請者住所
　　　　申請者名　　　　　　　　印
　　　　連絡先電話番号

都道府県知事　殿

VI 　販売従事登録　　　　規則第 159 条の 8

都道府県には、登録販売者名簿を備え付けられ、次の事項が登録される。

① 登録番号及び登録年月日
② 本籍地都道府県名、氏名、生年月日及び性別
③ 登録販売者試験合格の年月及び試験施行地都道府県名
④ ①〜③のほか、適正に医薬品を販売するに足るものであることを確認するために都道府県知事が必要と認める事項

＜販売従事登録証＞

販売従事者登録番号　＿＿＿＿＿＿＿＿＿＿＿＿
販売従事者登録年月日　＿＿＿＿＿＿＿＿＿＿＿

販売従事登録証

本籍地都道府県名（国籍）＿＿
氏名　＿＿＿＿＿＿＿＿＿＿
生年月日＿＿＿＿＿＿＿＿＿

薬機法第 36 条の 8 第 2 項の規定により
登録された登録販売者であることを証明する。

年　　月　　日
都道府県知事　　印

都道府県知事は、販売従事登録を行ったときは、登録販売者名簿に登録した者に対して、販売従事登録証を交付しなければならない。

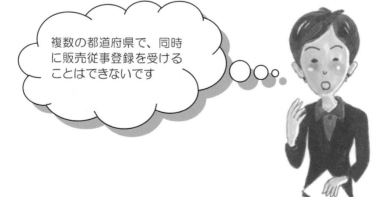

複数の都道府県で、同時に販売従事登録を受けることはできないです

＜みなし登録販売者＞

　販売従事登録を受けることができるのは、登録販売者試験に合格した者だけではない。第二類医薬品及び第三類医薬品の販売又は授与に従事するために必要な資質を有する者についても、販売従事登録を受けることができる（P41 右下）。また、法改正に伴う経過措置として、薬剤師や登録販売者でなくても、医薬品の販売に従事できるケースもあるのだ。

① 旧薬種商

　旧薬種商とは、薬機法の施行の際（昭和 36 年 2 月 1 日）に、薬種商販売業の許可を受けたとみなされた者であって、その後継続して薬種商販売業を営んでいる者をいう。

　この旧薬種商については、登録販売者試験はもちろんのこと、薬種商販売業試験にも合格しているわけではないが、現在においても、従前どおりの薬種商販売業の業務を行うことができるのだ。ただし、旧薬種商の地位は一代限りのものとされ、その地位を承継することは認められていない。（法附則第 6 条第 1 項）

② 既存薬種商

　既存薬種商とは、薬種商販売業試験※に合格するなどして、平成 18 年の改正法施行の際（平成 21 年 6 月 1 日）に、薬種商販売業の許可を受けていた者をいう。

　従前、医薬品の販売業は、「一般販売業」、「薬種商販売業」、「配置販売業」、「特例販売業」の四つに区分されていたが、平成 18 年の法改正により、現行の「店舗販売業」、「配置販売業」、「卸売販売業」の三つに再編され、さらに登録販売者制度が創設された。

　既存薬種商については、登録販売者試験に合格しているわけではないが、登録販売者として医薬品の販売業務に従事することができる。（平成 18 年 6 月 14 日法律第 69 号附則第 7 条第 1 項）

　※ 医薬品を取り扱うにつき必要な知識経験を有する者かどうかを確認するための試験で、平成 18 年の法改正により廃止された。現在の登録販売者試験の前身ともいえるが、非常に難関の試験であった。

③ 既存配置販売業者

　既存配置販売業者とは、平成 18 年の改正法施行の際（平成 21 年 6 月 1 日）に、配置販売業の許可を受けていた者をいう。

　既存配置販売業者の配置員は、登録販売者試験に合格しているわけではないが、現在においても、従前どおりの配置業務を行うことができる。

　ただし、全ての配置販売品目を取り扱えるわけではなく、原則、平成 21 年 5 月 31 日以前より取り扱っていた医薬品に限られるのだ。（平成 18 年 6 月 14 日法律第 69 号附則第 11 条第 1 項）

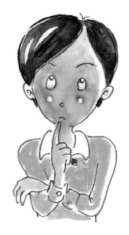

3）登録販売者の継続的研修

　苦学して登録販売者試験に合格し、販売従事登録を受けて登録販売者として働き始めたからといって、安穏とはしていられない。なぜなら、毎年のように、新有効成分の配合された一般用医薬品が上市され、一般用医薬品のリスク区分が変更され、また、新たな副作用が判明し、さらには、薬機法関連法令の改正のたびに医薬品の販売規制が改められていくためだ。

　ボヤボヤしているとせっかく習得した薬学知識であっても、たちまちのうちに錆びついてしまうことになりかねない。そんな錆びついた古いままの知識のままでは、一般用医薬品の適正使用のために必要な情報提供を十分に行うことなんてできないし、気がつかないうちに法令違反をしでかしていることだってあり得るだろう。

　そのため、従前より登録販売者には継続的に研修を受けることが求められてきたが、令和 3 年の規則改正（令和 4 年 4 月 1 日施行）により、登録販売者の継続的研修制度が整備されるとともに、継続的研修の受講の義務が明確になった。

薬局の登録販売者の場合、以下の規定が適用される。

Ⅰ	研修の義務	規則第 15 条の 11 の 3 第 1 項

　薬局開設者は、その薬局において業務に従事する登録販売者に、研修を毎年度受講させなければならない。

> 薬局開設者等の事業者に対して、その薬局の登録販売者に研修を受講させることが義務づけられている。

Ⅱ	研修実施機関	規則第 15 条の 11 の 3 第 2 項

　登録販売者研修を実施しようとする者は、次に掲げる事項をあらかじめ厚生労働大臣に届け出なければならない。

　① 氏名又は名称及び住所並びに法人にあっては、その代表者の氏名
　② 研修の実施場所

> 研修の実施機関は、届出制になっている。

Ⅲ 〉 研修の実施基準 ── 規則第 15 条の 11 の 3 第 3 項

　届出を行った者《研修実施機関》が行う研修の実施の基準は、次のとおりとする。

　① 研修は次に掲げる事項について講義により行うものとし、総時間数が 12 時間以上であること
　　一　医薬品に共通する特性と基本的な知識
　　二　人体の働きと医薬品
　　三　主な医薬品とその作用
　　四　薬事に関する法規と制度
　　五　医薬品の適正使用と安全対策
　　六　リスク区分等の変更があった医薬品
　　七　その他登録販売者として求められる理念、倫理、関連法規等

　② ①に掲げる事項を教授するのに適当な講師を有すること

　③ 正当な理由なく受講を制限するものでないこと

> 登録販売者試験の出題範囲の内容をあらためて確認するとともに、医薬品や薬機法関連法令に関する最新の情報を学習することになる。

Ⅳ 〉 修了証の交付 ── 規則第 15 条の 11 の 3 第 4 項

　研修実施機関は、研修の修了者に修了証を交付するものとする。

店舗販売業や配置販売業の登録販売者についても、同様の規定が適用される。

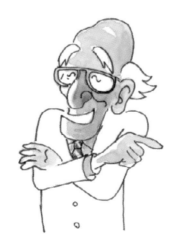

第2章　薬局と医薬品の販売業

1　薬局と医薬品の販売業

　医薬品は人の健康や生命に直結する製品であることから、とても有用なものであると同時に、大変危険なものでもある。中には、「一般用医薬品は安全性が高く、長年使用されてきたものであるから、一般の小売店でも自由に販売できるよう規制緩和すべきだ」という意見をお持ちの方もいるだろう。

　しかし、一般用医薬品であるとはいえ、自由な販売は認められていない。

　例えば、胃酸過多になったときに服用する制酸薬の場合、作用が緩和であるため副作用などないと思われているが、とんでもない間違いである。制酸成分としてアルミニウムが配合されている医薬品では、人工透析を受けている人が使用すると、体内にアルミニウムが貯留し、アルミニウム脳症やアルミニウム骨症を引き起こすおそれがある。ヒマシ油の配合された瀉下薬では、妊婦さんが使用すると、早産・流産を引き起こしてしまうこともある。

　だから、一般用医薬品であるとはいえ、その販売にはどうしても医薬品の専門家が介在し、副作用リスクの高い人には注意を促す、あるいは販売そのものを控える、適正使用に必要な情報を提供する、といった対応が求められるのだ。

　また、偽造医薬品の流通を防止するため、医薬品の仕入れ等の記録をきっちり取り、保存しておかなければならない。お客さんが、健康食品を"医薬品"と誤認することがないよう、一般用医薬品と健康食品をごちゃまぜに陳列してはならない。さらには、重大な副作用情報に接した場合には、国にきちんと報告しなければならない。

　こうした規制の実効性を確保する観点から、医薬品の自由な販売は認められておらず、許可制度の対象となっているのだ。

　医薬品を販売するためには、「薬局」の開設の許可、あるいは「医薬品の販売業」の許可を受けなければならない。

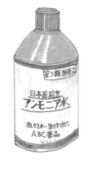
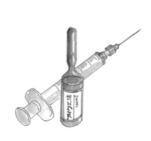

さて、医薬品の販売業に関し、次の二つの条文をご覧いただきたい。

法第 24 条では、薬局開設の許可を受けた者《薬局開設者》又は医薬品の販売業の許可を受けた者《医薬品の販売業者》でなければ、医薬品の販売をしてはならなない、と規定している。

このように、薬局開設者以外の者が、医薬品を販売しようとする場合には、医薬品の販売業の許可を受けなければならないことになる。

そして、法第 25 条では、医薬品の販売業には三つの業態があることを示している。

概ね、店舗販売業と配置販売業が小売りの許可であり、卸売販売業が卸売りの許可といってよいだろう。

薬機法

（医薬品の販売業の許可）

第二十四条

薬局開設者又は医薬品の販売業の許可を受けた者でなければ、業として、医薬品を販売し、授与し、又は販売若しくは授与の目的で貯蔵し、若しくは陳列（配置することを含む。以下同じ。）してはならない。（略）

薬機法

（医薬品の販売業の許可の種類）

第二十五条

医薬品の販売業の許可は、次の各号に掲げる区分に応じ、当該各号に定める業務について行う。

一　店舗販売業の許可　要指導医薬品（第四条第五項第三号に規定する要指導医薬品をいう。以下同じ。）又は一般用医薬品を、店舗において販売し、又は授与する業務

二　配置販売業の許可　一般用医薬品を、配置により販売し、又は授与する業務

三　卸売販売業の許可　医薬品を、薬局開設者、医薬品の製造販売業者、製造業者若しくは販売業者又は病院、診療所若しくは飼育動物診療施設の開設者その他厚生労働省令で定める者（第三十四条第五項において「薬局開設者等」という。）に対し、販売し、又は授与する業務

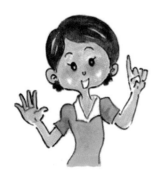

薬局

医薬品の販売業 ── 店舗販売業

配置販売業

卸売販売業

2　薬局

1）薬局とは

薬機法では、薬局を右のように定義している。

まず、薬局とは、「調剤の業務を行う場所」である。同時に「医薬品の販売業に必要な場所」と規定されているとおり、薬局では医薬品の販売を行うことが認められている。これは、法第24条で規定されているとおりである。(P51)

また、令和元年の法改正により、薬局は、「薬剤及び医薬品の適正な使用に必要な情報の提供及び薬学的知見に基づく指導の業務を行う場所」でもあることが明記された。これは、薬局には、地域のニーズを踏まえて薬剤及び医薬品を提供するとともに、薬剤師による情報提供及び指導が求められていることを踏まえたものである。

> 薬機法
>
> 第二条
>
> 12　この法律で「薬局」とは、薬剤師が販売又は授与の目的で調剤の業務並びに薬剤及び医薬品の適正な使用に必要な情報の提供及び薬学的知見に基づく指導の業務を行う場所（その開設者が併せ行う医薬品の販売業に必要な場所を含む。）をいう。ただし、病院若しくは診療所又は飼育動物診療施設の調剤所を除く。

いずれにせよ、薬局は、広い意味では"医薬品の販売業"であるともいえるのだ。

明治22年

「薬局」という名称が登場！

「薬品営業並薬品取扱規則（明治22年法律第10号）」は、通称「薬律」と呼ばれる、我が国最初の本格的な薬事法規である。この薬律において、初めて「薬局」や「薬剤師」の名称が生まれた。

> 薬律
>
> 第一条
>
> 薬剤師トハ薬局ヲ開設シ医師ノ処方箋ニヨリ薬剤ヲ調合スル者ヲ云フ

薬律第1条は、左のように記されている。

薬局は薬剤師が調剤を行う場所として創設されたものである。

薬局とともに、医薬品の小売販売業として「薬種商」についても、薬律第20条で、右のように定めている。

> 薬律
>
> 第二十条
>
> 薬種商トハ薬品ノ販売ヲ為ス者ヲ云フ

昭和35年

現行の薬機法制定！

現行の薬機法（当時は薬事法）が昭和35年に制定されたが、これにも、「薬局」および「薬種商販売業」が引き継がれた。

平成18年

薬機法の大改正！

医薬品販売制度の大改正が平成18年に行われ、薬種商制度に代わって、店舗販売業制度が創設された。

＜薬局と店舗販売業の違い＞

薬局と店舗販売業の違いについて、そのポイントを整理すると、以下のとおりになる。

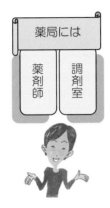

ポイント①

　薬局は、調剤を行う場所であることから、薬剤師が常在しており、また、調剤室が設置されている。

　一方、店舗販売業では、調剤を行うことはできない。店舗販売業には、医薬品の販売従事者として薬剤師又は登録販売者がいるものの、その取扱い品目によっては薬剤師が勤務していない店舗もある。また、当然ながら調剤室は設置されていない。

ポイント②

　薬局という名称は、薬局の許可を受けた場所にのみ付けることが認められる。

　したがって、店舗販売業の許可を受けた場所に「〇〇薬局」という名称をつけることはできない。

　通常、店舗販売業の店舗には、「〇〇薬舗」、「〇〇薬店」、「ドラッグストア〇〇」などの名称が付けられる。

　ただ、最近では、「ドラッグストア〇〇」という店舗であっても、店舗面積の右側が薬局であり、左側が店舗販売業であるといったケースもあり、外観のみでは判別が難しいケースも少なくない。

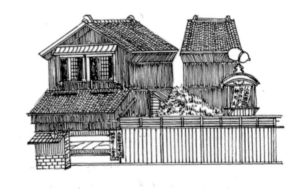

> ### 規則第 10 条
>
> **（名称の使用の特例）**
> 　法第 6 条ただし書の規定により、薬局の名称を付することができる場所は、病院又は診療所の調剤所とする。

　なお、病院や診療所にも"薬局"と呼ばれる場所がある。これは、医療法において「調剤所」とされている場所であるが、左の規定により、病院又は診療所の調剤所を"薬局"と称してもかまわないこととなっている。

　ただし、病院又は診療所の調剤所は、"薬局"と称することができるものの、薬局開設の許可を受けているわけではないため、（薬剤の販売はできても、）医薬品を販売することはできない。

２）薬局開設の許可

薬局を開設するためには、都道府県知事等に申請して許可を受けなければならない。申請先は、薬局を開設する場所によって以下のように異なる。

① 薬局の所在地の都道府県知事

② 薬局の所在地が保健所を設置する市又は特別区にある場合は、その市長又は区長

保健所を設置する市としては以下のとおり指定されている

① 政令指定都市
　（大阪、名古屋、京都など 20 市）

② 中核市（宇都宮、金沢、岐阜など 58 市）

③ 政令で定める市
　（小樽、町田、藤沢など 5 市）

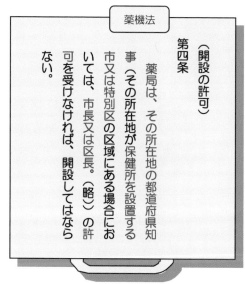

薬機法

（開設の許可）
第四条

薬局は、その所在地の都道府県知事（その所在地が保健所を設置する市又は特別区の区域にある場合においては、市長又は区長。（略））の許可を受けなければ、開設してはならない。

＜許可の申請＞

薬局の許可を受けるためには、以下の事項を記載した申請書を、都道府県知事等に提出しなければならない。

薬機法第 4 条第 2 項

① 氏名又は名称及び住所並びに法人にあっては代表者の氏名

② その薬局の名称及び所在地

③ その薬局の構造設備の概要

④ その薬局において調剤及び調剤された薬剤の販売又は授与の業務を行う体制の概要並びにその薬局において医薬品の販売業を併せ行う場合にあっては医薬品の販売又は授与の業務を行う体制の概要

⑤ 法人にあっては、薬事に関する業務に責任を有する役員の氏名

⑥ 申請者の欠格事由（法第 5 条第 3 号イからトまで）に該当しない旨その他次に掲げる事項
　一　通常の営業日及び営業時間
　二　薬剤師不在時間の有無
　三　相談時及び緊急時の電話番号その他連絡先（メールアドレスなど）
　四　特定販売の実施の有無
　五　健康サポート薬局である旨の表示の有無

薬事に関する業務に責任を有する役員

　許可申請書（法第 4 条第 2 項、P54）の⑤の「薬事に関する業務に責任を有する役員」とは、従前の「薬局開設者の業務を行う役員」という文言が、令和元年の法改正において改められたものである。

　薬局開設の許可を受ける法人は、実際のところ、薬局やドラッグストアのみを経営しているわけではない。食料品店やエステサロンを手掛けているところもあるだろう。また、スポーツ用品店や居酒屋を経営しているところもあるかもしれない。

　このように、薬機法上の許可を受ける法人は、薬機法の規制対象となる業行為と無関係なものを兼業することができる。

　そこで、令和元年の法改正により、許可事業者の法令遵守体制の強化を図るとともに、その許可を受けた法人において、無関係な事業を担当する役員までが薬機法上の責任を負うことがないようにするため、「薬事に関する業務に責任を有する役員」を特定しておくこととしている。

　なお、薬局開設の許可を受ける者が、法人ではなく、自然人である場合は、「役員」というものが存在しないため、当然ながら、(5)の「薬事に関する業務に責任を有する役員の氏名」を申請書に記載する必要はない。

薬剤師不在時間

　許可申請書（法第 4 条第 2 項、P54）の⑥「二」の「薬剤師不在時間」とは、薬局の開店時間のうち、当該薬局において調剤に従事する薬剤師が当該薬局以外の場所においてその業務を行うため、やむを得ず、かつ、一時的に当該薬局において薬剤師が不在となる時間をいう。（規則第 1 条第 2 項第 2 号）

　処方箋を持参した患者さんから調剤の求めがあった場合には、いつでも調剤を行うことができるようにするため、薬局には薬剤師が常在している。別の言い方をすれば、薬局に薬剤師が不在の場合は、薬局の業務をまっとうすることができないため、その薬局を閉めなければならないことになる。

　とはいえ、近年の在宅医療の進展とともに、薬局の薬剤師が、患者の居宅に出向いて服薬指導等を行うこと《在宅調剤》が珍しくなくなったが、薬剤師が一人しかいない薬局の場合、在宅調剤のために出かけている間は、薬局内の薬剤師がゼロになってしまう。

　こういうときでも、薬局を閉めなければならないのであろうか。

　薬局は、処方箋に基づく調剤のほか、医薬品を地域社会に供給するという大切な役割を担っており、一般用医薬品をはじめとする医薬品の販売も行っていることを理解しておかなければならない。この場合、薬局に薬剤師が不在であっても、登録販売者が従事していれば、第二類医薬品及び第三類医薬品を販売できるため、地域の医薬品のニーズに応える

ようにしておくことも重要である。

　そこで、平成 29 年の省令改正により、「薬剤師不在時間」という制度が設けられ、薬局に薬剤師が不在の場合の取扱いが法令上明確にされた。

薬剤師不在時間とは、開店時間のうち、以下の時間をいう。

- ・薬剤師が薬局以外の場所において、その薬局の業務を行うため、
- ・やむを得ず、かつ、一時的に、その薬局の薬剤師が不在となる時間

したがって、

○ 緊急時の在宅対応や、急遽日程の決まった退院時カンファレンスへの参加のため、一時的に当該薬局において薬剤師が不在となる時間は、**薬剤師不在時間に該当する！**

○ 学校薬剤師の業務やあらかじめ予定されている定期的な業務によって、恒常的に薬剤師が不在となる時間は、**薬剤師不在時間に該当しない！！**

では、「薬剤師不在時間」という制度を順にみていこう。

Ⅰ　薬剤師不在時間の有無の届出　法第 10 条第 2 項、規則第 16 条の 2

　薬局開設者は、薬局開設の許可を受けた後に薬剤師不在時間を設けるときは、あらかじめ、その薬局の所在地の都道府県知事等※にその旨を届け出なければならない。

　※ 薬局開設の許可権者が届出先となる。

> この届出は、薬剤師が不在の場合でも開局することがあり得る場合に行うものであり、薬剤師が不在となる度に行うものではない。

Ⅱ　薬剤師不在時間の変更の報告等　法第 8 条の 2、規則第 11 条の 4

（1）薬局開設者は、薬剤師不在時間の有無をその薬局の所在地の都道府県知事※に報告しなければならない。

（2）薬局開設者は、薬剤師不在時間の有無に変更が生じたときは、速やかに、その薬局の所在地の都道府県知事※に報告しなければならない。

（3）都道府県知事※は、報告された事項を公表しなければならない。

　※ 薬局情報の公表権者となるため、薬局の所在地が保健所を設置する市又は特別区にある場合であっても、都道府県知事となる。

Ⅲ　調剤室の閉鎖　　　　規則第 14 条の 3 第 3 項

　　薬局開設者は、薬剤師不在時間は、調剤室を閉鎖しなければならない。

この規定は、薬剤師以外の従事者に調剤させないことを徹底する観点から設けられている。

Ⅳ　薬剤師不在時間の掲示　　　　規則第 15 条の 16

　　薬剤師不在時間に係る掲示事項は、当該薬局内の見やすい場所及び当該薬局の外側の見やすい場所に掲示することにより行うものとする。

薬剤師不在時間に係る掲示事項とは、①薬剤師が不在のため調剤に応じることができない旨、②薬剤師が不在にしている理由、③薬剤師が当該薬局に戻る予定時刻をいう。

Ⅴ　薬剤師不在時間内の業務体制　　　　体制省令※第 1 条

（1）薬剤師不在時間内は、調剤に従事する薬剤師が当該薬局以外の場所において当該薬局の業務を行うために勤務していること

（2）1 日当たりの薬剤師不在時間は、4 時間又は当該薬局の 1 日の開店時間の 2 分の 1 のうちいずれか短い時間を超えないこと

（3）薬剤師不在時間内は、薬局の管理を行う薬剤師が、薬剤師不在時間内に当該薬局において勤務している従事者と連絡ができる体制を備えていること

（4）薬剤師不在時間内に調剤を行う必要が生じた場合に近隣の薬局を紹介すること又は調剤に従事する薬剤師が速やかに当該薬局に戻ることその他必要な措置を講じる体制を備えていること

（5）薬剤師不在時間における薬局の適正な管理のための業務に関する手順書を作成するとともに当該手順書に基づき業務を実施すること

　　※ 薬局並びに店舗販売業及び配置販売業の業務を行う体制を定める省令（昭和 39 年厚生省令第 3 号）の略

特定販売

　許可申請書（法第 4 条第 2 項、P54）の⑥「四」の「特定販売」とは、薬局の場合、その薬局におけるその薬局以外の場所にいる者に対する一般用医薬品又は薬局製造販売医薬品（毒薬及び劇薬であるものを除く）の販売又は授与をいう。（店舗販売業の場合は、その店舗におけるその店舗以外の場所にいる者に対する一般用医薬品の販売又は授与をいう。）（規則第 1 条第 2 項第 2 号）

　このように、購入者がインターネットや電話等で医薬品を注文し、郵便や宅配便で受け取るという販売形態が特定販売といえるだろう（P144）。

　なお、薬局開設の許可（又は店舗販売業）の許可を受けた後に、特定販売を始めることとしたときは、あらかじめ、その薬局（又はその店舗）の所在地の都道府県知事等に届け出ることとされている。

開店時間と営業時間

　「開店時間」とは、文字どおり、実店舗を開いて医薬品等の販売を行っている時間のことである。一方、「営業時間」には、開店時間はもちろんのこと、実店舗を閉めて特定販売のみを行っている時間も含まれることになる。つまり、店のシャッターを下ろした後に、店の薬剤師や登録販売者が、インターネットや電話を通じて医薬品の購入者等とやり取り（例：年齢、症状等の確認）をする時間も営業時間に含まれるのだ。ただし、単に販売サイトを開き、特定販売のために医薬品の注文を受け付けているだけの時間は営業時間に含まれないことに注意する必要がある。（平成 26 年 3 月 10 日薬食発 0310 第 1 号）

健康サポート薬局

　許可申請書（法第 4 条第 2 項、P54）の⑥「五」の「健康サポート薬局」とは、患者が継続して利用するために必要な機能及び個人の主体的な健康の保持増進への取組を積極的に支援する機能を有する薬局をいう。（規則第 1 条第 2 項第 5 号）

以下の基準のすべてに適合した薬局が、「健康サポート薬局」である

・患者が継続して利用するために必要な機能に関する基準
・個人の主体的な健康の保持増進への取組を積極的に支援する機能に関する基準

（平成 28 年厚生労働省告示第 29 号）

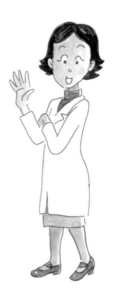

「患者が継続して利用するために必要な機能」とは、いってみれば、"かかりつけ薬局"を意味し意味している。すなわち、かかりつけ薬剤師のいる薬局でなければならない。

一方、「個人の主体的な健康の保持増進への取組を積極的に支援する機能」とは、地域の関係機関との連携体制を構築している薬局を意味している。

これらの基準の全てに適合した薬局は、都道府県知事等に届け出ることにより、「健康サポート薬局」という看板を掲げることができるのだ。

＜申請書の添付資料＞

薬局の許可申請書には、以下の書類を添付しなければならない。

法第4条第3項

①　その薬局の平面図

②　薬局の管理者を指定してその薬局を実地に管理させる場合にあっては、その薬局の管理者の氏名及び住所を記載した書類

③　薬局開設の許可を受けようとする者及び薬局の管理者以外にその薬局において薬事に関する実務に従事する薬剤師又は登録販売者を置く場合にあっては、その薬剤師又は登録販売者の氏名及び住所を記載した書類

④　その薬局において医薬品の販売業を併せ行う場合にあっては、次に掲げる書類
　一　その薬局において販売し、又は授与する、以下の医薬品の区分を記載した書類
　　㈠　薬局医薬品（薬局製造販売医薬品を除く）
　　㈡　薬局製造販売医薬品
　　㈢　要指導医薬品
　　㈣　第一類医薬品
　　㈤　指定第二類医薬品
　　㈥　第二類医薬品
　　㈦　第三類医薬品
　二　その薬局においてその薬局以外の場所にいる者に対して一般用医薬品を販売し、又は授与する場合にあっては、その者との間の通信手段その他の厚生労働省令で定める事項を記載した書類（規則第1条第4項）

⑤　その他厚生労働省令で定める書類（規則第1条第5項）

3）薬局開設の許可の基準

　薬局開設の許可の申請がなされた場合、許可権者である都道府県知事等は、これを許可するか許可しないかの判断をしなければならないが、当然ながら勝手自ままに行うことはできない。薬機法では、ちゃんと「許可の基準」を定めているのだ。（法第 5 条）

　したがって、都道府県知事等は、許可申請の内容が「許可の基準」に適合しているかどうかを確認しながら、許可の判断を行うことになる。

ポイント　薬局開設の許可の基準とは、次の三つだ

その1　その薬局の構造設備が、基準に適合していること

その2　以下の業務体制が、基準に適合していること
- 調剤を行う体制
- 調剤された薬剤の販売又は授与の業務
- 医薬品の販売又は授与の業務

その3　薬局開設の許可申請者が、欠格事由に該当していないこと

では、この三つの許可基準について詳しくみてゆこう！

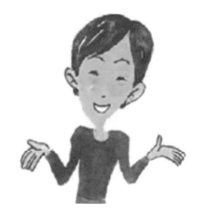

（1）薬局の構造設備の基準

　薬局は、「薬剤師が調剤の業務を行う場所」であるとともに、「薬剤及び医薬品の適正使用情報の提供及び薬学的指導の業務を行う場所」であり、また、「医薬品の販売業に必要な場所」（P52）であることを踏まえ、薬局の構造設備の基準が定められている。

　薬局の構造設備の基準のポイントは次のとおり！

構造設備規則第1条

① 調剤された薬剤又は医薬品を購入しようとする者が容易に出入りできる構造であり、薬局であることがその外観から明らかであること

② 面積は、概ね19.8平方メートル以上とし、6.6平方メートル以上の調剤室を有していること

③ 開店時間のうち、薬局製造販売医薬品、要指導医薬品又は一般用医薬品を販売しない時間がある場合には、薬局製造販売医薬品、要指導医薬品又は一般用医薬品を通常陳列し、又は交付する場所を閉鎖することができる構造のものであること

④ 冷暗貯蔵のための設備、鍵のかかる貯蔵設備を有すること

⑤ 薬局製造販売医薬品又は要指導医薬品を販売する場合は、適切に陳列できる設備を有していること

⑥ 一般用医薬品を販売する場合は、そのリスク区分に応じて適切に陳列する設備を有していること

⑦ 情報提供及び薬学的指導を行うための設備を有すること

⑧ 調剤に必要な設備及び器具を備えていること

⑨ 営業時間のうち、特定販売のみを行う時間がある場合には、都道府県知事等又は厚生労働大臣が特定販売の実施方法に関する適切な監督を行うために必要な設備を備えていること

　このように、調剤に必要な設備を中心として、医薬品の小売をする場合はそれに必要な設備に関する基準が定められている。

　なお、上記に掲載した「薬局の構造設備の基準のポイント」のうち、薬局製造販売医薬品、要指導医薬品及び一般用医薬品の陳列方法や情報提供等の場所の詳細については、第3章3、4で紹介する。

（2）薬局の業務体制の基準

＜薬剤師＞

　薬局は、薬剤師が調剤の業務を行う場所であるが、その薬剤師については、薬剤師法において以下のように定められている。

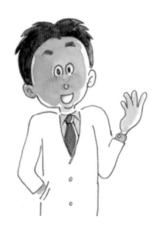
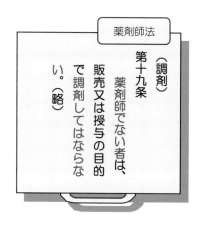

薬剤師法

（調剤）

第十九条　薬剤師でない者は、販売又は授与の目的で調剤してはならない。（略）

　したがって、調剤の業務を行うにあたっては、薬剤師の存在が必須の要件となっている。

　また、薬局で医薬品の販売を行う場合、薬剤師はその全ての医薬品の販売が可能である。

　なお、薬局において登録販売者の存在は必須の要件となっていないが、薬局に登録販売者が従事している場合、その登録販売者は第二類医薬品及び第三類医薬品を販売することができる。

＜薬局の業務体制の基準＞

　体制省令とは、「薬局並びに店舗販売業及び配置販売業の業務を行う体制を定める省令（昭和 39 年 2 月 3 日厚生省令第 3 号）」の略称であるが、薬局は、この体制省令に定められた基準に適合していなければならない。

　詳しくは第 3 章 5 で説明する。

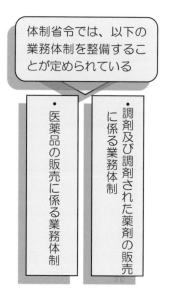

体制省令では、以下の業務体制を整備することが定められている

・調剤及び調剤された薬剤の販売に係る業務体制

・医薬品の販売に係る業務体制

（3）薬局開設の許可申請者の欠格事由

　薬局を開設しようとする者は、薬機法をはじめとする薬事関連法規を熟知し、これを遵守する者でなければならない。そこで、薬局開設の許可を受けるためには、許可申請者が欠格事由に該当していない者であることが求められている。

　この欠格事由は、薬機法第 5 条第 3 号イ〜トに明示されており、自然人のみならず、法人に対しても適用される。許可申請者が法人の場合、薬事に関する業務に責任を有する役員がこれらの欠格事由のいずれにも該当していない必要がある。

薬機法

第五条

（許可の基準）

次の各号のいずれかに該当するときは、前条第一項の許可を与えないことができる。

三　申請者（申請者が法人であるときは、薬事に関する業務に責任を有する役員を含む。（略））が、次のイからトまでのいずれかに該当するとき。

イ　第七十五条第一項の規定により許可を取り消され、取消しの日から三年を経過していない者

ロ　第七十五条の二第一項の規定により登録を取り消され、取消しの日から三年を経過していない者

ハ　禁錮以上の刑に処せられ、その執行を終わり、又は執行を受けることがなくなった後、三年を経過していない者

ニ　イからハまでに該当する者を除くほか、この法律、麻薬及び向精神薬取締法、毒物及び劇物取締法(昭和二十五年法律第三百三号)その他薬事に関する法令で政令で定めるもの又はこれに基づく処分に違反し、その違反行為があつた日から二年を経過していない者

ホ　麻薬、大麻、あへん若しくは覚醒剤の中毒者

ヘ　心身の障害により薬局開設者の業務を適正に行うことができない者として厚生労働省令で定めるもの

ト　薬局開設者の業務を適正に行うことができる知識及び経験を有すると認められない者

※「ホ」について、従前、「成年被後見人」についても欠格事由に含めていたが、「成年被後見人等の権利の制限に係る措置の適正化等を図るための関係法律の整備に関する法律（令和元年法律第 37 号）」により削除された。これは、個々の資格等にふさわしい能力の有無を個別的、実質的に審査する仕組みとするため、成年被後見人であることをもって一律に排除する扱いを改めたものである。

※「ト」は、許可申請者が行うべき業務に必要な資質を明確化するため、令和元年の法改正により新設されたものである。

4）地域連携薬局・専門医療機関連携薬局の認定制度

　薬局開設の許可の基準は、「その構造設備が基準に適合していること」、「その業務体制が基準に適合していること」及び「その許可申請者が欠格事由に該当していないこと」の三つであり、これらの全てをクリアした場合に、薬局開設の許可が与えられ、その店に「薬局」という看板を掲げることが許される。

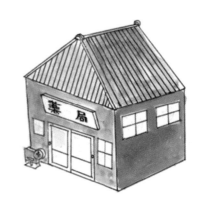

　したがって、都会のど真ん中であっても、山奥や離島であっても、「薬局」の看板が掲げられている店であれば、いずれも薬局の"必須機能"は満たしている。

　しかしながら、"必須機能"を満たしてさえいれば、それぞれの地域のニーズに十分に応えることができるかといえば、そうではない。なぜなら、薬局が立地する地域ごとに、その薬局に求められるニーズが異なる場合があるからだ。

　実際のところ、薬局の店内を覗くと、金太郎飴のように同一ではないことに気づく。調剤に特化している薬局もあれば、一般用医薬品の品揃えを充実させている薬局、漢方薬メインの薬局もある。さらには、医療機関と連携し在宅医療に対応している薬局、また、抗がん剤といった特殊な調剤に対応している薬局もある。

　このように、薬局はそれぞれ専門性を持っており、その専門性を看板に掲げたり標榜することによって、地域の人たちに情報を発信し、その薬局の利用を促したりしている。

　情報の発信自体は、好ましいことであるものの、大変困ったことが生じる場合もある。

　なぜなら、客観的にみて当該専門性がないにもかかわらず、薬局開設者の思い込みで「地域の医療機関と連携しています」、「がん専門病院と連携しています」などと勝手に標榜してしまった場合には、そうした薬局を探している患者や医療関係者に無用の混乱を招いてしまうためである。

　そこで、薬局の専門性のうち、「地域連携」と「専門医療機関連携」の機能については、都道府県知事が適格性を評価し、その認定を受けた薬局でなければ、「地域連携」と「専門医療機関連携」を標榜できない仕組みがとられている。

　これが、「地域連携薬局の認定制度」、「専門医療機関連携薬局の認定制度」で、令和元年の法改正により新しく設けられた制度である。

（1）地域連携薬局の認定

　薬局の業務のうち、「調剤の業務」と「薬剤の適正な使用に必要な情報提供及び薬学的指導の業務」に関しては、従前より、以下の観点から取り組みがなされていた。

> ・薬物療法の有効性及び安全性の向上
> ・多剤投薬や重複投薬の防止
> ・処方箋に基づき調剤した薬剤の残薬解消の推進

　これらの観点に加え、近年の高齢化の進展に伴う在宅医療の需要の増大を踏まえると、地域連携機能をもつ薬局が一層重要になってくると考えられた。

　地域連携機能をもつ薬局とは、

入退院時や在宅医療への対応において医療機関と情報連携できる薬局！

　もちろん地域連携機能をもつ薬局は今までもあったが、困ったことに、一般の生活者の立場からすれば、街のどの薬局が地域連携機能をもつ薬局であるかよくわからない。

　そこで、地域との連携機能を有する薬局について、その適格性を都道府県知事が確認し、対外的に明らかにできるようにするため、地域連携薬局の認定制度が設けられた。（法第6条の2）

＜地域連携薬局の基準と認定＞

　地域連携薬局の認定の申請があった場合、認定の基準に適合しているかどうかの観点から審査が行われる。

ポイント　**地域連携薬局の認定の基準とは、次の三つだ**

その1　その薬局の構造設備が、基準に適合していること

その2　地域の医療関係者との情報共有体制が、基準に適合していること

その3　薬剤の安定供給体制が、基準に適合していること

その4　在宅対応の体制が、基準に適合していること

認定の基準の詳細は以下のとおり。

Ｉ　薬局の構造設備　　　　規則第 10 条の 2 第 1 項

① 利用者が座って情報の提供及び薬学的知見に基づく指導を受けることができる、間仕切り等で区切られた相談窓口その他の区画並びに相談の内容が漏えいしないよう配慮した設備を有すること

② 高齢者、障害者等の円滑な利用に適した構造であること

個別の相談スペース等の設置を基準としている。

Ⅱ　地域の医療関係者との情報共有体制　　規則第 10 条の 2 第 2 項

① 薬局開設者が、過去 1 年間において、当該薬局において薬事に関する実務に従事する薬剤師《当該薬剤師》を、地域包括ケアシステムの構築に資する会議に継続的に参加させていること

② 薬局開設者が、当該薬剤師が利用者の薬剤及び医薬品の使用に関する情報について地域における医療機関に勤務する薬剤師その他の医療関係者に対して随時報告及び連絡することができる体制を備えていること

③ 薬局開設者が、過去 1 年間において、当該薬剤師に利用者の薬剤及び医薬品の使用に関する情報について地域における医療機関に勤務する薬剤師その他の医療関係者に対して月平均 30 回以上報告及び連絡させた実績があること

④ 薬局開設者が、当該薬剤師が利用者の薬剤及び医薬品の使用に関する情報について地域における他の薬局に対して報告及び連絡することができる体制を備えていること

入退院時における薬歴情報を医療機関と共有できること、退院時における医療機関との連携がスムーズにできることを基準としている。

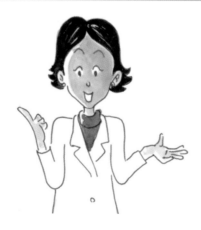

Ⅲ　薬剤の安定供給体制　　　規則第 10 条の 2 第 3 項

① 開店時間外であっても、利用者からの薬剤及び医薬品に関する相談に対応する体制を備えていること

② 休日及び夜間であっても、調剤の求めがあった場合には、地域における他の薬局開設者と連携して対応する体制を備えていること

③ 在庫として保管する医薬品を必要な場合に地域における他の薬局開設者に提供する体制を備えていること

④ 薬局開設者が、麻薬の調剤に応需するために麻薬小売業者の免許を受け、当該麻薬の調剤の求めがあった場合には、当該薬局において薬事に関する実務に従事する薬剤師に当該薬局で調剤させる体制を備えていること

⑤ 無菌製剤処理を実施できる体制（他の薬局の無菌調剤室を利用して無菌製剤処理を実施する体制を含む）を備えていること

⑥ 薬局開設者が、医療安全対策に係る事業に参加することその他の医療安全対策を講じていること

⑦ 常勤の当該薬剤師の半数以上が、当該薬局に継続して 1 年以上常勤として勤務している者であること

⑧ 当該薬剤師の半数以上が、地域包括ケアシステムに関する研修を修了した者であること

⑨ 薬局開設者が、当該薬剤師の全てに対し、1 年以内ごとに、⑧の研修又はこれに準ずる研修を計画的に受けさせていること

⑩ 当該薬剤師が、過去 1 年間において、地域における他の医療提供施設に対し、医薬品の適正使用に関する情報を提供していること

24 時間いつでも相談対応、調剤対応が可能な体制であること等を基準としている。

Ⅳ　薬剤の安定供給体制　　　規則第 10 条の 2 第 4 項

① 居宅等における調剤並びに情報の提供及び薬学的知見に基づく指導について、過去 1 年間において月平均 2 回以上実施した実績があること

② 高度管理医療機器等の販売業の許可を受け、訪問診療を利用する者に対し必要な医療機器及び衛生材料を提供するための体制を備えていること

処方箋に基づく服薬指導の一定割合を在宅において実施できる体制であること等を基準としている。

＜地域連携薬局の名称の独占＞

さて、ようやくにして地域連携薬局の認定を受けたとしても、得られる成果はたった一つにすぎない。

それは、「地域連携薬局」という名称。

あれだけたくさんの基準をクリアしてようやく手にできるものが、「地域連携薬局」という名称だけ。別の言い方をすれば、「地域連携薬局」という名称を使いさえしなければ、地域連携薬局の認定を受けなくても、地域連携の業務を行ってかまわないわけである。

だからこそ、認定を受けていない薬局が「地域連携薬局又はこれに紛らわしい名称」を用いることを禁止する規定がわざわざ設けられている。もちろん、「地域連絡薬局」、「地域連帯薬局」といった名称も使ってはならない。

なお、地域連絡薬局の認定は、1年ごとの更新制になっている。（法第6条の2第4項）

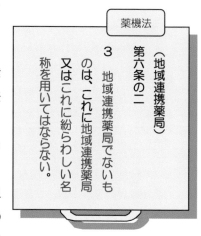

薬機法

（地域連携薬局）
第六条の二
3　地域連携薬局でないものは、これに地域連携薬局又はこれに紛らわしい名称を用いてはならない。

地域連携薬局と健康サポート薬局

地域連携薬局は、地域において医療機関等と連携しながら、入院、外来、在宅医療といった様々な療養環境を移行していく患者に対し、服薬情報の一元的・継続的な把握とそれに基づく薬学的管理・指導を適切に提供できる機能《かかりつけ薬局機能》を有する薬局である。

一方、健康サポート薬局は、かかりつけ薬局機能に加え、住民への健康相談対応や受診勧奨の実施など、医薬品の使用を必要としないサービスを提供する機能《健康サポート機能》を有する薬局といえる。

健康サポート薬局の「かかりつけ薬局機能」に関する届出基準は、地域連携薬局の認定基準と同様であることを踏まえると、健康サポート薬局の多くは、地域連携薬局の認定基準を満たしていることになる。

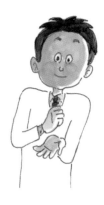

（2）専門医療機関連携薬局の認定

がんと判明した場合、ひと昔前までは入院して治療を受けていましたが、医療技術等の進展により、病院の外来、あるいは在宅でがん治療を受ける患者さんが増えてきている。そのため、近年では、抗がん剤の処方箋の交付が増加しており、薬局には、抗がん剤という特殊な技術を要する調剤への対応が求められるようになってきた。

とはいえ、抗がん剤の調剤は決して簡単ではない。

抗がん剤を適切に調剤するためには、以下の要素が必要になる。

- 患者の治療方針を把握すること
- 薬物療法に伴う副作用を把握すること
- 専門的な薬学的管理（服薬指導を含む）を実施すること

つまり、抗がん剤を調剤できる薬局とは、

がん治療を行っている医療機関と情報連携できる薬局！

とはいえ、がん治療を行う医療機関との連携機能をもつ薬局は数が少なく、一般の生活者の立場からすれば、街のどの薬局がその連携機能を持つ薬局であるかわかる筈もない。

そこで、がん治療を行う医療機関といった専門医療機関との連携機能を有する薬局について、その適格性を都道府県知事が確認し、対外的に明らかにできるようにするため、専門医療機関連携薬局の認定制度が設けられた。（法第6条の3）

＜専門医療機関連携薬局の基準と認定＞

専門医療機関連携薬局の認定の申請があった場合、認定の基準に適合しているかどうかの観点から審査が行われる。

ポイント 専門医療機関連携薬局の認定の基準とは、次の三つだ

その1 ▶ その薬局の構造設備が、基準に適合していること

その2 ▶ 専門医療機関との情報共有体制が、基準に適合していること

その3 ▶ 専門的な調剤・薬学的管理体制が、基準に適合していること

認定の基準の詳細は以下のとおり。

Ⅰ　薬局の構造設備　　　　規則第 10 条の 3 第 2 項

① 利用者が座って情報の提供及び薬学的知見に基づく指導を受けることができる個室その他のプライバシーの確保に配慮した設備を有すること

② 高齢者、障害者等の円滑な利用に適した構造であること

患者のプライバシーに配慮した相談室等の設置を基準としている。

Ⅱ　専門医療機関との情報共有体制　　規則第 10 条の 3 第 1 項、第 3 項

① 薬局開設者が、過去 1 年間において、当該薬局において薬事に関する実務に従事する薬剤師《当該薬剤師》を、利用者の治療方針を共有するために傷病の区分《がん》に係る専門的な医療の提供等を行う医療機関との間で開催される会議に継続的に参加させていること

② 薬局開設者が、当該薬剤師が当該薬局を利用する傷病の区分《がん》に該当する者の薬剤及び医薬品の使用に関する情報について①の医療機関に勤務する薬剤師その他の医療関係者に対して随時報告及び連絡することができる体制を備えていること

③ 薬局開設者が、過去 1 年間において、当該薬剤師に当該薬局を利用する傷病の区分《がん》に該当する者のうち半数以上の者の薬剤及び医薬品の使用に関する情報について①の医療機関に勤務する薬剤師その他の医療関係者に対して報告及び連絡させた実績があること

④ 薬局開設者が、当該薬剤師が当該薬局を利用する傷病の区分《がん》に該当する者の薬剤及び医薬品の使用に関する情報について地域における他の薬局に対して報告及び連絡することができる体制を備えていること

入退院時における薬歴情報を専門医療機関と共有できること、退院時における専門医療機関との連携がスムーズにできることを基準としている。

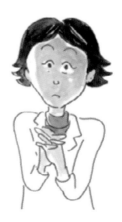

| Ⅲ | 専門的な調剤・薬学的管理体制 | 規則第 10 条の 3 第 1 項、第 4 項 |

① 開店時間外であっても、利用者からの薬剤及び医薬品に関する相談に対応する体制を備えていること

② 休日及び夜間であっても、調剤の求めがあった場合には、地域における他の薬局開設者と連携して対応する体制を備えていること

③ 在庫として保管する傷病の区分《がん》に係る医薬品を、必要な場合に地域における他の薬局開設者に提供する体制を備えていること

④ 薬局開設者が、麻薬の調剤に応需するために麻薬小売業者の免許を受け、当該麻薬の調剤の求めがあった場合には、当該薬局において薬事に関する実務に従事する薬剤師に当該薬局で調剤させる体制を備えていること

⑤ 医療安全対策に係る事業への参加その他の医療安全対策を講じていること

⑥ 当該薬局に常勤として勤務している薬剤師の半数以上が、当該薬局に継続して 1 年以上常勤として勤務している者であること

⑦ 専門性の認定を受けた常勤の薬剤師を配置していること

⑧ 薬局開設者が、当該薬剤師の全てに対し、1 年以内ごとに、傷病の区分ごと《がん》の専門的な薬学的知見に基づく調剤及び指導に関する研修を計画的に受けさせていること

⑨ 当該薬剤師が、地域における他の薬局に勤務する薬剤師に対して、傷病の区分ごと《がん》の専門的な薬学的知見に基づく調剤及び指導に関する研修を継続的に行っていること

⑩ 当該薬剤師が、過去 1 年間において、地域における他の医療提供施設に対し、傷病の区分ごと《がん》の医薬品の適正使用に関する情報を提供していること

24 時間いつでも相談対応・調剤対応が可能な体制、専門の薬剤師を配置する体制、地域の需要に応じたがんに係る医薬品の在庫を有する体制であること等を基準としている。

＜専門医療機関連携薬局の名称の独占＞

　専門医療機関連携薬局の認定を受けたとしても、（地域連携薬局の場合と同様、）得られる成果は、やはり一つにすぎない。それは、「専門医療機関連携薬局」という名称。

　だからこそ、認定を受けていない薬局が「専門医療機関連携薬局又はこれに紛らわしい名称」を用いることを禁止する規定が設けられている。

　なお、専門医療機関連携薬局の認定は、1 年ごとの更新制になっている。（法第 6 条の 2 第 5 項）

（専門医療機関連携薬局）
第六条の三
4　専門医療機関連携薬局でないものは、これに専門医療機関連携薬局又はこれに紛らわしい名称を用いてはならない。

3　店舗販売業

1）店舗販売業の許可

　店舗販売業の許可とは、店舗において要指導医薬品又は一般用医薬品を販売する業務について行われる許可をいう。

　店舗で医薬品を販売しようとする場合には、（薬局開設の許可を受けている場合を除き、）都道府県知事等の許可を受けなければならない。（法第24条、第25条）

> **薬機法**
>
> （店舗販売業の許可）
> 第二十六条
> 　店舗販売業の許可は、店舗ごとに、その店舗の所在地の都道府県知事（その店舗の所在地が保健所を設置する市又は特別区の区域にある場合においては、市長又は区長。次項及び第二十八条第四項において同じ。）が与える。

＜許可の申請＞

　店舗販売業の許可を受けるためには、以下の事項を記載した申請書を、都道府県知事等に提出しなければならない。

> **法第 26 条第 2 項**
>
> ① 氏名又は名称及び住所並びに法人にあっては、代表者の氏名
>
> ② その店舗の名称及び所在地
>
> ③ その店舗の構造設備の概要
>
> ④ その店舗において医薬品の販売又は授与の業務を行う体制の概要
>
> ⑤ 法人にあっては、薬事に関する業務に責任を有する役員の氏名
>
> ⑥ 申請者の欠格事由（法第5条第3号イからトまで）に該当しない旨その他次に掲げる事項
> 　一　通常の営業日及び営業時間
> 　三　相談時及び緊急時の電話番号その他連絡先（メールアドレスなど）
> 　四　特定販売の実施の有無

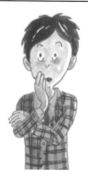

＜申請書の添付資料＞

店舗販売業の許可申請書には、以下の資料を添付しなければならない。

法第 26 条第 3 項

① その店舗の平面図

② その店舗をその指定する者に実地に管理させる場合にあっては、その指定する者の氏名及び住所を記載した書類

③ 店舗販売業の許可を受けようとする者及び店舗管理者以外にその店舗において薬事に関する実務に従事する薬剤師又は登録販売者を置く場合にあっては、その薬剤師又は登録販売者の氏名及び住所を記載した書類

④ その店舗において販売し、又は授与する、以下の医薬品の区分を記載した書類
　　一　要指導医薬品
　　二　第一類医薬品
　　三　指定第二類医薬品
　　四　第二類医薬品
　　五　第三類医薬品

⑤ その店舗においてその店舗以外の場所にいる者に対して一般用医薬品を販売し、又は授与する場合にあっては、その者との間の通信手段その他の厚生労働省令で定める事項を記載した書類（規則第 139 条第 4 項）

⑥ その他厚生労働省令で定める書類（規則第 139 条第 5 項）

２）店舗販売業の許可の基準

薬機法では、店舗販売業の「許可の基準」を定めている。（法第 26 条第 4 項、第 5 項）

店舗販売業の許可の申請がなされた場合、都道府県知事等は、許可申請の内容が「許可の基準」に適合しているかどうかを確認しながら、許可の判断を行うことになる。

すなわち、店舗販売業の許可を受けるためには、3 つの基準のいずれにも該当していることについて、都道府県知事等の審査を受けなければならない。

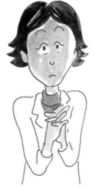
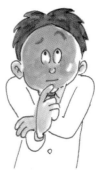

ポイント　**店舗販売業の許可の 3 つの基準とは、次の三つだ**

その 1	その店舗の構造設備が、基準に適合していること

その 2	医薬品の販売又は授与の業務体制が、基準に適合していること

その 3	店舗販売業の許可申請者が、欠格事由に該当していないこと

（1）店舗の構造設備の基準

店舗の構造設備の基準は、以下のとおり定められている。

構造設備規則第 2 条

① 医薬品を購入しようとする者が容易に出入りできる構造であり、店舗であることがその外観から明らかであること

② 面積は、概ね 13.2 平方メートル以上であること

③ 開店時間のうち、要指導医薬品又は一般用医薬品を販売しない時間がある場合には、要指導医薬品又は一般用医薬品を通常陳列し、又は交付する場所を閉鎖することができる構造のものであること

④ 冷暗貯蔵のための設備、鍵のかかる貯蔵設備を有すること

⑤ 要指導医薬品を販売する場合は、適切に陳列できる設備を有していること

⑥ 一般用医薬品を販売する場合は、リスク区分に応じて適切に陳列する設備を有していること

⑦ 情報提供及び薬学的指導を行うための設備を有すること

⑧ 営業時間のうち、特定販売のみを行う時間がある場合には、都道府県知事等又は厚生労働大臣が特定販売の実施方法に関する適切な監督を行うために必要な設備を備えていること

なお、要指導医薬品及び一般用医薬品の陳列方法や情報提供等の場所の詳細については、第 3 章 3、4 で紹介する。

（2）店舗の業務体制の基準

＜薬剤師又は登録販売者＞

店舗販売業では、要指導医薬品及び一般用医薬品を販売することができる。

ただし、店舗販売業において要指導医薬品及び第一類医薬品を販売する場合は、必ず、薬剤師を置かなければならない。一方、第二類医薬品及び第三類医薬品のみを販売する場合は、必ずしも薬剤師を置く必要はなく、登録販売者のみでもかまわない。（法第 36 条の 9）

＜店舗の業務体制の基準＞

店舗販売業の業務体制の基準は、薬局の場合と同様、体制省令によって定められている。

店舗販売業は、この体制省令に定められた基準に適合していなければならない。（P104）

（3）店舗販売業の許可申請者の欠格事由

店舗販売業の許可を受けるためには、薬局の場合と同様、許可申請者が欠格事由に該当していないことが求められる。（P63）

4　配置販売業

配置販売という方法は、わが国独特のものだ。

配置員が家々を 1 軒ずつ訪問して医薬品を置いていき、半年後あるいは 1 年後に再びその家を訪問して、その間に使用した分だけ医薬品の代金を支払ってもらい、そして、新たに医薬品を補充していく、「先用後利」と呼ばれる販売方法である。

医薬品の場合、家々を 1 軒ずつ訪問して代金と引き換えに品物を渡すといった"現金行商"（訪問販売）は認められていないが、配置販売については認められている。これは、先用後利の方法では、"売りっ放し"にならず、また、医薬品を販売する者の責任の所在が明確になるためである。

配置販売される医薬品は、「置き薬」とも呼ばれるが、このユニークな先用後利の制度は、350 年以上前に始まったとされている。

今日でも、無薬局無薬店地区において重宝されていることはもちろんのこと、高齢化社会の進展に伴い、その便宜性があらためて見直されている。また、都心部では、一般家庭ではなく、事業所に医薬品配置することが盛んになりつつあるなど、新たな展開をみせている。

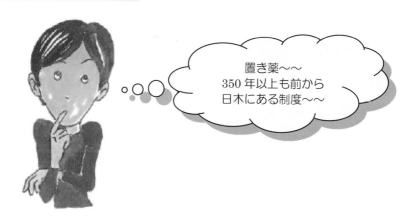

昭和 36 年 2 月 8 日薬発第 44 号

配置販売とは・・

　いわゆる行商の一種であるが、先用後利による販売方法であって、現金行商は含まれないものである。

先用後利とは・・

　あらかじめ消費者に医薬品を預けておき、消費者がこれを使用した後でなければ、代金請求権を生じないという販売業態をいう。

置き薬〜〜
350 年以上も前から
日本にある制度〜〜

1）配置販売業の許可

　配置販売業では、配置販売以外の方法による医薬品の販売は認められておらず、店舗による販売はできない。（法第 37 条第 1 項）

　したがって、配置販売業の場合、店舗といった特定の場所による販売を想定しておらず、店舗の所在地に基づく許可制度とはなっていない。必然的に実店舗を持っていることを条件とするインターネット販売などの特定販売はできないのだ。（第 5 章）

　配置販売業者が配置業務を行う区域は広範囲にわたり、複数の都道府県にまたがることも珍しくないが、そのような場合であっても、「都道府県ごと」に配置販売業の許可を受ける必要がある。

薬機法

（販売方法等の制限）
第三十七条

　薬局開設者又は店舗販売業者は店舗による販売又は授与以外の方法により、配置販売業者は配置以外の方法により、それぞれ医薬品を販売し、授与し、又はその販売若しくは授与の目的で医薬品を貯蔵し、若しくは陳列してはならない。

　また、配置販売業者の許可権者は「都道府県知事のみ」に限られている。

　したがって、配置しようとする区域が保健所を設置する市又は特別区の区域に限られる場合であっても、薬局や店舗販売業の場合とは異なり、市長又は区長への権限委譲は行われず、都道府県知事が配置販売業の許可を与えることとなる。

> **薬機法**
>
> （配置販売業の許可）
> 第三十条　配置販売業の許可は、配置しようとする区域をその区域に含む都道府県ごとに、その都道府県知事が与える。

＜許可の申請＞

　配置販売業の許可を受けるためには、以下の事項を記載した申請書を、都道府県知事に提出しなければならない。

> **薬機法第 30 条第 2 項**
>
> ① 氏名又は名称及び住所並びに法人にあっては、その代表者の氏名
>
> ② 薬剤師又は登録販売者が配置することその他当該都道府県の区域において医薬品の配置販売を行う体制の概要
>
> ③ 法人にあっては、薬事に関する業務に責任を有する役員の氏名
>
> ④ 区域管理者の氏名
>
> ⑤ 申請者の欠格事由（法第 5 条第 3 号イからトまで）に該当しない旨その他次に掲げる事項
>
> 　一　営業の区域
> 　二　通常の営業日及び営業時間
> 　三　相談時及び緊急時の連絡先

２）配置販売業の許可の基準

　薬機法では、配置販売業の「許可の基準」を定めている。（法第 30 条第 3 項、第 4 項）

ポイント 　**配置販売業の許可を受けるためのポイントは、次の二つだ**

その1 ▶ 薬剤師又は登録販売者が配置することその他医薬品の配置販売体制が、基準に適合していること

その2 ▶ 配置販売業の許可申請者が、欠格事由に該当していないこと

　なお、配置販売業の場合、店舗を持たない業態であるため、当然ながら店舗の構造設備の基準適合性は求められていない。

（1）配置販売体制の基準

＜薬剤師又は登録販売者＞

　配置販売業では、一般用医薬品のうち配置販売品目基準（P80）に該当するものを販売することができる。

　ただし、第一類医薬品については、必ず、薬剤師に配置させなければならない。一方、第二類医薬品及び第三類医薬品のみを配置販売する場合は、必ずしも薬剤師が配置する必要はなく、登録販売者が行ってもかまわない。（法第 36 条の 9）

＜配置販売体制の基準＞

　配置販売体制の基準は、薬局や店舗販売業の場合と同様、体制省令によって定められている。

　配置販売業は、この体制省令に定められた基準に適合していなければならない。

（2）配置販売業の許可申請者の欠格事由

　配置販売業の許可を受けるためには、薬局や店舗販売業の場合と同様、許可申請者が欠格事由に該当していないことが求められる。（P63）

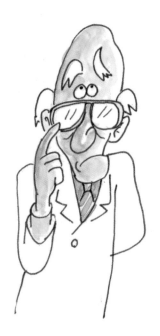

（3）配置員の信頼性の確保

　配置販売業は一般家庭を訪問するという販売形態であるため、一般の生活者からすれば、ときには家庭を訪れる配置員に不審の念を抱く場合もあるかもしれない。

　そこで、配置員の素性を明らかにし、配置販売という業態の信頼性確保等の観点から、「配置従事の届出」と「配置従事者の身分証明書」に関する規定が設けられている。

配置従事の届出

配置販売業は、一般の生活者の家庭を訪問するという特殊な業態であることから、配置従事者に事前の届出義務を課すことにより、行政庁による薬事監視を行われやすくしている。

> **薬機法**
> 第三十二条
> （配置従事の届出）
>
> 配置販売業者又はその配置員は、医薬品の配置販売に従事しようとするときは、その氏名、配置販売に従事しようとする区域その他厚生労働省令で定める事項を、あらかじめ、配置販売に従事しようとする区域の都道府県知事に届け出なければならない。

配置従事者の身分証明書

配置員に身分証明書の携帯義務を課すことにより、一般の生活者が正規の配置員であることを容易に識別し得る手段を確保し、かつ、行政庁による薬事監視を行われやすくしている。

> **薬機法**
> 第三十三条
> （配置従事者の身分証明書）
>
> 配置販売業者又はその配置員は、その住所地の都道府県知事が発行する身分証明書の交付を受け、かつ、これを携帯しなければ、医薬品の配置販売に従事してはならない。

第〇〇〇〇号
配置従事者身分証明書

写真	ここに住所を記載
	ここに氏名を記載
	生年月日を記載

上記の者は、医薬品の配置等に従事するものであることを証明する。

平成〇年〇月〇日
〇〇県知事　山田　太郎 印

| 配置販売業者 | 氏名 | （会社の名前） |
| | 住所 | （会社の住所） |

有効期限　平成〇年〇月〇日まで

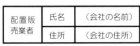

身分証は都道府県によって様式が異なるが、「様式」の参考例として…

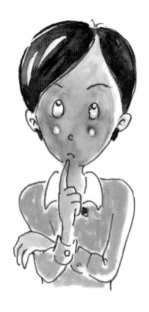

3）配置販売品目

　配置販売業は、要指導医薬品を販売することはできない。また、全ての一般用医薬品を販売できるわけでもない。配置販売業者が配置販売できる一般用医薬品は、配置販売品目基準（平成 21 年厚生労働省告示第 26 号）に適合しているものである必要があり、そのような医薬品は「配置販売品目」と呼ばれている。（法第 31 条）

　つまるところ、配置販売品目とは、一般用医薬品のうち、経年変化が起こりにくいこと等の基準に適合する医薬品である。

　したがって、薬剤師が配置販売に従事する場合は、全ての配置販売品目の取扱いが可能である。一方、登録販売者の場合は、配置販売品目のうち、第二類医薬品及び第三類医薬品に該当するもののみを配置販売することができる。

> 薬機法
>
> （配置販売品目）
> 第三十一条
> 　配置販売業の許可を受けた者（以下「配置販売業者」という。）は、一般用医薬品のうち経年変化がおこりにくいことその他の厚生労働大臣の定める基準に適合するもの以外の医薬品を販売し、授与し、又は販売もしくは授与の目的で貯蔵し、若しくは陳列してはならない。

＜配置販売品目基準＞

　薬局や店舗とは異なり、一般の家庭では、どのような温度、湿度等の条件で保管されるか分からず、保管の適正を期し難いため、品質の劣化が起こりやすい医薬品は、配置販売に不向きといえる。

　そこで、配置販売品目基準に適合しない医薬品については、その直接の容器等に「店舗専用」の文字の記載がなされ、配置販売できないようになっている。（規則第 210 条第 5 号）

　とはいえ、現在のところ、全ての一般用医薬品が配置販売品目基準に適合しているため、「店舗専用」の文字が記載されている製品はない。ただし、配置用の一般用医薬品の外箱等には、「使用期限」ではなく、「配置期限」の記載が求められるため、薬局や店舗で取り扱っている一般用医薬品の製品をそのまま配置販売することはできない。（昭和 51 年 2 月 13 日薬発第 117 号）

> 平成 21 年厚生労働省告示第 26 号
>
> **配置販売品目基準**
>
> 　薬機法第 31 条に規定する厚生労働大臣の定める基準は、次の各号に該当するものであることとする。
>
> 一　経年変化が起こりにくいこと
>
> 二　剤形、用法、用量等からみて、その使用方法が簡易であること
>
> 三　容器又は被包が、壊れやすく、又は破れやすいものでないこと

第3章　薬局・医薬品の販売業の業務

1　薬局・店舗・区域の管理

1）薬局の管理

　薬局では、調剤はもちろんのこと、薬局医薬品、要指導医薬品及び一般用医薬品の販売、そして薬局製造販売医薬品の製造及び製造販売といった幅広い業務を行っている。また、最近では、在宅医療に携わる薬局も増えてきている。

　だから、薬局は、医療からセルフメデイケーションにまで関わる"地域の健康ステーション"であるともいえる。

　それだけに、薬局には、これらの業務を適切に管理するための体制の整備が強く求められているのだ。

> 薬機法
>
> （薬局の管理）
> 第七条
>
> 　薬局開設者が薬剤師（薬剤師法第八条の二第一項の規定による厚生労働大臣の命令を受けた者にあつては、同条第二項の規定による登録を受けた者に限る。（略））であるときは、自らその薬局を実地に管理しなければならない。ただし、その薬局において薬事に関する実務に従事する他の薬剤師のうちから薬局の管理者を指定してその薬局を実地に管理させるときは、この限りでない。
>
> 2　薬局開設者が薬剤師でないときは、その薬局において薬事に関する実務に従事する薬局の薬剤師のうちから薬局の管理者を指定してその薬局を実地に管理させなければならない。

（1）薬局の管理者の指定

　薬局を適正に管理させるため、管理者を置くことが求められている。また、この管理者は薬剤師でなければならない。

　他方、薬局開設の許可申請者の要件として、薬剤師であることまでは求められていないため、薬局の開設者の中には、薬剤師でない者もいる。（P63）

　最近では、大手資本による薬局経営の参入もあり、むしろ開設者が薬剤師ではない薬局の方が多いといわれている。現在、5万余の薬局があるが、そのうち、薬剤師が開設者となっている薬局は約2万軒である。

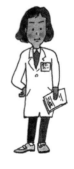

さて、薬局開設者が薬剤師である場合は、自らその薬局の管理をしなければならないが、その薬局に勤務する薬剤師のうちから管理者を指定し、その者に薬局を実地に管理させることもできる。

一方、薬局開設者が薬剤師でない場合は、その薬局に勤務する薬剤師のうちから管理者を指定し、その者に薬局を実地に管理させなければならない。

このように、薬局の管理者には必ず薬剤師が就くことになっており、その管理者は「管理薬剤師」とも呼ばれている。

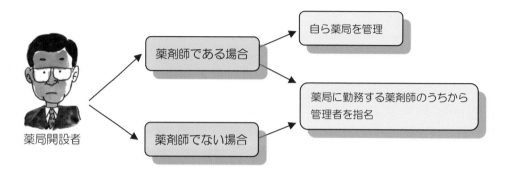

ただし、薬剤師であれば、誰でも薬局の管理者になれるわけではない。薬局の管理の実効性を確保するため、薬局の管理者には、次の二つの要件が求められている。

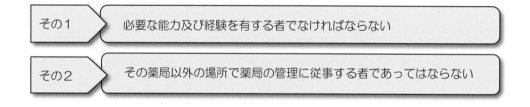

「その1」必要な能力及び経験を有する者でなければならない

まず、右の規定をみてほしい。これは、薬局開設者の法令遵守体制の強化を図るため、令和元年の法改正により新設された規定だ。

「薬局の管理者は、必要な能力及び経験を有する者でなければならない」と明記されているが、ごく当たり前のことのように感じるだろう。しかし、「ハーボニー配合錠偽造品事案」と「処方箋付替事案」を教訓として、法令遵守体制の強化を図る一環として新設されたものであることを踏まえれば、おのず

薬機法

（薬局の管理）
第七条

3　薬局の管理者は、次条第一項及び第二項に規定する義務並びに同条第三項に規定する厚生労働省令で定める業務を遂行し、並びに同項に規定する厚生労働省令で定める事項を遵守するために必要な能力及び経験を有する者でなければならない。

とご理解いただけるものと思う。

　やはり、薬局の管理をしっかりやろうと思えば、しっかりとした知識及び経験があり、社内で物申せる立場でないと難しいということだ。

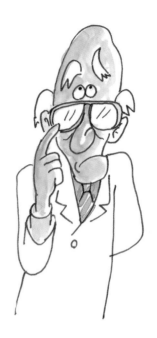

＜ハーボニー配合錠偽造品事案＞

　平成 29 年 1 月、奈良県の薬局において、ハーボニー配合錠の偽造品を用いた調剤が行われたことが発覚した。調査の結果、ハーボニー配合錠の偽造品は、現金問屋が身元不明者から仕入れたもので、複数の卸売販売業者を経由して当該薬局に渡っていた。

　とはいえ、当該偽造品は、箱に入っておらず、裸ボトルの状態であったため、一見して怪しかったが、価格が安かったので、薬局の仕入れ担当の役員が購入を決定していた。

　このハーボニー配合錠偽造品事案においては、以下のような問題点が明確になった。

○ **薬局開設者が、法令上の義務や遵守事項を十分に認識していなかった！**

○ **薬局開設者が、医薬品の在庫管理を含め、薬局の管理者に薬局を実地に管理させていなかった！**

○ **薬局の管理者が、薬局の業務に関する必要な注意や意見申述を怠っていた！**

＜処方箋付替事案＞

　平成 29 年 4 月、某チェーン薬局において、他のチェーン薬局で調剤した処方箋であるにもかかわらず、当該薬局で調剤したものと偽って調剤報酬の不正請求をしていたことが発覚した。調査の結果、調剤報酬の不正請求は、チェーン薬局グループの幹部の指示で行われていたもので、薬局開設者（法人役員を含む）は全く関知していなかった。また、薬局の管理者が法令違反であることを指摘していたが、薬局開設者（法人役員を含む）まで伝わっていなかった。

　この処方箋付替事案においては、以下の問題点が明確になった。

○ **薬局開設者が、法令上の義務や遵守事項を十分に認識していなかった！**

○ **薬局開設者が、薬局の管理者の意見を尊重する体制を含め、適切な業務運営体制や管理体制・監査体制を構築していなかった！**

「その2」その薬局以外の場所で薬局の管理に従事する者であってはならない

右に掲げるとおり、薬局の管理者は、その薬局以外の場所で、薬局の管理その他薬事に関する業務に従事することが禁止されている。

これは、「複数の薬局で管理者を掛け持ちしてはだめですよ」、「自分が管理者となっている薬局の業務の管理に集中して務めなさいよ」ということだ。

ただ、"その薬局以外の場所で"とあるように、その薬局内で薬事に関する業務を掛け持ちすることまでは禁止されていない。したがって、その薬局で薬局製造販売医薬品の製造管理者と兼務すること、あるいは総括製造販売責任者を兼務することについては問題がない。

> **薬機法**
>
> （薬局の管理）
> 第七条
> 4　薬局の管理者（略）は、その薬局以外の場所で業として薬局の管理その他薬事に関する実務に従事する者であってはならない。ただし、その薬局の所在地の都道府県知事の許可を受けたときは、この限りでない。

なお、このような薬局の管理者の兼務の禁止は、都道府県知事（薬局の所在地が保健所を設置する市又は特別区の区域にある場合は、その市長又は区長）の許可を受けたときには適用されない。

都道府県知事の許可が与えられる場合は・・・

> 昭和36年2月8日薬発第44号、平成31年3月20日薬生総発0320第3号
>
> ①　薬局の管理者が非常勤の学校薬剤師を兼ねる場合等であって、薬局の管理者としての義務を遂行するにあたって支障を生ずることがないと認められるとき
>
> ②　地域における必要な医薬品提供体制の確保を目的とする、次に掲げる場合等であって、地域の実情、個別の事案を勘案した上で、薬局の管理者としての業務を遂行するにあたって支障を生ずることがないと認められるとき
>
> 　一　薬局の営業時間外である夜間休日に、当該薬局の管理者がその薬局以外の場所で地域の輪番制の調剤業務に従事する場合
>
> 　二　へき地における薬局の管理者の確保が困難であると認められる場合において、当該地域に所在する薬局の営業時間外に、当該薬局の管理者が他の薬局に勤務するとき

（２）薬局の管理者の責務

薬局の管理者の責務については、下の条文で定められている。

薬機法

（管理者の義務）

第八条　薬局の管理者は、保健衛生上支障を生ずるおそれがないように、その薬局に勤務する薬剤師その他の従業者を監督し、その薬局の構造設備及び医薬品その他の物品を管理し、その他その薬局の業務につき、必要な注意をしなければならない。

2　薬局の管理者は、保健衛生上支障を生ずるおそれがないように、その薬局の業務につき、薬局開設者に対し、必要な意見を書面により述べなければならない。

3　薬局の管理者が行う薬局の管理に関する業務及び薬局の管理者が遵守すべき事項については、厚生労働省令で定める。

このように、以下の四つが薬局の管理者の責務となる。

① その薬局に勤務する薬剤師その他の従業者を監督すること
② その薬局の構造設備及び医薬品その他の物品を管理すること
③ その薬局の業務につき、必要な注意をすること
④ 薬局開設者に対し、必要な意見を書面により述べること

＜業務経験の証明＞

薬局開設者、店舗販売業者又は配置販売業者は、その薬局、店舗又は区域において、登録販売者として業務に従事した者から、過去 5 年間においてその業務に従事したことの証明《業務経験の証明》を求められたときは、その証明書を発行しなければならない。（規則第 15 条の 9 等）

この「証明書」は、登録販売者が、店舗管理者又は区域管理者になろうとするときに必要なものである。

なお、一般従事者として実務に従事した者から実務証明を求められた場合においても、同様にその証明書を発行してあげなくてはならない。（P44）

2）店舗の管理

（1）店舗管理者の指定

店舗を適正に管理させるため、店舗管理者を置くことが求められている。また、この店舗管理者は薬剤師又は登録販売者でなければならない。

他方、店舗販売業の許可申請者の要件として、薬剤師又は登録販売者であることまでは求められていないため、店舗販売業者の中には、薬剤師又は登録販売者でない者もいる。

さて、店舗販売業者が薬剤師又は登録販売者である場合は、自らその店舗を管理してもよいし、その店舗に勤務する薬剤師又は登録販売者のうちから店舗管理者を指定し、その者に店舗を実地に管理させることもできる。

一方、店舗販売業者が薬剤師又は登録販売者でない場合は、その店舗に勤務する薬剤師又は登録販売者のうちから店舗管理者を指定し、その者に店舗を実地に管理させなければならない。

このように、店舗管理者には、必ず、薬剤師又は登録販売者が就くことになっている。

もちろん、薬剤師又は登録販売者であれば、誰でも店舗管理者になれるわけではない。店舗の管理の実効性を確保するため、店舗管理者は、必要な能力及び経験を有する者でなければならず、かつ、その店舗以外の場所で業として店舗の管理その他薬事に関する実務に従事する者であってはならない。（法第28条第3項、第4項）

> 薬機法
>
> （店舗の管理）
> 第二十八条
> 　店舗販売業者は、その店舗を、自ら実地に管理し、又はその指定する者に実地に管理させなければならない。
> 2　前項の規定により店舗を実地に管理する者（以下「店舗管理者」という。）は、厚生労働省令で定めるところにより、薬剤師又は登録販売者でなければならない。

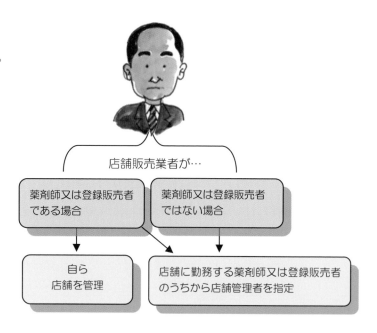

店舗販売業者が…

薬剤師又は登録販売者である場合	薬剤師又は登録販売者ではない場合
自ら店舗を管理	店舗に勤務する薬剤師又は登録販売者のうちから店舗管理者を指定

　しかし、店舗管理者の要件はこれだけではない。

　どの種類の医薬品を取り扱っている店舗であるかという点に着目し、店舗ごとに店舗管理者の資格要件が決められているのだ。

○　要指導医薬品を取り扱う店舗については、**薬剤師！**

○　第一類医薬品を取り扱う店舗については、**原則、薬剤師！（3 年以上の業務経験を持つ登録販売者であってもよいが、その場合は薬剤師の補佐をつける）**

○　第二類医薬品又は第三類医薬品を取り扱う店舗については、**薬剤師又は従事期間が 2 年以上の登録販売者！**

要指導医薬品を取り扱う店舗の管理者

　店舗管理者は、その店舗において業務に従事する薬剤師でなければならない。（規則第 140 条第 1 項第 1 号）

第一類医薬品を取り扱う店舗の管理者

　店舗管理者は、その店舗において業務に従事する薬剤師でなければならない。（規則第 140 条第 1 項第 1 号）

　ただし、薬剤師を店舗管理者とすることができない場合には、条件付きながら、登録販売者を店舗管理者にできる。その条件とは‥‥

規則第 140 条第 2 項

登録販売者が第一類医薬品を取り扱う店舗の管理者する場合の条件

　過去 5 年間のうち次に掲げる期間が通算して 3 年以上である登録販売者であって、その店舗において医薬品の販売又は授与に関する業務に従事するものを店舗管理者とすることができる。

①　以下において登録販売者として業務に従事した期間
　一　要指導医薬品又は第一類医薬品を販売し、又は授与する薬局
　二　薬剤師が店舗管理者である要指導医薬品又は第一類医薬品を販売し、又は授与する店舗販売業
　三　薬剤師が区域管理者である第一類医薬品を配置販売する配置販売業

②　以下の管理者であった期間
　一　第一類医薬品を販売し、又は授与する店舗の店舗管理者
　二　第一類医薬品を配置販売する区域の区域管理者

とはいえ、登録販売者は第一類医薬品を販売できないのに、本当に第一類医薬品を取り扱う店舗の管理者になって大丈夫なのだろうか、と感じる人も多いだろう。

結論からいえば、大丈夫だ。なぜなら、登録販売者が第一類医薬品を取り扱う店舗の管理者となる場合には、薬剤師の補佐を付けることが義務づけれられているからだ。（規則第 141 条第 1 項）

このように、店舗管理者を登録販売者とする場合であっても、これを取り扱う店舗の管理には、どうあっても薬剤師を関与させることとしている。それが、補佐薬剤師だ。

規則第 141 条第 2 項、第 3 項

補佐薬剤師の役割

・**店舗管理者を補佐する者**は、保健衛生上支障を生ずるおそれがないように、店舗販売業者及び店舗管理者に対し**必要な意見を書面により述べなければならない**。

・**店舗販売業者**及び**店舗管理者**は、店舗管理者を補佐する者を置いたときは、**店舗管理者を補佐する者の意見を尊重する**とともに、法令遵守のために措置を講ずる必要があるときは、当該措置を講じ、かつ、講じた措置の内容（措置を講じない場合にあっては、その旨及びその理由）を記録し、これを適切に保存しなければならない。

第二類医薬品又は第三類医薬品を取り扱う店舗の管理者

店舗管理者は、その店舗において業務に従事する薬剤師又は登録販売者（"見習い"登録販売者（p43）を除く）でなければならない。（規則第 140 条第 1 項第 2 号）

規則第 15 第 2 項

従事期間とは、

薬局、店舗販売業又は配置販売業において、以下の実務又は業務に従事した期間をいう。

① 一般従事者として薬剤師又は登録販売者の管理及び指導の下に実務に従事した期間

② 登録販売者として業務（店舗管理者又は区域管理者としての業務を含む）に従事した期間

ただし、過去 5 年間のうち従事期間が 2 年未満の登録販売者であっても、（過去 5 年間以上にさかのぼって）従事期間が通算して 2 年以上あり、かつ、過去に店舗管理者又は区域管理者として業務に従事した経験がある登録販売者については、店舗管理者になることができる。（規則第 15 条第 2 項但書）

（2）店舗管理者の責務

以下の四つが店舗管理者の責務となる。

法第 29 条

① その店舗に勤務する薬剤師、登録販売者その他の従業者を監督すること
② その店舗の構造設備及び医薬品その他の物品を管理すること
③ その店舗の業務につき、必要な注意をすること
④ 店舗販売業者に対し、必要な意見を書面により述べること

3）区域の管理

（1）区域管理者の指定

　配置販売業は、店舗を持たず、一般家庭を訪問して配置販売する業態であるため、「店舗」ではなく、配置販売する「区域」が管理の対象となる。

　そして、店舗販売業者の場合と同様、配置販売業者においても、その区域を適正に管理させるため、区域管理者を置くことが求められている。また、この区域管理者は薬剤師又は登録販売者でなければならない。（法第 31 条の 2 第 2 項）

　また、薬剤師又は登録販売者であれば、誰でも区域管理者になれるわけではない。区域の管理の実効性を確保するため、区域管理者は、必要な能力及び経験を有する者でなければならない。（法第 31 条の 2 第 3 項）

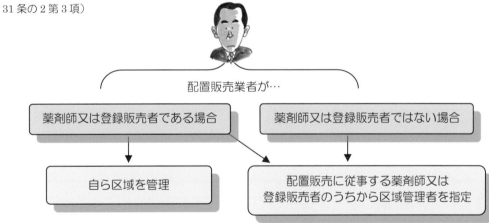

　さらに、店舗管理者の場合と同様、どの種類の医薬品を取り扱っている区域であるかという点に着目し、区域ごとに区域管理者の資格要件が決められている。

○ 第一類医薬品を取り扱う区域については、**原則、薬剤師！（3 年以上の業務経験を持つ登録販売者であってもよいが、その場合は薬剤師の補佐をつける）**

○ 第二類医薬品又は第三類医薬品を取り扱う区域については、**薬剤師又は従事期間が 2 年以上の登録販売者！**

第一類医薬品を取り扱う区域の管理者

区域管理者は、その区域において業務に従事する薬剤師でなければならない。（規則第 149 条の 2 第 1 項第 1 号）

ただし、薬剤師を区域管理者とすることができない場合には、条件付きながら、登録販売者を区域管理者にできる。その条件とは、「登録販売者が第一類医薬品を取り扱う店舗の管理者する場合の条件（P87）」と同じである。（規則第 149 条の 2 第 2 項）

また、そもそも登録販売者は第一類医薬品を販売することができないことを考慮し、登録販売者が第一類医薬品を取り扱う区域の管理者となる場合には、補佐薬剤師を置くことが義務づけれられている。（規則第 149 条の 2 第 3 項により準用する第 141 条第 1 項）

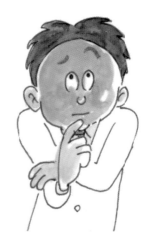

規則第 149 条の 2 第 3 項により準用する第 141 条第 1 項、第 2 項

補佐薬剤師の役割

- **区域管理者を補佐する者**は、保健衛生上支障を生ずるおそれがないように、配置販売業者及び区域管理者に対し**必要な意見を書面により述べなければならない。**

- **配置販売業者**及び**区域管理者**は、区域管理者を補佐する者を置いたときは、**区域管理者を補佐する者の意見を尊重する**とともに、法令遵守のために措置を講ずる必要があるときは、当該措置を講じ、かつ、講じた措置の内容（措置を講じない場合にあっては、その旨及びその理由）を記録し、これを適切に保存しなければならない。

第二類医薬品又は第三類医薬品を取り扱う区域の管理者

区域管理者は、その区域において業務に従事する薬剤師又は登録販売者（過去 5 年間のうち従事期間（P88）が通算して 2 年に満たない登録販売者を除く）でなければならない。（規則第 149 条の 2 第 1 項第 2 号）

ただし、過去 5 年間のうち従事期間が 2 年未満の登録販売者であっても、（過去 5 年間以上にさかのぼって）従事期間が通算して 2 年以上あり、かつ、過去に店舗管理者又は区域管理者として業務に従事した経験がある登録販売者については、区域管理者になることができる。（規則第 15 条第 2 項但書）

（2）区域管理者の責務

以下の四つが区域管理者の責務となる。

法第31条の3

① 配置員を監督すること
② 医薬品その他の物品を管理すること
③ その区域の業務につき、必要な注意をすること
④ 配置販売業者に対し、必要な意見を書面により述べること

2　薬局開設者・店舗販売業者・配置販売業者の責務

（1）管理者の意見の尊重

　薬局、店舗又は配置販売の業務の管理を適切に行うためには、医薬品や薬機法に関する深い知識が必要となる。もし、薬局開設の許可を受けた者《薬局開設者》、店舗販売業の許可を受けた者《店舗販売業者》又は配置販売業の許可を受けた者《配置販売業者》が、薬剤師又は登録販売者の資格を持っており、自らがその管理を行う場合は問題ないだろう。

　しかしながら、薬剤師でもなく登録販売者でもない経営者が、薬局開設者、店舗販売業者又は配置販売業者となるケースも多い。そのような場合、たとえ経営学修士の資格を取得している経営者であったとしても、その業務の管理を適切に行うことなんてできない。なぜなら、医薬品の適正な取扱い方法をそもそも知らないからだ。これには専門知識が不可欠であり、経営センスでどうにかなる問題ではない。

　そこで、薬機法では、薬局、店舗又は配置販売の区域には、薬剤師又は登録販売者の資格を持つ管理者を置くことを義務づけている。

　また、これらの管理者の権能を強力にし、経営者の経営方針により適正な業務の運営がゆがめられることを防止するため、それらの経営者に対し、管理者の意見を尊重することを義務づけている。

法第9条第2項、第29条の2第2項、第31条の4第2項

管理者の意見の尊重

　薬局開設者、店舗販売業者又配置販売業者は、**薬局の管理者、店舗管理者又は区域管理者の意見を尊重する**とともに、必要があるときは、当該措置を講じ、かつ、**講じた措置の内容**（措置を講じない場合にあっては、その旨及びその理由）**を記録し**、これを適切に保存しなければならない。

　このように、経営者である「薬局開設者、店舗販売業者又配置販売業者」は、強い立場にあるからといって、従業者である「薬局の管理者、店舗管理者又は区域管理者」の意見を無視することができないようになっている。

　管理者を"雇われ人"だと思って軽んじてはならない。そのような扱いをする経営者は、薬局開設者、店舗販売業者又配置販売業者として失格である。

　「"雇われ人"である管理者の意見に従いたくない」というのなら、経営者が資格を取得して自らが管理者となり、重い責任を負って薬局、店舗又は区域の管理にあたらなければならない。

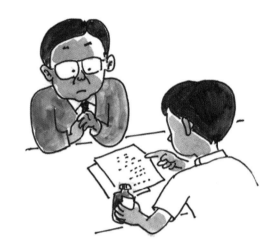

（2）医薬品の試験検査

　薬局及び店舗販売業で販売される医薬品の性状は様々で、貯蔵、陳列される場所の温度や湿度の影響を受けやすいものが少なくない。また、有効期限が短い医薬品もある。

　こういったことから、医薬品の品質管理は、薬局及び店舗販売業の重要な業務となっている。

そこで、

> 規則第12条第1項、第144条第1項
>
> ・薬局開設者は、薬局の管理者が医薬品の適切な管理のために必要と認める医薬品の試験検査を、薬局の管理者に行わせなければならない。
>
> ・店舗販売業者は、店舗管理者が医薬品の適切な管理のために必要と認める医薬品の試験検査を、店舗管理者に行わせなければならない。

　このため、薬局開設者及び店舗販売業者には、在庫として貯蔵、陳列される医薬品の品質試験に必要な設備や器具を整備しておくことが求められている。

　とはいえ、薬局、店舗販売業の設備及び器具を用いて試験検査を行うことが困難であると管理薬剤師、店舗管理者が認めた場合には、「登録試験検査機関」等を利用して試験検査を行うこともできる。（規則第12条第1項但書、第144条第1項但書）

　したがって、試験検査設備を持たない薬局や店舗は少なくない。例えば、都道府県の衛生研究所、都道府県薬剤師会の検査センター、食品衛生協会の食品分析センターが都道府県知事の登録を受け、試験検査業務を行っている。

（3）帳簿と記録

管理に関する帳簿

　薬局開設者は、薬局の管理に関する事項を記録するための帳簿を備えて、試験検査、不良品の処理その他当該薬局の管理に関する事項を帳簿に記載し、最終の記載の日から3年間、保存しなければならない。（規則第13条）

　なお、店舗販売業者及び配置販売業者についても同様の規定が適用される。（規則第145条、第149条の4）

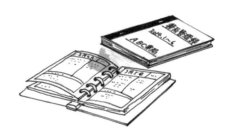

医薬品の取引に関する記録

　薬局開設者は、医薬品を購入（仕入れ）したとき、また、近隣の薬局等に医薬品を販売（融通）したときは、以下の事項を書面に記載し、3年間保存しなければならない。（規則第14条第1項、第4項）

規則第14条第1項各号

書面に記載する取引記録の内容

① 品名
② ロット番号※1
③ 使用の期限※1
④ 数量
⑤ 購入若しくは譲受け又は販売若しくは授与の年月日
⑥ 購入若しくは譲り受けた者又は販売若しくは授与した者《取引先》の氏名又は名称、住所又は所在地及び電話番号その他の連絡先※2
⑦ ⑥に掲げる事項の内容を確認するために提示を受けた資料※2、3
⑧ 以下の場合にあっては、医薬品の取引担当者が、その取引先と雇用関係にあること又はその取引先から指示を受けたことを示す資料4
　㈠ 取引先が法人ではなく、かつ、許可を受けた者以外の者が取引担当者となる場合
　㈡ 取引先が法人である場合（必ず、許可を受けた者以外の者が取引担当者となる場合となる）

　　※1 医療用医薬品(体外診断用医薬品を除く)の場合のみ
　　※2 常時取引関係にある場合を除く
　　※3 許可証の写しで正規の事業者であるかどうかを確認する
　　※4 取引先が正規の事業者であると確認できた場合であっても、その取引担当者が身分を詐称しているおそれがあるため、その社員証や伝票で確認する

　なお、店舗販売業者についても、薬局開設者の場合と同様、医薬品を購入（仕入れ）したとき、また、近隣の薬局等に医薬品を販売（融通）したときは、その取引の記録を書面に記載し、3 年間保存しなければならない。（規則第 146 条第 1 項、第 4 項）

　一方、配置販売業者については、医薬品を購入（仕入れ）したときは、その取引の記録を書面に記載し、3 年間保存しなければならない。配置販売業の許可では、近隣の薬局等に医薬品を販売（融通）することができないことに注意してほしい。（規則第 149 条の 5 第 1 項、第 4 項）

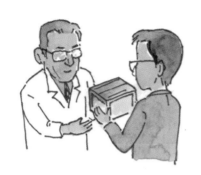

　このように、不良医薬品等が発生した場合にその医薬品の流通経路の追跡調査（トレーシング）を迅速かつ正確にできるようにするため、医薬品を購入したり他の薬局等に販売したときの記録をとっておくことが義務づけられている。

　なお、「他の薬局等に販売したとき」に記録を残しておくことが求められているが、これは、薬局や店舗販売業が「小売業」だけではなく、「卸売業」としての性格を併せ持っていることを意味している。特に、薬局では、備蓄している医薬品を近隣の薬局同士が融通し合うというケースも珍しくない。

薬局の持つ機能

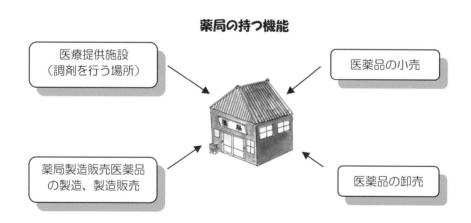

医薬品の小売に関する記録

① 薬局医薬品・要指導医薬品・第一類医薬品に関する記録

　薬局開設者は、薬局医薬品、要指導医薬品又は第一類医薬品を販売したとき（卸売を除く）は、その記録を書面に記載し、2 年間保存しなければならない。（規則第 14 条第 3 項、第 4 項）

規則第 14 条第 3 項各号

薬局医薬品・要指導医薬品・第一類医薬品に関する記録の内容

① 品名

② 数量

③ 販売の日時

④ 販売した薬剤師の氏名並びに情報提供及び指導（第一類医薬品については情報の提供）を行った薬剤師の氏名

⑤ 医薬品を購入しようとする者が、情報提供及び指導（第一類医薬品については情報の提供）の内容を理解したことの確認の結果

なお、店舗販売業者及び配置販売業者についても同様の規定が適用される。

店舗販売業者は、要指導医薬品又は第一類医薬品を販売したとき（卸売を除く）は、その記録を書面に記載し、2 年間保存しなければならない。（規則第 146 条第 3 項、第 4 項）

一方、配置販売業者は、第一類医薬品を配置したときは、その記録を書面に記載し、2 年間保存しなければならない。（規則第 149 条の 5 第 3 項、第 4 項）

② 第二類医薬品・第三類医薬品に関する記録

薬局開設者は、第二類医薬品又は第三類医薬品を販売したとき（卸売を除く）は、その記録を書面に記載し、保存するよう努めなければならない。（規則第 14 条第 5 項）

規則第 14 条第 5 項各号

第二類医薬品・第三類医薬品に関する記録の内容

① 品名

② 数量

③ 販売の日時

④ 販売した薬剤師又は登録販売者の氏名及び情報提供を行った薬剤師又は登録販売者の氏名

⑤ 第二類医薬品を購入し、又は譲り受けようとする者が情報の提供の内容を理解したことの確認の結果

なお、店舗販売業者及び配置販売業者についても同様の規定が適用される。（規則第 146 条第 5 項、第 149 条の 5 第 5 項）

③ お客さんの連絡先に関する記録

薬局開設者は、医薬品を販売したとき（卸売を除く）は、当該医薬品を購入した者の連絡先を書面に記載し、これを保存するよう努めなければならない。（規則第 14 条第 6 項）

これは、少し怪しげな人や適正使用に懸念が残る人に医薬品を販売する場合には、そのお客さんの連絡先を尋ね、記録に残しておくことを求めたものだ。

なお、店舗販売業者及び配置販売業者についても同様の規定が適用される。（規則第 146 条第 6 項、第 149 条の 5 第 6 項）

3　医薬品の陳列・貯蔵の場所

医薬品の陳列・貯蔵の場所の大原則として、医薬品は他の物と区別して貯蔵し、陳列しなければならない。（法第 57 条の 2 第 1 項）

「他の物」とは、この場合、医薬品以外の全ての物品が該当する。

例えば、店の陳列棚に、医薬品と健康食品が一緒に並べられていた場合、お客さんからすれば、その健康食品を"医薬品"と誤認してしまうかもしれない。あるいはその健康食品に医薬品的な効能効果があると勘違いしてしまうかもしれない。

また、医薬品には副作用リスクが常につきまとうが、そうした医薬品が、化粧品と一緒に並べられていた場合、化粧品のように安全性が高い物と誤解されてしまうかもしれない。また、化粧品のように美容目的で用いられるなど、安易な使用を促してしまうおそれもある。

そのため、医薬部外品、化粧品、食品、雑品その他毒物や劇物といった物とごちゃまぜにして医薬品を貯蔵したり、陳列することは禁止されている。

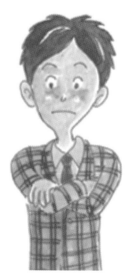

「他の物と区別して貯蔵・陳列すること」以外にも陳列・貯蔵に関する規制が設けられてるが、過剰規制にならないよう、また、寡少規制にもならないよう、医薬品のリスクの程度に応じて、陳列・貯蔵の方法が細かく定められているのだ。

1）医薬品の陳列場所

医薬品は、その分類ごとに陳列することが大原則になっている。これは、一般の生活者が、医薬品のおおよそのリスクが分かるようにするためのものである。

陳列の大原則

> 薬局製造販売医薬品、要指導医薬品及び一般用医薬品を混在させないように陳列しなければならない（規則第 218 条の 3 第 3 号）

> 第一類医薬品、第二類医薬品及び第三類医薬品を混在させないように陳列し、又は配置しなければならない（規則第 218 条の 4 第 1 項第 3 号、第 2 項）

こうした陳列の大原則の着実な履行を確保するため、医薬品の分類ごとに規定が設けられている。

薬局製造販売医薬品の陳列場所

薬局製造販売医薬品を陳列する場合には、薬局製造販売医薬品陳列区画の内部の陳列設備に陳列しなければならない。ただし、以下の場合を除く。（規則第 218 条の 3 第 1 号）

　　〇鍵をかけた陳列設備に陳列する場合

　　〇医薬品を購入しようとする者等が直接手の触れられない陳列設備に陳列する場合

また、開店時間のうち薬局製造販売医薬品を販売しない時間は、鍵をかけた陳列設備に陳列している場合を除き、薬局製造販売医薬品陳列区画を閉鎖しなければならない。（規則第 14 条の 3 第 2 項）

そして、薬局製造販売医薬品を販売する薬局の構造設備について、以下のように定められている。

構造設備規則第 1 条第 1 項第 10 号の 2

薬局製造販売医薬品の陳列設備の基準

① 薬局製造販売医薬品を陳列するために必要な陳列設備を有すること

② 医薬品を購入しようとする者等が、薬局製造販売医薬品を陳列する陳列設備から 1.2 メートル以内の範囲《**薬局製造販売医薬品陳列区画**》に**進入できない**措置が採られていること。ただし、以下の場合を除く

　　一　薬局製造販売医薬品を陳列しない場合

　　二　薬局製造販売医薬品を鍵をかけた陳列設備に陳列する場合

　　三　医薬品を購入しようとする者等が直接手の触れられない陳列設備に陳列する場合

③ 開店時間のうち、薬局製造販売医薬品を販売しない時間がある場合には、**薬局製造販売医薬品陳列区画を閉鎖できる構造**であること

「陳列区画に進入できない措置」とは、薬局製造販売医薬品の陳列棚は、カウンターの後ろに設けなければならないことを意味している。

また、「陳列区画を閉鎖できる構造」とあるように、店が開いていても医薬品を販売していない時間帯は、シャッター、パーテーション、チェーン、網などを使い、「今は、この陳列棚の医薬品は販売していないんだー」と、お客さんが一目で理解できるようにしておく必要がある。

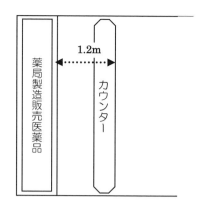

＜薬局医薬品の取扱い＞

薬局医薬品(薬局製造販売医薬品を除く)については、調剤室に貯蔵し、又は陳列することとされている。(則第 14 条の 2)

要指導医薬品の陳列場所

要指導医薬品を陳列する場合には、以下の場合を除き、要指導医薬品陳列区画の内部の陳列設備に陳列しなければならない。(規則第 218 条の 3 第 2 号)

　　○鍵をかけた陳列設備に陳列する場合

　　○医薬品を購入しようとする者等が直接手の触れられない陳列設備に陳列する場合

また、開店時間のうち要指導医薬品を販売しない時間は、鍵をかけた陳列設備に陳列している場合を除き、要指導医薬品陳列区画を閉鎖しなければならない。(規則第 14 条の 3 第 2 項、第 147 条第 2 項)

構造設備規則第 1 条第 1 項第 11 号等

要指導医薬品の陳列設備の基準

① 要指導医薬品を陳列するために必要な陳列設備を有すること

② 医薬品を購入しようとする者等が、要指導医薬品を陳列する陳列設備から 1.2 メートル以内の範囲《要指導医薬品陳列区画》に進入できない措置が採られていること。ただし、以下の場合を除く

　　一　要指導医薬品を陳列しない場合

　　二　鍵をかけた陳列設備に陳列する場合

　　三　医薬品を購入しようとする者等が直接手の触れられない陳列設備に陳列する場合

③ 開店時間のうち、要指導医薬品を販売しない時間がある場合には、要指導医薬品陳列区画を閉鎖できる構造であること

　このように、要指導医薬品については、薬局製造販売医薬品の場合と同様の規定が適用される。

第一類医薬品の陳列場所

　第一類医薬品を陳列する場合には、第一類医薬品陳列区画の内部の陳列設備に陳列しなければならない。ただし、以下の場合を除く。（規則第 218 条の 4 第 1 項第 1 号）

　　○鍵をかけた陳列設備に陳列する場合

　　○医薬品を購入しようとする者等が直接手の触れられない陳列設備に陳列する場合

　また、開店時間のうち第一類医薬品を販売しない時間は、鍵をかけた陳列設備に陳列している場合を除き、第一類医薬品陳列区画を閉鎖しなければならない。（規則第 14 条の 3 第 2 項、第 147 条第 2 項）

> 構造設備規則第 1 条第 1 項第 12 号等

第一類医薬品の陳列設備の基準

① 第一類医薬品を陳列するために必要な陳列設備を有すること

② 医薬品を購入しようとする者等が、第一類医薬品を陳列する陳列設備から 1.2 メートル以内の範囲《**第一類医薬品陳列区画**》に**進入できない措置**が採られていること。ただし、以下の場合を除く

　一　第一類医薬品を陳列しない場合

　二　鍵をかけた陳列設備に陳列する場合

　三　医薬品を購入しようとする者等が直接手の触れられない陳列設備に陳列する場合

③ 開店時間のうち、第一類医薬品を販売しない時間がある場合には、**第一類医薬品陳列区画を閉鎖できる構造**であること

　このように、第一類医薬品についても、薬局製造販売医薬品の場合と同様の規定が適用される。

指定第二類医薬品の陳列場所

　指定第二類医薬品を陳列する場合には、情報を提供するための設備から 7 メートル以内の範囲に陳列しなければならない。ただし、以下の場合を除く。（規則第 218 条の 4 第 1 項第 2 号）

① 鍵をかけた陳列設備に陳列する場合

② 指定第二類医薬品を陳列する陳列設備から 1.2 メートル以内の範囲に医薬品を購入しようとする者等が進入することができないよう必要な措置が採られている場合

指定第二類医薬品は、適正に使用された場合のリスクは「第二類医薬品」と同等であるが、うかつにも不適正に使用してしまった場合には、リスクの程度が跳ね上がってしまう医薬品である。

だからこそ、お客さんが薬剤師や登録販売者に相談できる機会を増やせるよう、情報提供設備から近い場所に陳列することとされているのだ。

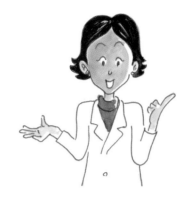

2）医薬品の貯蔵場所

医薬品の適正使用を促す観点からその陳列場所が定められているのに対し、貯蔵場所は、医薬品の適切流通を確保する観点から定められている。

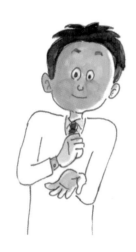

仮に、医薬品と医薬品以外の物とがごちゃまぜにして貯蔵されていたとすれば、その貯蔵場所に立ち入る者の数、立ち入る回数が増えてしまう。このような場合は、医薬品を貯蔵している場所に多数の者が自由に出入りできることとなり、医薬品が偽薬とすり替えられたり、乱用のおそれのある医薬品が盗まれたりするおそれが高まる。

そこで、「どのような医薬品であろうとも、他の物と区別して貯蔵しなければならない」こととされている。これは、既に説明したとおりだ。（P96）

さらに、「他の物と区別して貯蔵すること」の実効性を確保する観点から、以下の規定が設けられれている。

構造設備規則第1条第1項第9号等、体制省令第1条第2項第3号等

医薬品の貯蔵の基準

① 貯蔵設備を設ける区域が、明確に、**他の区域から区別**されていること
② 医薬品の貯蔵設備を設ける区域に、**立ち入ることができる者の特定**ができるようにしておくこと

なお、「立ち入ることができる者の特定」とは、医薬品を貯蔵している部屋の入退室記録をきちんと付けておくことを求めたものだ。こうしておけば、医薬品の紛失があったり、すり替えが行われた場合、容疑者を絞り込むことができる。

4　情報提供・指導の場所

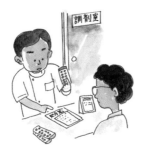

　　薬局や店舗販売業で医薬品を販売する際の最も重要な業務といえば、やはり適正な使用のために必要な情報提供及び薬学的指導といえるだろう。

　　そこで、薬局等構造設備規則では、「情報提供及び指導を行う場所」について、以下のように定めている。

構造設備規則第1条第1項第13号等

情報提供・指導の設備の基準

① **調剤された薬剤**を販売する場合は、**調剤室**に近接する場所にあること
② **薬局製造販売医薬品**を陳列する場合には、**薬局製造販売医薬品陳列区画**の内部又は近接する場所にあること
③ **要指導医薬品**を陳列する場合には、**要指導医薬品陳列区画**の内部又は近接する場所にあること
④ **第一類医薬品**を陳列する場合には、**第一類医薬品陳列区画**の内部又は近接する場所にあること
⑤ **指定第二類医薬品**を陳列する場合には、指定第二類医薬品を陳列する**陳列設備から7メートル以内**の範囲にあること。ただし、以下の場合を除く
　一　鍵をかけた陳列設備に陳列する場合
　二　指定第二類医薬品を陳列する陳列設備から1.2メートル以内の範囲に医薬品を購入しようとする者等が進入できないよう必要な措置が採られている場合
⑥ 二つ以上の階に医薬品を通常陳列し、又は交付する場所がある場合には、各階の医薬品を通常陳列し、又は交付する場所の内部にあること

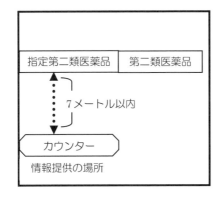

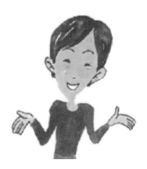

5　薬局・店舗販売業・配置販売業の業務体制

　薬局、店舗販売業、配置販売業の業務体制の基準として体制省令が定められている。

　では、体制省令に従って、業務体制に関する規定をみていくこととしよう。

1）調剤に従事する薬剤師の体制

　「薬局とは、薬剤師が調剤の業務を行う場所」と定義されているとおり、薬局には薬剤師がいなくては話にならない。（P51）

　そこで、体制省令では、薬局には薬剤師が常勤していることを求めている。

　また、膨大な数の処方箋を受け付けているにもかかわらず、薬剤師を1人しか置いていないという場合には、個々の調剤業務が"やっつけ仕事"になってしまい、医療機関に対する疑義照会がなおざりになったり、服薬指導が十分にできないといったことにもなりかねない。そこで、1日の取扱処方箋数に応じて必要な薬剤師の員数も定めているのだ。

体制省令第1条第1項第1号、第2号、第5号、第6号

調剤に関する薬剤師の体制の基準

① 薬局の開店時間内は、**常時**、当該薬局において調剤に従事する**薬剤師**が勤務していること。ただし、薬剤師不在時間内は、調剤に従事する薬剤師が当該薬局以外の場所において当該薬局の業務を行うために勤務していること（P55）

② 当該薬局において、調剤に従事する薬剤師の員数が当該薬局における**1日平均取扱処方箋数**[※1]を**40で除して得た数**（その数が1に満たないときは1とし、その数に1に満たない端数が生じたときは、その端数は1とする）**以上**であること

③ 営業時間又は営業時間外で相談を受ける時間内は、調剤された薬剤を購入しようとする者等から**相談**があった場合に**服薬指導を行うための体制**を備えていること

④ 当該薬局において、調剤に従事する薬剤師の週当たり**勤務時間数**[※3]の総和が、当該薬局の**開店時間の1週間の総和以上**であること。

[※1] 前年における総取扱処方箋数[※2]を前年において業務を行った日数で除して得た数とする。ただし、前年において業務を行った期間がないか、又は3箇月未満である場合においては、推定によるものとする。

[※2] 前年において取り扱った眼科、耳鼻咽喉科及び歯科の処方箋の数にそれぞれ3分の2を乗じた数とその他の診療科の処方箋の数との合計数をいう。

[※3] 1週間当たりの通常の勤務時間数をいい、特定販売のみに従事する勤務時間数を除く。

調剤に従事する薬剤師の必要な員数は、次の計算式により求められる。

$$薬剤師数 ＝（1日平均取扱処方箋数）÷ 40$$

「40」とは、1日に受け付ける平均の処方箋数が40枚という意味である。つまり、1日当たりの処方箋が40枚につき1人の薬剤師を置かなければならない、ということになる。なお、40で割って端数が出た場合は、薬剤師がさらに1人必要となる。

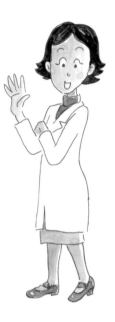

　例えば、1日当たり130枚の処方箋を受け付けている薬局では、

『130 ÷ 40 ＝ 3.25』

よって、3人＋1人 ＝ 4人 の薬剤師が必要！

ただし、眼科、耳鼻咽喉科及び歯科の処方箋数については、3枚を"2枚"と計算してよいこととされている。これは、上記の診療科の処方薬は数が比較的少なく、また、点眼薬や点鼻薬等の外用薬が多いためである。

２）医薬品の販売に従事する薬剤師・登録販売者の体制

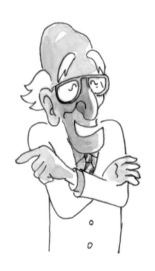

医薬品の販売従事者は薬剤師又は登録販売者に限られることから、薬剤師又は登録販売者がいなくては医薬品を販売することができない。

そこで、体制省令では、薬剤師又は登録販売者が常勤していることを求めている。

また、膨大な数のお客さんが訪れる大規模ドラッグストアであるにもかかわらず、薬剤師又は登録販売者を1人、2人しか置いていないという場合には、医薬品の適正使用のために必要な情報提供や薬学的指導が十分にできないといったことにもなりかねない。そこで、「情報提供及び指導を行う場所」に応じて必要な薬剤師又は登録販売者の勤務時間数も定めている。

体制省令第 1 条第 1 項第 3 号、第 4 号、第 5 号、第 10 号、第 11 号等

医薬品の販売に関する薬剤師又は登録販売者の体制の基準

① **要指導医薬品**又は**第一類医薬品**を販売する営業時間内は、**常時**、医薬品の販売に従事する**薬剤師**が勤務していること

② **第二類医薬品**又は**第三類医薬品**を販売する営業時間内は、**常時**、医薬品の販売に従事する**薬剤師又は登録販売者**が勤務していること

③ 営業時間又は営業時間外で相談を受ける時間内は、医薬品を購入しようとする者等から**相談**があった場合に、**情報提供又は指導を行うための体制**を備えていること

④ **要指導医薬品**又は**一般用医薬品**の販売に従事する薬剤師及び登録販売者の週当たり**勤務時間数の総和**を、要指導医薬品の**情報の提供及び指導を行う場所**並びに一般用医薬品の情報の提供を行う場所の数で除して得た数が、要指導医薬品又は一般用医薬品を販売する**開店時間の 1 週間の総和以上**であること

⑤ **要指導医薬品**又は**第一類医薬品**の販売に従事する薬剤師の週当たり**勤務時間数の総和**を、要指導医薬品の**情報の提供及び指導を行う場所**並びに第一類医薬品の**情報の提供を行う場所の数で除して得た数**が、要指導医薬品又は第一類医薬品を販売する**開店時間の 1 週間の総和以上**であること

例えば、要指導医薬品を販売する以下の薬局では、

　○ 1 週間の薬剤師全員の勤務時間数の合計が 183 時間である

　○ 情報提供及び指導を行う場所が 3 か所ある

　○ 1 週間の開店時間の合計が 60 時間である

　　『 183 ÷ 3 ＝ 61 』＞ 60

よって、基準に適合する！

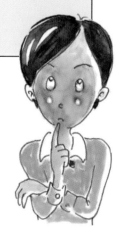

３）調剤・医薬品の販売の管理体制

　体制省令では、調剤された薬剤の服薬指導や医薬品の情報提供及び指導が適切に行われるようにするための体制を整備しておくことを求めている。

体制省令第 1 条第 1 項第 12 号から第 14 号まで、第 2 項等

調剤・医薬品の販売の管理体制の基準

① 調剤業務の安全を確保するための指針を策定し、従事者に対する研修の実施等の措置が講じられていること

② 調剤された薬剤、医薬品の情報提供及び指導が適切に行われるよう指針を策定し、従事者に対する研修の実施等の措置が講じられていること

③ 医薬品の情報提供及び指導が適切に行われるよう指針を策定し、従事者に対する研修の実施等の措置が講じられていること

④ ①～③の措置には、以下の事項を含めること

　一　医薬品の安全使用のための責任者の設置

　二　従事者から薬局開設者への事故報告の体制の整備

　三　医薬品の貯蔵設備を設ける区域に立ち入ることができる者の特定（P100）

　四　医薬品の安全使用並びに調剤された薬剤及び医薬品の情報提供及び指導のための業務に関する手順書の作成及び当該手順書に基づく業務の実施

　五　調剤及び医薬品の販売の業務に係る適正な管理のための業務に関する手順書の作成及び当該手順書に基づく業務の実施

　六　薬剤師不在時間がある薬局にあっては、薬剤師不在時間における薬局の適正な管理のための業務に関する手順書の作成及び当該手順書に基づく業務の実施（P55）

　七　医薬品の安全使用並びに調剤された薬剤及び医薬品の情報提供及び指導のために必要となる情報の収集その他調剤の業務に係る医療の安全及び適正な管理並びに医薬品の販売の業務に係る適正な管理の確保を目的とした改善のための方策の実施

6　薬剤師・登録販売者・一般従事者の名札

　店の従業者がお揃いの白衣のユニホームを着ていた場合、医薬品を購入しようと来店した者からすれば、誰が薬剤師なのか、登録販売者なのか、それとも一般従事者なのか、とても判別することはできない。

　また、薬機法では、過去5年間のうち従事期間が2年未満の登録販売者を"見習い"と位置づけ、2年以上の登録販売者とは別の扱い（P88）としていることを踏まえると、その登録販売者が"見習い"なのか"一人前"なのか、誰の目からみても明らかにしておく必要があろう。

　そこで、これらの判別が容易にできるよう、従業者が付ける「名札」に関する規定が設けられてる。

規則第 15 条第 1 項、第 2 項等

従業者が付ける「名札」

① 薬剤師、登録販売者又は一般従事者であることが容易に判別できるよう、勤務する従事者には、名札を付けさせることその他必要な措置を講じなければならない。

② 過去 5 年間のうち従事期間（P88）が通算して 2 年に満たない登録販売者が付ける名札については、その旨が容易に判別できるよう必要な表記をしなければならない。ただし、次に定める要件のいずれをもをも満たす登録販売者《但書登録販売者》については、この限りでない。
　一　（過去 5 年間以上にさかのぼって）従事期間が通算して 2 年以上であること
　二　店舗管理者又は区域管理者としての業務の経験があること

③ ②「二」に「店舗管理者又は区域管理者としての業務の経験があること」とあるが、店舗管理者又は区域管理者としての業務の経験がない者であっても、次の全てに該当する登録販売者は、当分の間、「店舗管理者又は区域管理者としての業務の経験がある者」とみなされる。（令和 3 年 7 月 30 日薬生発 0730 第 12 号）
　一　従事期間が通算して 5 年以上あること
　二　必要な研修（例：登録販売者の外部研修）を通算して 5 年以上受講していること

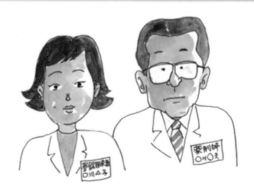

7　薬局・店舗販売業・配置販売業の情報

1）薬局機能情報の報告と閲覧

　かつては大学病院等の有名病院に患者さんが過度に集中していたため、今以上に待ち時間が長く、「3時間待ちの3分診療」と揶揄されていたものだ。そういった状況の改善策の一つとして、医療機関の診療内容などを開示し、患者さんが医療機関を適切に選択できるようにするため、平成18年に医療法の改正が行われ、以下のような規定が設けられた。

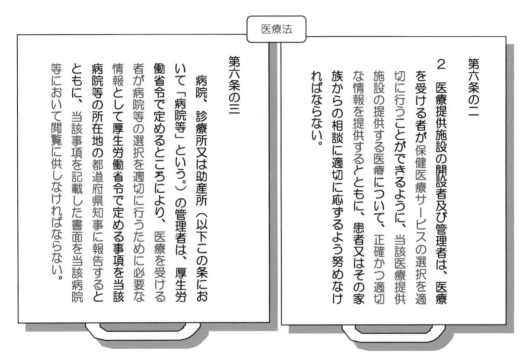

医療法

第六条の三

　病院、診療所又は助産所（以下この条において「病院等」という。）の管理者は、厚生労働省令で定めるところにより、医療を受ける者が病院等の選択を適切に行うために必要な情報として厚生労働省令で定める事項を当該病院等の所在地の都道府県知事に報告するとともに、当該事項を記載した書面を当該病院等において閲覧に供しなければならない。

第六条の二

2　医療提供施設の開設者及び管理者は、医療を受ける者が保健医療サービスの選択を適切に行うことができるように、当該医療提供施設の提供する医療について、正確かつ適切な情報を提供するとともに、患者又はその家族からの相談に適切に応ずるよう努めなければならない。

　これは、その病院が“有名”であるかどうかではなく、患者さんが、必要な情報を判断材料にして、医療機関を適切に選択できるようにすることを狙ったものである。

　なお、医療機関を適切に選択するための情報とは、その医療提供施設の提供する医療に関する正確かつ適切な情報のことである。

　さて、そもそも薬局は医療提供施設ではなかったが、近年の医薬分業の進展を踏まえ、平成18年の医療法の改正により、調剤を実施する薬局についても医療提供施設に含まれることとなった。

　とはいえ、薬局は、医療法ではなく、薬機法による規制を受けている。

　そこで、医療提供施設である薬局の情報を開示し、患者さんが薬局を適切に選択できるようにするため規定が、薬機法の中に設けられた。

以下の条文を見てほしい。

> **薬機法**
>
> （薬局開設者による薬局に関する情報の提供等）
>
> 第八条の二
>
> 薬局開設者は、厚生労働省令で定めるところにより、医療を受ける者が薬局の選択を適切に行うために必要な情報として厚生労働省令で定める事項を当該薬局の所在地の都道府県知事に報告するとともに、当該事項を記載した書面を当該薬局において閲覧に供しなければならない。
>
> 5　都道府県知事は、厚生労働省令で定めるところにより、第一項及び第二項の規定により報告された事項を公表しなければならない。

なお、「都道府県知事」とは、薬局開設の許可権者たる都道府県知事のことではなく、医療提供施設の適切な選択に資する情報の公表権者たる都道府県知事を指している。

したがって、薬局の所在地が保健所を設置する市又は特別区にある場合であっても、薬局の適切な選択に資する情報《薬局機能情報》は、その市長又は区長ではなく、都道府県知事に報告する必要がある。

まとめると、以下のとおり

- 薬局開設者は、薬局機能情報を都道府県知事に報告すること
- 薬局開設者は、薬局機能情報を薬局を訪れた人が閲覧できるようにすること
- 都道府県知事は、薬局機能情報を公表すること

また、薬局機能情報の項目は、以下のとおりだ

第一　管理、運営、サービス等に関する事項

　　一　基本情報

　　二　薬局へのアクセス

　　三　薬局サービス等

　　四　費用負担

第二　提供サービスや地域連携体制に関する事項

　　一　業務内容、提供サービス

　　二　実績、結果等に関する事項

　　三　地域連携薬局等に関する事項

このうち、「第二」の「一　業務内容、提供サービス」について見てみよう。

規則第 11 条の 3、別表第 1

薬局機能情報
～業務内容・提供サービス～

① 中立的かつ公共性のある団体により認定され、又はそれらと同等の制度に基づいて認定された薬剤師《認定薬剤師》の種類及び人数

② 健康サポート薬局に係る研修を修了した薬剤師の人数

③ 薬局の業務内容

　一　無菌製剤処理に係る調剤の実施の可否

　二　一包化薬に係る調剤の実施の可否

　三　麻薬に係る調剤の実施の可否

　四　浸煎薬及び湯薬に係る調剤の実施の可否

　五　薬局製剤実施の可否

　六　医療を受ける者の居宅等において行う調剤業務の実施の可否

　七　オンライン服薬指導の実施の可否

　八　電磁的記録をもって作成された処方箋の受付の可否

　九　薬剤服用歴管理の実施

　　㈠　薬剤服用歴管理の実施の有無

　　㈡　電磁的記録による薬剤服用歴管理の実施の有無

　一〇　患者の薬剤服用歴その他の情報を一元的かつ経時的に管理できる手帳の交付

　　㈠　患者の薬剤服用歴その他の情報を一元的かつ経時的に管理できる手帳の交付の可否

　　㈡　患者の薬剤服用歴その他の情報を電磁的記録をもって一元的かつ経時的に管理できる手帳を所持する者の対応の可否

④ 地域医療連携体制

　一　医療連携の有無

　二　地域医療情報連携ネットワークへの参加の有無

　三　入院時の情報を共有する体制の有無

　四　退院時の情報を共有する体制の有無

　五　受診勧奨に係る情報等を医療機関に提供する体制の有無

　六　地域住民への啓発活動への参加の有無

2）薬局・店舗の掲示情報

　「1）薬局機能情報の報告と閲覧（P107）」では、患者が適切な医療を受ける観点から設けられた規定を見てきたが、ここでは、一般の来店者がその薬局又は店舗を利用するときに必要な情報として、店頭に掲示しなければならない事項を定めている。

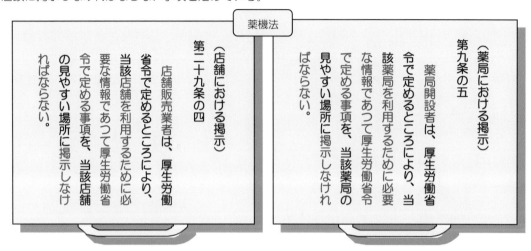

薬機法

（薬局における掲示）
第九条の五

薬局開設者は、厚生労働省令で定めるところにより、当該薬局を利用するために必要な情報であつて厚生労働省令で定める事項を、当該薬局の見やすい場所に掲示しなければならない。

（店舗における掲示）
第二十九条の四

店舗販売業者は、厚生労働省令で定めるところにより、当該店舗を利用するために必要な情報であつて厚生労働省令で定める事項を、当該店舗の見やすい場所に掲示しなければならない。

　まず、「薬局又は店舗の管理及び運営に関する事項」として、以下の情報を、薬局又は店舗の見やすい場所に掲示しなければならない。

規則第15条の15等、別表第1の2

薬局又は店舗の掲示事項
～管理及び運営に関する事項～

① 許可の区分の別

② 薬局開設者又は店舗販売業者の氏名又は名称その他の薬局開設の許可証又は店舗販売業の許可証の記載事項

③ 薬局の管理者又は店舗管理者の氏名

④ 当該薬局又は店舗に勤務する薬剤師又は又は"一人前"の登録販売者若しくは"見習い"登録販売者（P43）の別、その氏名及び担当業務

⑤ 取り扱う要指導医薬品及び一般用医薬品の区分

⑥ 当該薬局又は店舗に勤務する者の名札等による区別に関する説明

⑦ 営業時間、営業時間外で相談できる時間及び営業時間外で医薬品の購入の申込みを受理する時間

⑧ 相談時及び緊急時の電話番号その他連絡先

そして、「薬局製造販売医薬品、要指導医薬品及び一般用医薬品の販売に関する制度に関する事項」として、以下の情報を掲示しなければならない。

規則第 15 条の 15 等、別表第 1 の 2

薬局又は店舗の掲示事項
～医薬品の販売に関する制度に関する事項～

① 要指導医薬品、第一類医薬品、第二類医薬品及び第三類医薬品の定義並びにこれらに関する解説

② 要指導医薬品、第一類医薬品、第二類医薬品及び第三類医薬品の表示に関する解説

③ 要指導医薬品、第一類医薬品、第二類医薬品及び第三類医薬品の情報の提供及び指導に関する解説

④ 薬局製造販売医薬品を調剤室以外の場所に陳列する場合にあっては、薬局製造販売医薬品の定義及びこれに関する解説並びに表示、情報の提供及び陳列（特定販売を行うことについて公告をする場合にあっては、当該広告における表示。⑥及び⑧において同じ。）に関する解説

⑤ 要指導医薬品の陳列に関する解説

⑥ 指定第二類医薬品の陳列等に関する解説

⑦ 指定第二類医薬品を購入し、又は譲り受けようとする場合は、当該指定第二類医薬品の禁忌を確認すること及び当該指定第二類医薬品の使用について薬剤師又は登録販売者に相談することを勧める旨

⑧ 一般用医薬品の陳列に関する解説

⑨ 医薬品による健康被害の救済に関する制度に関する解説

⑩ 個人情報の適正な取扱いを確保するための措置

⑪ その他必要な事項

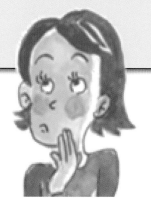

3）配置販売業に関する書面情報

　配置販売業は、「店舗」を持たず、「配置箱」を用いて医薬品を販売する業態であるため、店頭に掲示板を掲げることなんてできない。

　そこで、一般家庭を訪問して配置箱を預け置く際に、その配置箱に「書面」を添えることが求められている。

　配置箱に添える書面には、以下の情報が記載されていなければならないのだ。

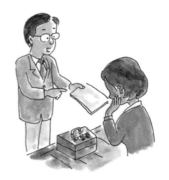

規則第 149 条の 10、別表第 1 の 4

配置箱に添える書面の記載事項

① 区域の管理及び運営に関する事項

　一　許可の区分の別

　二　配置販売業者の氏名又は名称その他の配置販売業の許可証の記載事項

　三　区域管理者の氏名

　四　当該区域に勤務する薬剤師又は"一人前"の登録販売者若しくは"見習い"登録販売者（P43）の別、その氏名及び担当業務

　五　取り扱う一般用医薬品の区分

　六　当該区域に勤務する者の名札等による区別に関する説明

　七　営業時間、営業時間外で相談できる時間及び営業時間外で医薬品の配置販売による購入又は譲受けの申込みを受理する時間

　八　相談時及び緊急時の電話番号その他連絡先

② 一般用医薬品の販売に関する制度に関する事項

　一　第一類医薬品、第二類医薬品及び第三類医薬品の定義並びにこれらに関する解説

　二　第一類医薬品、第二類医薬品及び第三類医薬品の表示に関する解説

　三　第一類医薬品、第二類医薬品及び第三類医薬品の情報の提供に関する解説

　四　指定第二類医薬品の定義等に関する解説

　五　指定第二類医薬品を配置販売により購入し、又は譲り受けようとする場合は、当該指定第二類医薬品の禁忌を確認すること及び当該指定第二類医薬品の使用について薬剤師又は登録販売者に相談することを勧める旨

　六　一般用医薬品の陳列に関する解説

　七　医薬品による健康被害の救済に関する制度に関する解説

　八　個人情報の適正な取扱いを確保するための措置

　九　その他必要な事項

8　医薬品の広告

1）広告規制

　医薬品は、その使用目的や使用方法に誤解があれば、有用性を発揮できないばかりか、健康被害に直結する危険な代物である。特に、医薬品の広告に嘘の効能が記載されていたり、オーバーな表現で効果が記載されている場合には、一般大衆に誤った認識を植えつけてしまうことになりかねない。

　このように、医薬品の広告は、表現内容の如何によっては大変危険な行為だ。

　そこで、薬機法では広告規制を定めている。とても厳しい規定といえるだろう。

医薬品の広告規制のポイント！

① 虚偽・誇大な広告の禁止（法第 66 条第 1 項）

　　何人も、医薬品の名称、製造方法、効能、効果又は性能に関して、明示的であると暗示的であるとを問わず、虚偽又は誇大な記事を広告し、記述し、又は流布してはならない。

② 保証表現の禁止（法第 66 条第 2 項）

　　医薬品の効能、効果又は性能について、医師その他の者がこれを保証したものと誤解されるおそれがある記事を広告し、記述し、又は流布することは、「虚偽、誇大な広告」に該当するものとする。

③ 堕胎の暗示・わいせつにわたる図画の禁止（法第 66 条第 2 項）

　　何人も、医薬品に関して堕胎を暗示し、又はわいせつにわたる文書又は図画を用いてはならない。

④ 承認前の医薬品の広告の禁止（法第 68 条）

　　何人も、製造販売の承認が必要な医薬品であって、未だ承認を受けていないものについて、その名称、製造方法、効能、効果又は性能に関する広告をしてはならない。

　特に、「何人も」という文言に注目してほしい。

　これは、全ての者が広告規制の対象になることを意味している。したがって、製薬会社からの依頼で、テレビ局が広告を放映しただけであっても、当該広告が規制に抵触するものであれば、テレビ局の責任になってしまうのだ。もちろん、新聞社や雑誌社、インター

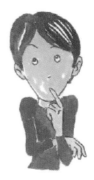

ネット上のサイト運営者が当該広告を掲載した場合も同様である。

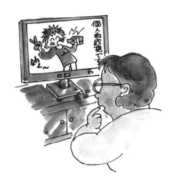

　健康食品の紹介番組などでは、しばしば「個人的感想です」と称して使用者の体験談を紹介している。また、その健康食品を継続して使用するよう勧誘し、一度契約すれば、後は定期的に配達されてくるような販売方法をとっている。

　医薬品ではそうした販売は許されない。

＜医薬品等適正広告基準＞

　薬機法の広告規制を補完し、医薬品等の広告の内容が虚偽、誇大にわたらないようにするとともに、不適正な広告を排除して、一般消費者が誤った認識を持つことのないよう広告の適正化を図るため、医薬品等適正広告基準が示されている。（昭和55年10月9日薬発第1339号）

> 例えば、
>
> ○ 医薬品の過量消費、乱用を促すおそれのある広告は行わないこと
>
> ○ 処方箋医薬品については、一般の生活者を対象とする広告は行わないこと
>
> ○ ゆきすぎた懸賞、賞品など射幸心をそそる方法による広告は行わないこと

２）課徴金制度

　医薬品は適正に使用されなければ本来の効果が期待できない。そればかりか適正な使用がなされなかった場合には、健康被害をもたらすリスクが跳ね上がってしまう。

　それゆえ嘘の効能効果や使用方法を広告することは、大変危険な行為だ。医薬品の誤使用を誘導し、その使用者を死に至らしめることさえあるため、虚偽広告は“無差別殺人”に相当する行為であるともいえるかもしれない。だからこそ、医薬品の虚偽広告をした者は“厳罰”に処される。具体的にいえば、２年以下の懲役もしくは200万円に処され、又はこれらが併科されることになる。（法85条）

　さて、こうした"厳罰"が科せられるにもかかわらず、医薬品の虚偽広告はなかなかなくならない。むしろ増加傾向にあるといってもよいだろう。

　理由は明白。

　一つは、医学薬学の専門家であっても元データを入手できなければ、その広告表現が虚偽であるかどうかの判定が難しく、嘘がバレにくいためだ。もう一つは、競合品よりも有用性が高いことを誇大に広告するだけで、簡単に売上を伸ばすことができるためだ。特に医療用医薬品の場合は、全国の病院で使われるものであるため、場合によっては百億円、千億円単位で不正な利益を獲得することもできる。

　こうした、医薬品特有の事情を考慮した場合、たかだか200万円の罰金など、とても"厳罰"とはいえない。むしろ"ゆるゆるの罰"といってもよいくらいだ

　そこで、虚偽・誇大な広告を通じて蓄積した利益を徴収できるようにすることによって、虚偽・誇大広告の禁止（法第66条第1項）の実効性を確保するため、令和元年の法改正により、課徴金制度が新設された。具体的には、罰金とは別に、虚偽・誇大な広告を通じて不正に売り上げた額の4.5%を課徴金として徴収できるようになっている。（法第75条の5の2第1項）

　このように、虚偽・誇大な広告のやり得を許さず、不正に得た利益を強制的に残らず取り去ってしまう仕組みが、課徴金制度といえよう。

9　障害を持つ勤務者への配慮

　かつて医師法や薬剤師法には、「視覚、聴覚、音声機能、言語機能に障害を有する者には医師、薬剤師の免許を与えない」という、欠格事由が設けられていた。しかし、平成12年の改正法により身体障害に起因する欠格事由が全て廃止された。

　こうした改正を踏まえ、身体に障害を有する薬剤師又は登録販売者であっても、適正な業務を行うことができるようにするため、薬局開設者、店舗販売業者及び配置販売業者には、必要な設備の設置その他の措置を講じることが義務づけられている。（規則第15条の10等）

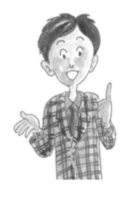

第4章　医薬品の販売と情報提供・指導

　通常の商品であれば、素人であっても、その品質や性能、使い方をある程度なら判断することができる。だが、医薬品の場合、そうはいかない。

　どんな作用や効果があるのか、錠剤やカプセルといった外見のみではわからない。ましてや、どのような副作用があるのか見当もつかない。

　医薬品は人の生命や健康に直結する "生命関連製品" である。服用量を間違えれば命にかかわることだってある。情報がなければどうしようもないものが、医薬品であるといえるだろう。

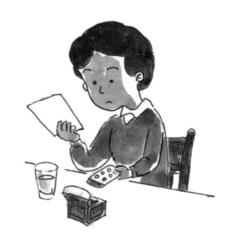

　さて、「能書きばかりたれやがって」などと悪口の材料になることもあるが、医薬品には「能書」、すなわち「添付文書」が不可欠だ。添付文書には、医薬品の効能効果や用法用量、副作用などの「情報」が記載されている。

　そうした情報がなかったら医薬品は使いようがない。医薬品は、情報があってはじめて使用できるものなのだ。

　医薬品とは、『 医薬品 ＋ 情報 』といってよいだろう。

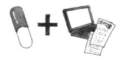

　薬局医薬品、要指導医薬品、一般用医薬品といった医薬品の分類ごと、さらには調剤された薬剤ごとに、それぞれの販売方法、情報提供及び指導の方法についてみていくこととする。

　なお、この章において、「販売」とは、一般の生活者に販売することを意味し、他の事業者に販売する場合は含まれないことに注意してほしい。

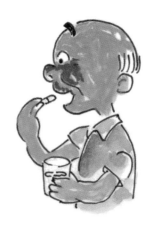

1　医薬品の販売方法

1）薬局医薬品・要指導医薬品の販売方法

　薬局医薬品と要指導医薬品の販売方法は、ほぼ同じ内容のものとなっているが、これを整理してみると以下の①〜⑦のようになる。

規則第 158 条の 7、第 158 条の 11

① 当該医薬品を購入しようとする者が、これを**使用しようとする者であることを確認**させること。使用しようとする者でない場合は、**正当な理由**の有無を確認させること

② 当該医薬品を購入しようとする者及び使用しようとする者の、**他店からの購入の状況を確認**させること

③ ②で確認した事項を勘案し、適正な使用のために**必要と認められる数量**に限り、販売させること

④ 情報提供及び指導を受けた者が、当該**情報提供及び指導の内容を理解したこと**並びに**質問がないことを確認した後**に、販売させること

⑤ 当該医薬品を購入しようとする者から**相談**があった場合には、**情報提供又は指導を行った後**に、当該医薬品を販売させること

⑥ **薬局医薬品**の情報提供又は指導のため必要があると認めるときは、**購入しようとする者の連絡先を確認した後**に、販売させること

⑦ 当該医薬品を販売した**薬剤師の氏名**、当該**薬局又は店舗の名称**及び当該**薬局又は店舗の電話番号**その他連絡先を、購入しようとする者に伝えさせること

　なお、薬局医薬品のうち「薬局製造販売医薬品（毒薬・劇薬を除く）」については、特例規定が適用されるため、第一類医薬品に準じた扱いとなる。（規則第 158 条の 10）

さて、①〜⑦を詳しく見ていこう

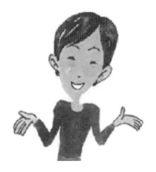

①　購入者が使用者でない場合の「正当な理由」の確認

　これは、医薬品を購入しようとする者が、これを使用する本人かどうかをまず確認し、本人でない場合には本人が来なかった「正当な理由」を確認するよう求めたものである。

　さて、「正当な理由」とは何か。薬局医薬品の場合は、次のとおりである。

平成 26 年 3 月 18 日薬食発 0318 第 4 号

正当な理由
～薬局医薬品～

　以下の場合においては、薬局医薬品を使用しようとする者以外の者に対して販売を行っても差し支えない。

一　大規模災害時等において、本人が薬局又は店舗を訪れることができない場合であって、医師等の受診が困難又は医師等からの処方箋の交付が困難な場合に、現に患者の看護に当たっている者に対し、必要な薬局医薬品を販売する場合

二　地方自治体の実施する医薬品の備蓄のために、地方自治体に対し、備蓄に係る薬局医薬品を販売する場合

三　市町村が実施する予防接種のために、市町村に対し、予防接種に係る薬局医薬品を販売する場合

四　助産師が行う臨時応急の手当等のために、助産所の開設者に対し、臨時応急の手当等に必要な薬局医薬品を販売する場合

五　救急救命士が行う救急救命処置のために、救命救急士が配置されている消防署等の設置者に対し、救急救命処置に必要な薬局医薬品を販売する場合

六　船員法施行規則第 53 条第 1 項の規定に基づき、船舶に医薬品を備え付けるために、船長の発給する証明書をもって、同項に規定する薬局医薬品を船舶所有者に販売する場合

七　医学、歯学、薬学、看護学等の教育・研究のために、教育・研究機関に対し、当該機関の行う教育・研究に必要な薬局医薬品を販売する場合

八　在外公館の職員等の治療のために、在外公館の医師等の診断に基づき、現に職員等の看護に当たっている者に対し、必要な薬局医薬品を販売する場合

九　臓器の移植に関する法律（平成 9 年法律第 104 号）第 12 条第 1 項に規定する業として行う臓器のあっせんのために、同項の許可を受けた者に対し、業として行う臓器のあっせんに必要な薬局医薬品を販売する場合

・・・前ページからの続き・・・

一〇　薬機法その他の法令に基づく試験検査のために、試験検査機関に対し、当該試験検査に必要な薬局医薬品を販売する場合

一一　医薬品、医薬部外品、化粧品又は医療機器の原材料とするために、これらの製造業者に対し、必要な薬局医薬品を販売する場合

一二　動物に使用するために、獣医療を受ける動物の飼育者に対し、獣医師が交付した指示書に基づき薬局医薬品（動物専用のものを除く）を販売する場合

一三　その他「一」から「一二」に準じる場合

一方、要指導医薬品における「正当な理由」については、次のとおり示されている。

平成 26 年 3 月 18 日薬食発 0318 第 6 号

正当な理由
～要指導医薬品～

以下の場合においては、要指導医薬品を使用しようとする者以外の者に対して販売を行っても差し支えない。

一　大規模災害時等において、本人が薬局又は店舗を訪れることができない場合であって、医師等の受診が困難、かつ、代替する医薬品が供給されない場合

二　医学、歯学、薬学、看護学等の教育・研究のために、教育・研究機関に対し、当該機関の行う教育・研究に必要な要指導医薬品を販売する場合

三　薬機法その他の法令に基づく試験検査のために、試験検査機関に対し、当該試験検査に必要な要指導医薬品を販売する場合

四　医薬品、医薬部外品、化粧品又は医療機器の原材料とするために、これらの製造業者に対し、必要な要指導医薬品を販売する場合

五　動物に使用するために、獣医療を受ける動物の飼育者に対し、獣医師が交付した指示書に基づき要指導医薬品を販売する場合

六　その他「一」から「五」に準じる場合

②　他店からの購入状況の確認

　これは、同じ医薬品を、他の薬局や店舗で入手していないかを確認し、もし、最近になって入手していたのであれば、手元に残っていないかを確認するよう求めたものである。

　なぜなら、薬局医薬品又は要指導医薬品が必要以上に手元に残っていれば、使い切るまでに症状が変わってしまったり、購入時には想定していなかった者（家族など）が使用してしまうことがあるなど、不適正な使用の温床になりかねないためだ。

③　最少数量の販売

　これは、同じ医薬品の他店からの購入状況を勘案した上で、最小限の数量に限って販売するよう求めたものである。

　なぜなら、繁華街には複数の薬局、ドラッグストアが営業しており、ぐるりと一周すれば、大量の薬局医薬品又は要指導医薬品が購入できてしまうことから、不適正な使用の温床になりかねないためだ。

　なお、「最小限の数量」とは、原則として、1人1包装（1箱、1瓶）を意味している。

④　情報提供・指導の内容を理解したことの確認

　これは、情報提供及び薬学的指導をまず行い、その内容がしっかり理解されているかを確認した後で、医薬品を販売（金銭と引き換えに所有権を移転させる行為）するよう求めたものである。

　なぜなら、先に所有権の移転させてしまっては、後の祭り。情報提供及び薬学的指導の内容をまるで理解していないことが分かっても、いったん販売してしまった医薬品を取り上げることなどできないからだ。憲法第29条において、「財産権は、これを侵してはならない」と明記されているとおりである。

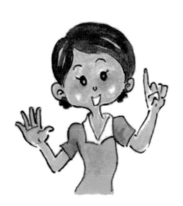

⑤　相談があった場合には情報提供・指導を行った後の販売

　これは、医薬品を購入しようとする者から相談があったときには、必ず情報提供と指導を行った後で、販売するよう求めたものである。

⑥　薬局医薬品を購入しようとする者の連絡先の確認

　これは、令和元年の法改正において、薬局医薬品の使用状況の継続な把握が、薬局の薬剤師の義務とされた（法第 36 条の 4 第 5 項）ことに伴って新設され、購入しようとする者の連絡先を確認するよう求めたものである。

　なお、要指導医薬品については、医師等の指示の下で使用されるものでないことを踏まえ、⑥の適用はない。

⑦　薬剤師の氏名、薬局又は店舗の名称・電話番号の伝達

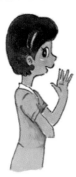

　これは、医薬品を購入しようとする者に、当該医薬品を販売した薬剤師の氏名、薬局又は店舗の名称と電話番号その他連絡先を伝えるよう求めたものである。

　なお、必ずしも口頭で伝える必要はなく、通常、医薬品の購入時に渡されるレシートにこれらの事項が記載されている。

２）一般用医薬品の販売方法

　一般用医薬品は、第一類医薬品、第二類医薬品及び第三類医薬品というリスク区分にしたがって、それぞれ販売方法が定められている。

（１）第一類医薬品の販売方法

　第一類医薬品の販売方法は、薬局医薬品や要指導医薬品よりも少し緩めの内容となっているが、これを整理してみると以下の①〜③のようになる。

> 規則第 158 条の 14 第 1 項
>
> ①　情報提供を受けた者が、当該**情報提供の内容を理解したこと及び質問がないことを確認した後**に、販売させること
>
> ②　当該医薬品を購入しようとする者から**相談があった場合**には、**情報提供を行った後**に、当該医薬品を販売させること
>
> ③　当該医薬品を販売した**薬剤師の氏名**、当該**薬局又は店舗の名称**及び当該**薬局、店舗又は配置販売業者の電話番号**その他連絡先を、購入しようとする者に伝えさせること

（2）第二類医薬品・第三類医薬品の販売方法

第二類医薬品と第三類医薬品の販売方法は、第一類医薬品よりもさらに緩めの内容となっているが、これを整理してみると以下の①～②のようになる。

規則第 158 条の 14 第 2 項

① 当該医薬品を購入しようとする者から**相談**があった場合には、**情報提供を行った後**に、当該医薬品を販売させること

② 当該医薬品を販売した**薬剤師又は登録販売者の氏名**、当該**薬局又は店舗の名称**及び当該**薬局、店舗又は配置販売業者の電話番号**その他連絡先を、購入しようとする者に伝えさせること

なお、上記の①～②の販売方法のいずれについても、薬局開設者、店舗販売業者又は配置販売業者の「義務」となっている。

2　医薬品の情報提供・指導の方法

「医薬品の販売方法」として、これまで、医薬品の所有権を店側からお客さん側に移すための方法について学んできた。が、ここでは「医薬品の情報提供・指導の方法」、つまりその医薬品の使用の適正を確保するために必要な情報提供の方法、薬学的知見に基づく指導の方法に学ぶことになる。

このように、薬機法では、「医薬品の販売方法」と「医薬品の情報提供・指導の方法」を別々の条文で規定していることに注意してほしい。

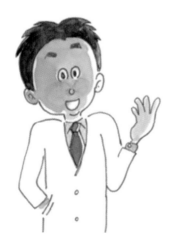

1）薬局医薬品・要指導医薬品の情報提供・指導の方法

（1）薬局医薬品・要指導医薬品の情報提供・指導の方法

薬局医薬品と要指導医薬品の情報提供及び指導の方法は、ほぼ同じ内容のものとなっている。まずは、以下の条文をみてほしい。

薬機法

第三十六条の六

（要指導医薬品に関する情報提供及び指導等）

薬局開設者又は店舗販売業者は、要指導医薬品の適正な使用のため、要指導医薬品を販売し、又は授与する場合には、厚生労働省令で定めるところにより、その薬局又は店舗において医薬品の販売又は授与に従事する薬剤師に、対面により、厚生労働省令で定める事項を記載した書面（当該事項が電磁的記録に記録されているときは、当該電磁的記録に記録された事項を厚生労働省令で定める方法により表示したものを含む。）を用いて必要な情報を提供させ、及び必要な薬学的知見に基づく指導を行わせなければならない。（略）

薬機法

第三十六条の四

（薬局医薬品に関する情報提供及び指導等）

薬局開設者は、薬局医薬品の適正な使用のため、薬局医薬品を販売し、又は授与する場合には、厚生労働省令で定めるところにより、その薬局において医薬品の販売又は授与に従事する薬剤師に、対面により、厚生労働省令で定める事項を記載した書面（当該事項が電磁的記録に記録されているときは、当該電磁的記録に記録された事項を厚生労働省令で定める方法により表示したものを含む。）を用いて必要な情報を提供させ、及び必要な薬学的知見に基づく指導を行わせなければならない。（略）

このように、以下の三つが情報提供及び指導の方法のポイントとなる。

① 対面により行うこと
② 厚生労働省令で定める事項を記載した書面を用いて必要な情報を提供すること
③ 必要な薬学的知見に基づく指導を行うこと

①～③を詳しく見ていこう

①　対面

　これは、薬局医薬品と要指導医薬品については、「対面」すなわち、これを購入しようとする者と直接顔をあわせて情報提供及び指導するよう求めたものである。この場合の「対面」には、テレビ電話等の方法は含まれない。

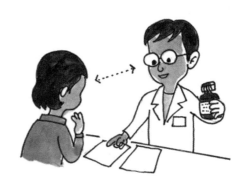

　したがって、「対面」が不可能となる方法によって、薬局医薬品又は要指導医薬品を販売することはできないことになる。言い換えれば、薬局医薬品と要指導医薬品については、インターネット販売といった特定販売をすることは認められないのだ。

　ただし、薬局医薬品のうち薬局製造販売医薬品(毒薬及び劇薬であるものを除く）については、特例規定により、「対面」によらない方法での情報提供ができる。(P128)

　また、一般用医薬品の場合は、そもそも「対面」という規定が存在しない。(P129)

　ゆえに、薬局製造販売医薬品(毒薬及び劇薬であるものを除く）と一般用医薬品については、特定販売を否定する根拠がなく、その販売対象となっていると理解してほしい。(P144)

②　書面を用いた情報提供

　これは、薬局医薬品と要指導医薬品については、これを購入しようとする者に「書面」を用いて、情報提供するよう求めたものである。この「書面」の記載事項は、薬局医薬品と要指導医薬品とほぼ同じ内容になっているが、整理してみると以下の①〜⑥のようになる。

規則第 158 条の 8 第 2 項、第 158 条の 12 第 2 項

①　当該医薬品の名称

②　当該医薬品の有効成分の名称及びその分量

③　当該医薬品の用法及び用量

④　当該医薬品の効能又は効果

⑤　当該医薬品に係る使用上の注意のうち、保健衛生上の危害の発生を防止するために必要な事項

⑥　その他当該医薬品を販売する薬剤師がその適正な使用のために必要と判断する事項

　なお、「書面」に代えて、パソコンのデータをプリントアウトした紙でもよく、また、モニターに表示したものでもよいとされている。（規則第 158 条の 8 第 3 項、第 158 条の 12 第 3 項）

③　薬学的知見に基づく指導

　これは、薬局医薬品と要指導医薬品については、これを購入しようとする者に薬学的指導をするよう求めたものであるが、そもそも「情報提供」と「薬学的知見に基づく指導」では何が違うのか。薬機法では、この二つを使い分けて用いている。

情報提供とは、
　医薬品の適正な使用のために、**一般的に提供することが必要な情報**を伝えること

薬学的知見に基づく指導とは、
　薬剤師が有する薬学的知見に基づき、購入しようとする者から確認した使用者の情報（例：年齢、性別、症状、服用履歴）を踏まえて、使用者の**個々の状態に合わせて**医薬品の適正使用について指導すること

　したがって、「情報提供」とは、例えば、医薬品の一般的な用法用量、併用が禁止されている医薬品の種類、禁忌事項を伝えることが該当する。

　一方、「薬学的知見に基づく指導」については、例えば、服用を止めるタイミングといった医薬品の使用方法を個別に指示すること、症状や併用薬等を踏まえて他の医薬品への変更を促すこと、あるいは医療機関への受診を促すことが該当することになる。

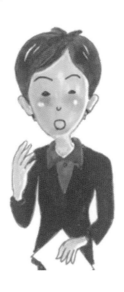

　さて、薬局医薬品と要指導医薬品の情報提供及び指導の方法は、ほぼ同じ内容のものとなっているが、これを整理してみると以下の①～⑧のようになる。

> 規則第158条の8第1項、第158条の12第1項

① 薬局又は店舗内の「**情報提供及び指導を行う場所**」において行わせること

② 当該医薬品の用法、用量、使用上の注意、当該医薬品との併用を避けるべき医薬品その他の当該医薬品の適正な使用のために必要な情報を、当該医薬品を**購入しようとする者等の状況に応じて**個別に提供させ、及び必要な指導を行わせること

③ 当該医薬品を使用しようとする者が**手帳**※を所持しない場合はその**所持を勧奨**し、当該者が手帳を所持する場合は、必要に応じ、当該**手帳を活用した情報提供及び指導**を行わせること

④ 当該医薬品の**副作用**その他の事由によるものと疑われる症状が**発生した場合の対応**について説明させること

⑤ 情報提供及び指導を受けた者が当該**情報提供及び指導の内容を理解したこと**並びに**質問の有無について確認**させること

⑥ 必要に応じて、当該医薬品に代えて**他の医薬品の使用**を勧めさせること

⑦ 必要に応じて、**医師又は歯科医師の診断**を受けることを勧めさせること

⑧ 情報提供及び指導を行った**薬剤師の氏名**を伝えさせること

　※ 患者の薬剤服用歴その他の情報を一元的かつ経時的に管理できる手帳をいう。

　なお、情報提供又は指導ができない場合、薬局医薬品又は要指導医薬品を販売することは禁止されている。（法第36条の4第3項、第36条の6第3項）

（2）使用者情報の確認

　薬局医薬品と要指導医薬品の情報提供及び指導にあたっては、これらを実効性のあるものとするため、あらかじめ、当該医薬品を使用しようとする者の年齢、他の薬剤等の使用の状況等の事項を確認しなければならないと定められている。

（法第36条の4第2項、第36条の6第2項）

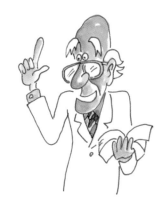

その確認事項については、以下のように定められている。

規則第 158 条の 8 第 4 項、第 158 条の 12 第 4 項

① 年齢

② 他の薬剤又は医薬品の使用の状況

③ 性別

④ 症状

⑤ ④の症状に関して医師又は歯科医師の診断を受けたか否かの別及び診断を受けたことがある場合にはその診断の内容

⑥ 現にかかっている他の疾病がある場合は、その病名

⑦ 妊娠しているか否かの別及び妊娠中である場合は妊娠週数

⑧ 授乳しているか否かの別

⑨ 当該医薬品に係る購入、譲受け又は使用の経験の有無

⑩ 調剤された薬剤又は医薬品の副作用その他の事由によると疑われる疾病にかかったことがあるか否かの別並びにかかったことがある場合はその症状、その時期、当該薬剤又は医薬品の名称、有効成分、服用した量及び服用の状況

⑪ その他情報提供及び指導を行うために確認が必要な事項

（3）相談を受けた場合の情報提供・指導

　これまでに説明した情報提供及び指導は、あくまで薬剤師から"自発的"に行われるものである。

　その一方で、購入しようとする者からの相談に対して行われる情報提供及び指導《相談応需》についても、別途、定められている。

　薬局医薬品又は要指導医薬品の適正な使用のため、これを購入しようとする者から相談があった場合には、医薬品の販売に従事する薬剤師に、必要な情報を提供させ、又は必要な薬学的知見に基づく指導を行わせなければならない。（法第 36 条の 4 第 4 項、第 36 条の 6 第 4 項）

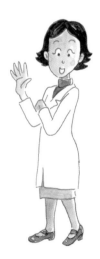

その相談応需の方法については、以下のように定められている。

規則第 158 条の 9、第 159 条

① 当該医薬品の使用に当たり**保健衛生上の危害の発生を防止するために必要な事項**について説明を行わせること

② 当該医薬品の用法、用量、使用上の注意、当該医薬品との併用を避けるべき医薬品その他の当該医薬品の適正な使用のために必要な情報を、その薬局又は店舗において当該医薬品を**購入しようとする者等の状況に応じて**個別に提供させ、又は必要な指導を行わせること

③ 当該医薬品を使用しようとする者が手帳を所持する場合は、必要に応じ、当該**手帳を活用した情報提供又は指導**を行わせること

④ 必要に応じて、当該医薬品に代えて**他の医薬品の使用**を勧めさせること

⑤ 必要に応じて、**医師又は歯科医師の診断**を受けることを勧めさせること

⑥ 当該情報の提供又は指導を行った**薬剤師の氏名**を伝えさせること

（4）薬局製造販売医薬品の特例

　　薬局医薬品のうち、薬局製造販売医薬品（毒薬、劇薬であるものを除く）については、以下のような特例規定が設けられている。

令第 74 条の 4、規則第 158 条の 10

① 情報提供は対面によらなくてもよいこと、また、薬学的知見に基づく指導を行わせなくてもよいこと

② 使用しようとする者以外の者への販売禁止規定（法第 36 条の 3 第 2 項）は適用しないこと

③ 情報提供又は指導ができない場合の販売禁止規定（法第 36 条の 4 第 3 項）は適用しないこと

④ 販売の方法及び情報提供の方法は、第一類医薬品と同じ扱いとすること

2）一般用医薬品の情報提供の方法

一般用医薬品は、そのリスク区分にしたがって、それぞれ情報提供の方法が定められている。

（1）第一類医薬品の情報提供の方法

第一類医薬品の情報提供の方法は、薬局医薬品や要指導医薬品よりも少し緩めの内容となっている。以下の条文を見てほしい。

> 薬機法
>
> （一般用医薬品に関する情報提供等）
>
> 第三十六条の十
>
> 薬局開設者又は店舗販売業者は、第一類医薬品の適正な使用のため、第一類医薬品を販売し、又は授与する場合には、厚生労働省令で定めるところにより、その薬局又は店舗において医薬品の販売又は授与に従事する薬剤師に、厚生労働省令で定める事項を記載した書面（当該事項が電磁的記録に記録されているときは、当該電磁的記録に記録された事項を厚生労働省令で定める方法により表示したものを含む。）を用いて必要な情報を提供させなければならない。（略）

このように、「対面」及び「薬学的知見に基づく指導」に関する規制は設けられておらず、以下の点が情報提供のポイントとなる。

> 厚生労働省令で定める事項を記載した書面を用いて必要な情報を提供すること

ただし、第一類医薬品を購入する者から説明を要しない旨の意思の表明があった場合であって、薬剤師がその第一類医薬品が適正に使用されると認められると判断したときは、「書面を用いて必要な情報」に関する規制は、適用されないことになっている。（法第 36 条の 10 第 6 項）

第一類医薬品については、これを購入しようとする者に「書面」を用いて情報提供しなければならないが、この「書面」の記載事項は、薬局医薬品及び要指導医薬品の場合と同様のものとなっている。（規則第 159 条の 15 第 2 項、第 159 条の 18）

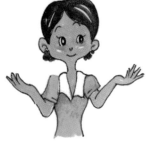

さて、第一類医薬品の情報提供の方法については、以下のように定められている。

規則第 159 条の 15 第 1 項、第 159 条の 18

① 薬局又は店舗内の「**情報の提供を行う場所**」、区域における医薬品を配置する場所において行わせること

② 当該医薬品の用法、用量、使用上の注意、当該医薬品との併用を避けるべき医薬品その他の当該医薬品の適正な使用のために必要な情報を、当該医薬品を**購入しようとする者等の状況に応じて**個別に提供させること

③ 当該医薬品を使用しようとする者が手帳を所持する場合は、必要に応じ、当該**手帳を活用した情報提供**を行わせること

④ 当該医薬品の**副作用**その他の事由によるものと疑われる症状が**発生した場合の対応**について説明させること

⑤ 情報提供を受けた者が当該**情報提供の内容を理解したこと及び質問の有無について確認**させること

⑥ 必要に応じて、**医師又は歯科医師の診断**を受けることを勧めさせること

⑦ 情報提供を行った**薬剤師の氏名**を伝えさせること

＜使用者情報の確認＞

　第一類医薬品の情報提供にあたっては、薬局医薬品及び要指導医薬品の場合と同様、あらかじめ、当該医薬品を使用しようとする者の年齢、他の薬剤等の使用の状況等の事項を確認しなければならない。（法第 36 条の 10 第 2 項）

　なお、その確認事項は、薬局医薬品及び要指導医薬品の場合と同様のものとなっている。（規則第 159 条の 15 第 4 項、第 159 条の 18）

（2）第二類医薬品の情報提供の方法

　第二類医薬品の情報提供の方法は、第一類医薬品よりもリスクが低いことを踏まえ、比較的緩めの内容となっている。

　右の条文で確認できるように、第二類医薬品の情報提供は、「書面」で行う必要はない。また、「努力義務」である。

薬機法

第三十六条の十

3　薬局開設者又は店舗販売業者は、第二類医薬品の適正な使用のため、第二類医薬品を販売し、又は授与する場合には（略）、その薬局又は店舗において医薬品の販売又は授与に従事する薬剤師又は登録販売者に、必要な情報を提供させるよう努めなければならない。（略）

　さて、第二類医薬品の情報提供の方法については、以下のように定められている。なお、繰り返し申し上げるが、これらは「義務」ではなく、「努力義務」として規定されている。

規則第 159 条の 16 第 1 項、第 159 条の 18

① 薬局又は店舗内の「**情報の提供を行う場所**」、区域における医薬品を配置する場所において行わせること

② 以下の事項について説明を行わせること
　一　当該医薬品の名称
　二　当該医薬品の有効成分の名称及びその分量
　三　当該医薬品の用法及び用量
　四　当該医薬品の効能又は効果
　五　当該医薬品に係る使用上の注意のうち、保健衛生上の危害の発生を防止するために必要な事項
　六　その他当該医薬品を販売する薬剤師又は登録販売者がその適正な使用のために必要と判断する事項

③ 当該 医薬品の用法、用量、使用上の注意、当該医薬品との併用を避けるべき医薬品その他の当該医薬品の適正な使用のために必要な情報を、当該医薬品を**購入しようとする者等の状況に応じて**個別に提供させること

④ 当該医薬品を使用しようとする者が手帳を所持する場合は、必要に応じ、当該**手帳を活用した情報提供**を行わせること

⑤ 当該医薬品の**副作用**その他の事由によるものと疑われる症状が**発生した場合の対応**について説明させること

⑥ 情報提供を受けた者が当該**情報提供の内容を理解したこと**及び**質問の有無について確認**させること

⑦ 必要に応じて、**医師又は歯科医師の診断**を受けることを勧めさせること

⑧ 当該情報の提供を行った**薬剤師又は登録販売者の氏名**を伝えさせること

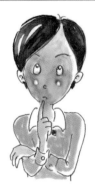

　なお、上記②の「一」〜「六」に掲げる事項は、第一類医薬品の情報提供をする際に用いる書面の記載事項と同様の内容となっている。

＜使用者情報の確認＞

　第二類医薬品の情報提供にあたっては、あらかじめ、当該医薬品を使用しようとする者の年齢、他の薬剤等の使用の状況等の事項を確認するよう努めなければならない。（法第 36 条の 10 第 4 項）

　これも、義務ではなく、努力義務である。

　なお、その確認事項は、第一類医薬品の場合と同様のものとなっている。（規則第 159 条の 16 第 2 項、第 159 条の 18）

（3）相談を受けた場合の情報提供

　第一類医薬品、第二類医薬品の情報提供の規定に加え、薬機法では全ての一般用医薬品について、相談応需の義務を定めている。つまり、購入しようとする者等から一般用医薬品の適正な使用のための相談があった場合には、必ず、情報提供をしなければならないのだ。（法第 36 条の 10 第 5 項）

　第三類医薬品については、薬剤師からの"自発的"な情報提供に関する規定は設けられていない。しかし、その第三類医薬品であっても、購入しようとする者等から相談があった場合、情報提供を行うことが「義務」となっていることに注意してほしい。

　さて、一般用医薬品の相談応需の方法については、以下のように定められている。

規則第 158 条の 17 第 1 項、第 159 条の 18

① **第一類医薬品**の情報の提供については、その薬局又は店舗において医薬品の販売に従事する**薬剤師**に行わせること

② **第二類医薬品**又は**第三類医薬品**の情報の提供については、その薬局又は店舗において医薬品の販売に従事する**薬剤師又は登録販売者**に行わせること

③ 当該医薬品の使用に当たり**保健衛生上の危害の発生を防止するために必要な事**項について説明を行わせること

④ 当該医薬品の用法、用量、使用上の注意、当該医薬品との併用を避けるべき医薬品その他の当該医薬品の適正な使用のために必要な情報を、その薬局又は店舗において当該医薬品を購**入しようとする者等の状況に応じて**個別に提供させること

⑤ 当該医薬品を使用しようとする者が手帳を所持する場合は、必要に応じ、当該**手帳を活用した情報提供**を行わせること

⑥ 必要に応じて、**医師又は歯科医師の診断**を受けることを勧めさせること

⑦ 当該情報の提供を行った**薬剤師又は登録販売者の氏名**を伝えさせること

（4）指定第二類医薬品の相談勧奨

指定第二類医薬品は、第二類医薬品でありながらも、うかつにも不適正に使用してしまった場合には、リスクの程度が跳ね上がってしまう医薬品だ。（P36）

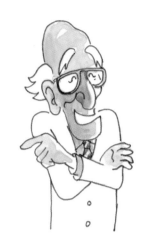

とはいえ、その販売に際して行われる"自発的"な情報提供は、あくまで「努力義務」であって「義務」ではない。

したがって、購入しようとする者が、店の薬剤師や登録販売者に積極的にアプローチをしなければ、適正な使用に必要となる情報提供を引き出すことができない、といった場面は多いであろう。

そこで、指定第二類医薬品については、既に説明したとおり、特別の陳列規定が設けられている。（P99）

また、指定第二類医薬品を購入しようとする人に対して、薬剤師や登録販売者への相談を促すため、薬局や店舗には、以下の事項を確実に認識できるようにするための措置が講じなけれていなければならない。（規則第 15 条の 7、第 147 条の 8）

> ① 当該医薬品の**禁忌を確認すること**を勧める旨
> ② 当該医薬品の使用について**薬剤師又は登録販売者に相談すること**を勧める旨

このように、指定第二類医薬品が積極的に薬剤師又は登録販売者に相談することが必要な医薬品であることを、購入者にしっかりと認識してもらうため、薬局開設者又は店舗販売業者は対策をしておかなくてはならない。

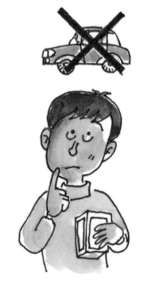

例えば、指定第二類医薬品の添付文書中の「使用上の注意」の「してはいけないこと」に関する情報について、掲示物等により注意を促す措置を講じる必要がある。（平成 26 年 3 月 10 日薬食発 0310 第 1 号）

眠気を生じる懸念のある指定第二類医薬品の場合は、「服用後は、車の運転をしないで。詳しくは店の薬剤師又は登録販売者にご相談ください！」という文面の記載されたポップ表示のことだ。

なお、指定第二類医薬品の相談勧奨は、配置販売業者にも義務づけられている。（規則第 149 条の 11）

3　調剤された薬剤の販売方法と情報提供・指導の方法

これまで、薬局医薬品、要指導医薬品、一般用医薬品という「医薬品」について説明してきたが、ここでは「調剤された薬剤」を取り上げる。

まず、大前提として、調剤された薬剤の販売については、医薬品の販売と同一に論じることはできない。なぜなら、調剤という行為は、薬剤師法、医師法、歯科医師法、医療法、そして健康保険法に関わってくる「医療行為」の一環であるためだ。とりわけ、調剤された薬剤については、薬剤師法との関係を外して理解することはできない。

ここでは、薬機法による規制と薬剤師法による規制とを並べながら、調剤された薬剤について説明していこう。

1）調剤の位置づけ

薬機法では、「薬局開設者は、処方箋により調剤された薬剤につき、薬剤師に販売させなければならない（法第 9 条の 3）」と規定している。（P28）

実は、薬剤師の身分法である薬剤師法でも、似たようなことを定めており、調剤を薬剤師の独占業務とするとともに、調剤の求めに応じることを薬剤師の義務としている。

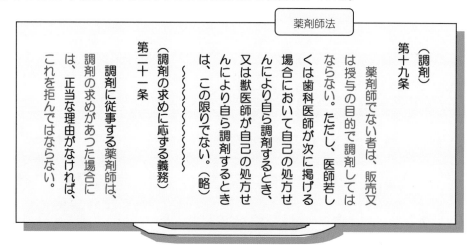

薬剤師法

（調剤）
第十九条
薬剤師でない者は、販売又は授与の目的で調剤してはならない。ただし、医師若しくは歯科医師が次に掲げる場合において自己の処方せんにより自ら調剤するとき、又は獣医師が自己の処方せんにより自ら調剤するときは、この限りでない。（略）

（調剤の求めに応ずる義務）
第二十一条
調剤に従事する薬剤師は、調剤の求めがあった場合には、正当な理由がなければ、これを拒んではならない。

さて、「調剤」が意味する行為について、薬剤師法と薬機法では若干異なる。

薬剤師法においては、医師の処方箋に基づく医薬品の調製、調剤に用いる医薬品の取り揃えだけでなく、薬剤の交付や投薬の行為も「調剤」に含まれると解釈される。

一方、薬機法では、薬剤の交付の行為は「販売」と位置づけられ、「調剤」には含まれない。

薬剤師法の調剤に関する規定に呼応して、医師法では、処方箋について右のように定めている。

医師の処方箋の交付義務（医師法第22 条）、そして薬剤師の調剤権の独占（薬剤師法第 19 条）と処方箋の応需義務（薬剤師法第 21 条）により、医薬分業の法的な仕組みが作られている。これが、医薬分業の法的根拠となる。

医師法

第二十二条　医師は、患者に対し治療上薬剤を調剤して投与する必要があると認めた場合には、患者又は現にその看護に当つている者に対して処方せんを交付しなければならない。ただし、患者又は現にその看護に当つている者が処方せんの交付を必要としない旨を申し出た場合及び次の各号の一に該当する場合においては、この限りでない。（略）

２）調剤された薬剤の販売方法

調剤された薬剤の販売方法を整理してみると、以下の①〜④のようになる。

規則第 15 条の 12

① 情報提供及び指導を受けた者が当該**情報提供及び指導の内容を理解したこと**並びに**質問がないことを確認した後**に、販売させること

② 当該薬剤を購入しようとする者から**相談**があった場合には、**情報提供又は指導を行った後**に、当該薬剤を販売させること

③ 情報提供又は指導のため必要があると認めるときは、当該薬剤を**購入しようとする者の連絡先を確認した後**に、当該薬剤を販売させること

④ 当該薬剤を販売した**薬剤師の氏名**、当該**薬局の名称**及び当該**薬局の電話番号**その他連絡先を、当該薬剤を購入しようとする者に伝えさせること

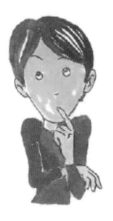

3）調剤された薬剤の服薬指導の方法

　薬機法では、医薬品の場合と同様、「調剤された薬剤の販売方法」と「調剤された薬剤の服薬指導の方法」を別々の条文で規定している。

（1）調剤された薬剤の服薬指導の方法

　まずは、下の規定を見てほしい。一見すると、薬局医薬品や要指導医薬品の情報提供・指導の方法（P123）と全く同じようにも感じる。

　しかし、明らかに違う部分がある。「対面」の後ろに妙な括弧書が記載されているのだ。

> 薬機法
>
> （調剤された薬剤に関する情報提供及び指導等）
>
> 第九条の四　薬局開設者は、医師又は歯科医師から交付された処方箋により調剤された薬剤の適正な使用のため、当該薬剤を販売し、又は授与する場合には、厚生労働省令で定めるところにより、その薬局において薬剤の販売又は授与に従事する薬剤師に、対面（映像及び音声の送受信により相手の状態を相互に認識しながら通話をすることが可能な方法その他の方法により薬剤の適正な使用を確保することが可能であると認められる方法として厚生労働省令で定めるものを含む。）により、厚生労働省令で定める事項を記載した書面（略）を用いて必要な情報を提供させ、及び必要な薬学的知見に基づく指導を行わせなければならない。

　この括弧書は、令和元年の法改正により追加されたものである。

　従前より医師のオンライン診療がなされていたにもかかわらず、薬剤師のオンライン服薬指導が認められなかったため、オンライン診療のメリットを十分に活かし切れないという状況にあった。そこで、こうした不都合を取り除くため、「対面」の意義に、「映像及び音声の送受信により相手の状態を相互に認識しながら通話をすることが可能な方法」をねじ込んだものだ。

　ともあれ、今では、患者さんと直に顔を合わせなくても、テレビ電話等を使って服薬指導をしてもよいことになった。ただし、これができるのは、調剤された薬剤だけであって、薬局医薬品や要指導医薬品の情報提供及び指導では認められていないことに注意してほしい。

　さて、以下の三つが服薬指導の方法のポイントとなる。順番に見ていこう。

---

① 対面又はオンラインにより行うこと
② 厚生労働省令で定める事項を記載した書面を用いて必要な情報を提供すること
③ 必要な薬学的知見に基づく指導を行うこと

---

①　対面・オンラインによる服薬指導

　これは、調剤された薬剤については、処方箋の交付を受けた患者さんと対面で服薬指導をするよう、又はオンラインで服薬指導をするよう求めたものである。

　さて、「対面」の本来の意味については、既に説明したとおりである。（P124）

　一方、「オンライン」の意味は、映像及び音声の送受信により相手の状態を相互に認識しながら通話をすることが可能な方法であって、以下の①〜③の要件を満たすものとなる。

規則第 15 条の 13 第 2 項

①　同一内容又はこれに準じる内容の処方箋により調剤された薬剤について、その薬局において薬剤の販売に従事する薬剤師《当該薬剤師》により、**あらかじめ、対面**により、情報提供及び指導が行われていること

②　以下の事項を定めた**服薬指導計画**※1に従って行われること
　一　オンライン服薬指導で取り扱う薬剤の種類及びその授受の方法に関する事項
　二　オンライン服薬指導並びに対面による情報提供及び指導の組合せに関する事項
　三　オンライン服薬指導ができない場合に関する事項
　四　緊急時における処方箋を交付した医師又は歯科医師が勤務する病院又は診療所その他の関係医療機関との連絡体制及び対応の手順に関する事項
　五　その他オンライン服薬指導において必要な事項

③　**オンライン診療又は訪問診療において交付された処方箋**により調剤された薬剤について、当該薬剤師に販売させる場合に行われること

　　※1　オンライン服薬指導に関する計画であって、薬局開設者が、その薬局において薬剤の販売又は授与に従事する薬剤師に、薬剤を使用しようとする者ごとに、当該者の同意を得て策定させるものをいう。
　　※2　薬剤を使用しようとする者の居宅等において、医師又は歯科医師が当該薬剤師との継続的な連携の下に行うものに限る。

　このように、オンライン服薬指導は無制限に認められているわけではない。

　少なくとも、初回の服薬指導は「対面」で行わなければならない。また、オンライン服薬指導は、患者さんの同意を得て作成された服薬指導計画に従ったものでなければならない。さらには、医師又は歯科医師がオンライン診療等を行った際に交付した処方箋に基づいて調剤された薬剤に限り、オンライン服薬指導が認められてるのだ。（令和 2 年 3 月 31 日薬生発 0331 第 36 号）

②　書面を用いた情報提供

これは、調剤された薬剤については、患者さんに「書面」を用いて、情報提供するよう求めたものである。この「書面」の記載事項は、以下の①～⑥のようになる。

規則第 15 条の 13 第 3 項

　① 当該薬剤の名称

　② 当該薬剤の有効成分の名称及びその分量

　③ 当該薬剤の用法及び用量

　④ 当該薬剤の効能又は効果

　⑤ 当該薬剤に係る使用上の注意のうち、保健衛生上の危害の発生を防止するために必要な事項

　⑥ その他当該薬剤を調剤した薬剤師がその適正な使用のために必要と判断する事項

上記①～④の事項については、以下の「一」～「六」の事項が記載された薬剤の容器又は被包を用いて情報提供がなされる場合、書面への記載を要しない。（規則第 15 条の 13 第 3 項但書）

　一　処方箋に記載された患者の氏名
　二　用法及び用量
　三　調剤年月日
　四　調剤した薬剤師の氏名
　五　調剤した薬局又は病院、診療所等の名称及び所在地

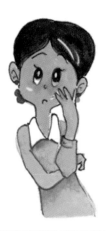

なお、調剤された薬剤は薬袋に入れて交付されるが、「書面」の記載事項はその薬袋に記載されていてもかまわない。

③　薬学的知見に基づく指導

これは、調剤された薬剤については、患者さんに薬学的指導をするよう求めたものである。「薬学的知見に基づく指導」の意味（P125）については、既に説明したとおりである。

さて、調剤された薬剤の情報提供及び指導の方法は、以下の①～⑥のようになる。

規則第15条の13第1項

① 薬局内の「**情報提供及び指導を行う場所**」において行わせること

② 当該薬剤の用法、用量、使用上の注意、当該薬剤との併用を避けるべき医薬品その他の当該薬剤の適正な使用のために必要な情報を、当該薬剤を**購入しようとする者等の状況に応じて**個別に提供させ、及び必要な指導を行わせること

③ 当該薬剤を使用しようとする者が**手帳**を所持しない場合はその**所持を勧奨**し、当該者が手帳を所持する場合は、必要に応じ、当該**手帳を活用した情報提供及び指導**を行わせること

④ 当該薬剤の**副作用**その他の事由によるものと疑われる症状が**発生した場合の対応**について説明させること

⑤ 情報提供及び指導を受けた者が当該**情報提供及び指導の内容を理解したこと**並びに**質問の有無について確認**させること

⑥ 当該情報提供及び指導を行った**薬剤師の氏名**を伝えさせること

＜服薬指導ができない場合の薬剤の販売禁止＞

「薬局開設者は、情報提供又は指導ができないとき、その他薬剤の適正な使用を確保することができないと認められるときは、当該薬剤を販売してはならない（法第9条の4第3項）」と規定されているとおり、患者さんが服薬指導の内容を理解してくれないといった場合は、当該調剤された薬剤を販売することができない。

とはいえ、調剤は医師の処方箋に基づいて行われるものであり、また、患者さんが高齢者の場合は、薬剤師の説明をどうしても理解できないことも少なくない。実際のところ、患者さんが理解できないからといって、処方医の承諾なしに薬剤の交付を止めることはできない。

そこで、医師法においては、患者さんの介護にあたる家族等に処方箋を交付することも認められている。

薬剤の適切な使用を確保するため、薬剤師には、患者さんの介護者に必要な情報を伝え、適切な指導を行う努力も求められるのだ。

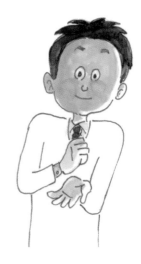

（2）使用者情報の確認

　　調剤された薬剤の服薬指導にあたっては、薬局医薬品及び要指導医薬品の場合と同様、あらかじめ、当該薬剤を使用しようとする者の年齢、他の薬剤等の使用の状況等の事項を確認しなければならない。（法第9条の4第2項）

　　なお、その確認事項は、薬局医薬品及び要指導医薬品の場合と同様のものとなっている。（規則第15条の13第5項）

（3）相談を受けた場合の情報提供・指導

　　「薬局開設者は、処方箋により調剤された薬剤の適正な使用のため、当該薬剤を購入しようとする者等から相談があった場合には、当該薬剤師に、必要な情報を提供させ、又は必要な薬学的知見に基づく指導を行わせなければならない（法第9条の4第4項）」と定められている。

　　調剤された薬剤の適正な使用のための相談は、けっこう多いのだ。

　　調剤された薬剤の相談応需の方法は、薬局医薬品及び要指導医薬品の場合と同様のものとなっている。（規則第15条の14）

（4）調剤に関する規定

　　薬機法では、調剤された薬剤の販売方法、情報提供・指導の方法について定めているが、薬剤師法には、「調剤」そのものに関する規定が設けられている。また、これと同様の規定が薬機法施行規則においても定められている。

　　一見、同じ内容のものにも見えるが、薬剤師法では「薬剤師の義務」としているのに対し、薬機法施行規則においては「薬局開設者の義務」となっていることに注目してほしい。

　　では、これらを並べて、紹介しておくとしよう。

1．処方箋による調剤(1)

○薬剤師は、医師、歯科医師又は獣医師の処方箋によらなければ、販売又は授与の目的で調剤してはならない。（薬剤師法第23条第1項）

○薬局開設者は、医師、歯科医師又は獣医師の処方箋によらない場合には、その薬局で調剤に従事する薬剤師に販売又は授与の目的で調剤させてはならない。（規則第11条の9第1項）

2．処方箋による調剤(2)
○ 薬剤師は、処方箋に記載された医薬品につき、その処方箋を交付した医師、歯科医師又は獣医師の同意を得た場合を除くほか、これを変更して調剤してはならない。（薬剤師法第 23 条第 2 項）

○ 薬局開設者は、処方箋に記載された医薬品につき、その処方箋を交付した医師、歯科医師又は獣医師の同意を得た場合を除き、その薬局で調剤に従事する薬剤師にこれを変更して調剤させてはならない。（規則第 11 条の 9 第 2 項）

3．処方箋中の疑義
○ 薬剤師は、処方箋中に疑わしい点があるときは、その処方箋を交付した医師、歯科医師又は獣医師に問い合わせて、その疑わしい点を確かめた後でなければ、これによって調剤してはならない。（薬剤師法第 24 条）

○ 薬局開設者は、その薬局で調剤に従事する薬剤師が処方箋中に疑わしい点があると認める場合には、その薬局で調剤に従事する薬剤師をして、その処方箋を交付した医師、歯科医師又は獣医師に問い合わせて、その疑わしい点を確かめた後でなければ、これによって調剤させてはならない。（規則第 11 条の 10）

＜医薬品等の情報提供・指導の方法の一覧＞

	調剤された薬剤	薬局医薬品			要指導医薬品	一般用医薬品		
		医療用医薬品	薬局製造販売医薬品			第一類医薬品	第二類医薬品	第三類医薬品
			毒劇薬等	毒劇薬以外				
情報提供の従事者	【師】	【師】	【師】	【師】	【師】	【師】	【師】【登】	【師】【登】
薬学的指導	○	○	○	—	○	—	—	—
情報提供	○	○	○	○	○	○	△	—
対面による情報提供	○	○	○	—	○	—	—	—
書面による情報提供	○	○	○	○	○	○	—	—
使用者情報の確認	○	○	○	○	○	○	△	—
相談応需	○	○	○	○	○	○	○	○

【師】薬剤師　　【登】登録販売者
○ 義務　　△ 努力義務　　— 法律上の規制なし

4　医薬品の販売に関するその他の規制

1）濫用のおそれのある医薬品

　濫用のおそれのある医薬品を販売するときには、上乗せ規制が課せられ、以下の方法により行わなければならないとされている。

規則第 15 条の 2 等

① 当該薬局、店舗又は区域において医薬品の販売に従事する薬剤師又は登録販売者に、次に掲げる事項を確認させること

　一　当該医薬品を購入しようとする者が若年者[1]である場合にあっては、当該者の氏名及び年齢

　二　当該医薬品を購入しようとする者及び当該医薬品を使用しようとする者の、他の薬局開設者、店舗販売業者又は配置販売業者からの当該医薬品及び当該医薬品以外の濫用等のおそれのある医薬品の購入の状況

　三　当該医薬品を購入しようとする者が、適正な使用のために必要と認められる数量[2]を超えて当該医薬品を購入しようとする場合は、その理由

　四　その他当該医薬品の適正な使用を目的とする購入であることを確認するために必要な事項

② 当該薬局、店舗又は区域において医薬品の販売に従事する薬剤師又は登録販売者に、①により確認した事項を勘案し、適正な使用のため必要と認められる数量に限り、販売させること

　　※1　若年者とは、高校生、中学生等をいう。（平成 26 年 3 月 10 日薬食発 0310 第 1 号）
　　※2　適正な使用のために必要と認められる数量とは、原則として 1 人 1 包装（1 箱、1 瓶等）をいう。（平成 26 年 6 月 4 日薬食発 0604 第 2 号）

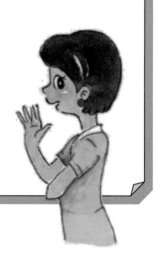

＜濫用等のおそれのあるものとして厚生労働大臣が指定する医薬品＞

濫用等のおそれのあるものとして厚生労働大臣が指定する医薬品は、次に掲げるもの、その水和物及びそれらの塩類を有効成分として含有する製剤である。（平成26年厚生労働省告示第252号）

> ○ エフェドリン
>
> ○ コデイン（鎮咳去痰薬に限る）
>
> ○ ジヒドロコデイン（鎮咳去痰薬に限る）
>
> ○ ブロムワレリル尿素
>
> ○ プソイドエフェドリン
>
> ○ メチルエフェドリン（鎮咳去痰薬のうち、内用液剤に限る）

なお、上記の成分のうち、エフェドリンは、覚醒剤取締法により「覚せい剤原料」に指定されている。また、コデインとジヒドロコデインについては、麻薬及び向精神薬取締法により「麻薬」に指定されている。

２）医薬品の競売の禁止

インターネットをのぞいてみるとネットオークションが盛んに行われているが、「医薬品を競売に付してはならない」と定められている。（規則第 15 条の 4 等）

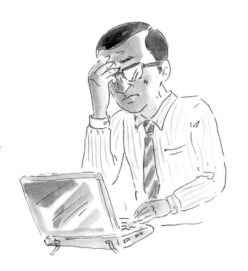

そもそも医薬品という商品は、価格に左右されて選択されるものではなく、競り売りに供される性格のものでもない。また、不必要にたくさんの量を販売することも適切でないとされている。

医薬品のネットオークション等を認めた場合、不必要な人にまで医薬品の購入を促すおそれがあるとともに、有効期限切れの商品や流通経路が不明なものが出品されることも危惧されるため、競売という形での販売方法は禁止されている。

第5章　特定販売

1　特定販売とは

特定販売とは、耳慣れない言葉であるが、以下のように規定している。

> 規則第1条第2項第2号
>
> **特定販売とは、その薬局又は店舗におけるその薬局又は店舗以外の場所にいる者に対する一般用医薬品又は薬局製造販売医薬品（毒薬及び劇薬であるものを除く。）の販売又は授与をいう。**

　このように、医薬品の販売に従事する薬剤師又は登録販売者の目の前にいないお客さんに対して、医薬品を販売すること、いいかえれば、購入者が薬局や店舗を訪れることなく、インターネット等を通じて注文し、宅配等により医薬品を入手できるようにする販売形態が、特定販売だ。

　特定販売の仕組みが整備されたのは、平成25年の法改正に伴う翌年の規則改正であるから、そんなに古い話ではない。

　そもそも、医薬品のインターネット販売については、欧米をはじめ諸外国では我が国に先んじて行われている。インターネット上のバーチャル店舗で医薬品を購入できるようになり、その点では確かに便利になったものの、その反面、バーチャル店舗において偽造医薬品や模造品が販売されるという事案が相次ぎ、一般の生活者の生命や健康が脅かされるようになったという現実もある。

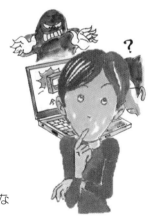

　インターネット上のバーチャル店舗の場合、どうしても行政の監視の目が行き届きにくいということもあり、流通経路が不明の医薬品が取り扱われてしまうケースが少なくなく、また、犯罪の温床になりやすいようである。

　一方、我が国では、特定販売制度が整備されるまでは、医薬品の販売責任の所在を確実なものとするため、薬局や店舗での対面販売を原則としてきた。配置販売業の場合は、家庭を訪問して医薬品を配置し、一定期間経った後に再訪問して、その間に使用した分だけの料金を徴収するという「先用後利」の販売方法である。代金と引き換えに商品を引き渡す「訪問販売」の場合、その場限りの〝行き

ずり”の販売になる可能性があり、医薬品の販売責任の所在が不明確になるため、配置販売業であっても認められていない。また、“ガマの油売り”のような医薬品の路上販売も認められていない。やはり“行きずり”の販売方法であり、責任の所在が明確でないためである。

　さて、医薬品のインターネット販売は、実店舗での対面販売ではないことから、第三類医薬品を除き、一般用医薬品では認められていなかった。「第一類医薬品及び第二類医薬品の販売にあたって求められている情報提供を行うことが困難」、というのがその理由であった。

　しかし、こうした販売規制を不満とするインターネット販売業者が、第一類医薬品及び第二類医薬品のインターネット販売を行う権利の確認を求めて、国を相手に提訴した。その結果、一審判決では国が勝訴したものの、二審判決では国が敗訴した。そして、最高裁判所が、「ネット販売規制は薬機法の規制の範囲を越えており、違法である」との司法判断を示し、国の敗訴が確定した。

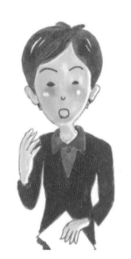

　これを受けて厚生労働省は、医薬品のネット販売の新たなルール作りに向けて検討を開始し、医薬品の特定販売制度が整備された。

　この章では、特定販売の方法をみていくが、説明の関係上、他章と重複する個所もあることをあらかじめお断りしておく。

インターネット販売に関する規制緩和の経過

平成21年2月	● 平成18年の改正法の施行。インターネット販売を第三類医薬品のみに制限
平成21年5月	● ケンコーコム株式会社等が、第一類医薬品及び第二類医薬品のインターネット販売を行う権利の確認を求めて国を相手に提訴
平成25年1月	● 最高裁判所が国の上告を棄却し、医薬品のインターネット販売規制は違法との司法判断が確定
2月	● 厚生労働省が「一般用医薬品のインターネット販売等の新たなルールに関する検討会」を設置
平成26年6月	● 平成25年の改正法の施行。インターネット販売を全ての一般用医薬品で解禁

2　特定販売を行うためには

1）薬局開設・店舗販売業の許可の取得

　特定販売とは、インターネット上の"バーチャル店舗"による通信販売であることから、"実店舗"を持つ必要はないと思う人がいるかもしれない。本や生活雑貨等の一般商品を取り扱うバーチャル店舗では、実店舗を持つことなく、流通センター等の倉庫から購入者の自宅に直送することが多いであろう。また、野菜や果物のインターネット販売でも、実店舗ではなく、栽培農家からの直送が通常だろう。

　しかし、薬機法では、右に掲げる条文のとおり、「薬局開設者又は医薬品の販売業者でなければ、医薬品を販売等してはならない」と定めている。

　特定販売であっても、医薬品の「販売」であることには違いない。

　だから、特定販売を行うには、許可を受けていなければならないのだ。

　また、薬局開設の許可又は店舗販売業の許可の条件として、その"実店舗"の構造設備が基準に適合していることが求められる。その上、特定販売できる医薬品は、"実店舗"に貯蔵又は陳列している医薬品に限られる（規則第 15 条の 6 第 1 号等）。

　それゆえ、実店舗"を持たない業態である配置販売業では、特定販売はできない。

　つまり、特定販売とは、薬局や店舗販売業が行う医薬品の販売方法の一つという位置づけになっている。実店舗を持たず、バーチャル店舗だけで医薬品を販売することは認められないのだ。

> 薬機法
>
> （医薬品の販売業の許可）
> 第二十四条　薬局開設者又は医薬品の販売業の許可を受けた者でなければ、業として、医薬品を販売し、授与し、又は販売若しくは授与の目的で貯蔵し、若しくは陳列（配置することを含む。以下同じ。）してはならない。

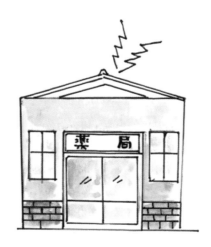

2）特定販売の届出と許可申請書

薬局、店舗販売業において特定販売を行う場合、薬機法では、以下のように定めている。

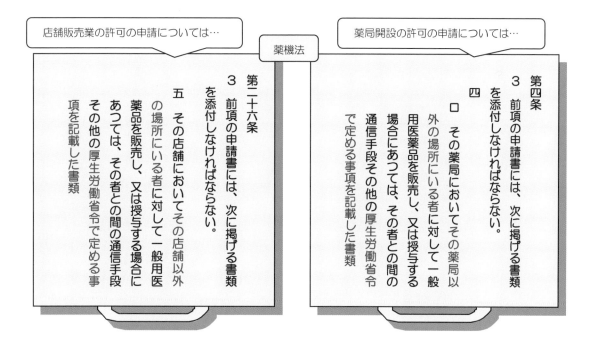

店舗販売業の許可の申請については…

薬機法

第二十六条
3　前項の申請書には、次に掲げる書類を添付しなければならない。
五　その店舗においてその店舗以外の場所にいる者に対して一般用医薬品を販売し、又は授与する場合にあっては、その者との間の通信手段その他の厚生労働省令で定める事項を記載した書類

薬局開設の許可の申請については…

第四条
3　前項の申請書には、次に掲げる書類を添付しなければならない。
四
ロ　その薬局においてその薬局以外の場所にいる者に対して一般用医薬品を販売し、又は授与する場合にあっては、その者との間の通信手段その他の厚生労働省令で定める事項を記載した書類

このように、新規の許可を受けるにあたって、その薬局又は店舗以外の場所にいる者に対して医薬品を販売する場合、すなわち、特定販売を行おうとする場合には、許可申請書にその旨を記載し、届け出なければならない。

他方、既に許可を受けて営業している薬局又は店舗において、新たに特定販売を行おうとする場合は、当時の許可申請書の記載事項を変更することとなるため、記載事項の変更の届出をしなければならないとされている。

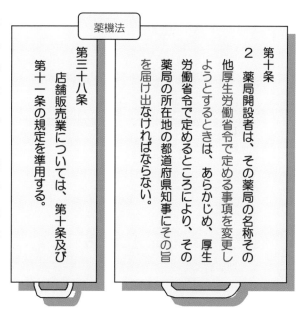

薬機法

第十条
2　薬局開設者は、その薬局の名称その他厚生労働省令で定める事項を変更しようとするときは、あらかじめ、厚生労働省令で定めるところにより、その薬局の所在地の都道府県知事にその旨を届け出なければならない。

第三十八条
店舗販売業については、第十条及び第十一条の規定を準用する。

＜特定販売に関する許可申請書の記載事項＞

特定販売を行う場合、薬局開設の許可又は店舗販売業の許可の申請書には、以下の事項を記載しなければならない。

規則第1条第4項等

① 特定販売を行う際に使用する通信手段

② 次に掲げる特定販売を行う医薬品の区分
　　一　第一類医薬品
　　二　指定第二類医薬品
　　三　第二類医薬品
　　四　第三類医薬品
　　五　薬局製造販売医薬品（毒薬及び劇薬であるものを除く）

③ 特定販売を行う時間及び営業時間のうち特定販売のみを行う時間がある場合はその時間

④ 特定販売を行うことについての広告に、許可申請書に記載する薬局又は店舗の名称と異なる名称を表示するときは、その名称

⑤ 特定販売を行うことについてインターネットを利用して広告をするときは、主たるホームページアドレス及び主たるホームページの構成の概要

⑥ 都道府県知事（その所在地が保健所を設置する市又は特別区の区域にある場合においては、市長又は区長）又は厚生労働大臣が特定販売の実施方法に関する適切な監督を行うために必要な設備の概要（その薬局又は店舗の営業時間のうち特定販売のみを行う時間がある場合に限る）

さて、①～⑥を詳しく見ていこう

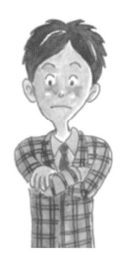

①　特定販売を行う際に使用する通信手段

　これは、インターネット、郵便、電話、カタログ、ダイレクトメール等のうち、どの通信手段をとるのかということを指している。

②　特定販売を行う医薬品の区分

　これは、特定販売が認められる医薬品は、一般用医薬品と薬局製造販売医薬品（毒薬及び劇薬であるものを除く）に限られるが、このうちどの区分の医薬品を特定販売するのかを指している。

　なお、店舗販売業の許可では、そもそも「五」の薬局製造販売医薬品を取り扱えないことから、これを特定販売することができない。

③　特定販売のみを行う時間がある場合はその時間

　特定販売の特性上、"実店舗"のシャッターを閉めている時間帯でも行うことができる。しかし、特定販売に従事する薬剤師又は登録販売者はその薬局又は店舗内で業務に従事している必要があり、自宅のパソコンを使って特定販売の業務に従事することはできない。

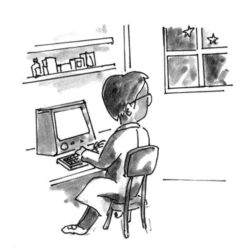

　そこで、その薬局又は店舗を閉めている時間帯に特定販売をする場合には、その時間を許可申請書に記載させ、行政による監督の実効性を確保している。

④　ホームページに薬局又は店舗と異なる名称を表示する場合はその名称

　特定販売用の"バーチャル店舗"をインターネット上に設ける場合、"実店舗"と異なる名称を掲げてもかまわない。しかし、その場合は、行政による監督の実効性を確保するため、"バーチャル店舗"の名称を許可申請書に記載することとしている。なお、インターネットモール事業者の名称を併記することも可能である。（平成 26 年 3 月 10 日薬食発 0310 第 1 号）

⑤　ホームページアドレス及びその構成の概要

　これも、行政による監督の実効性を確保する観点から、許可申請書の記載事項とされているものである。「ホームページアドレス」とは、特定販売用のホームページのうち、閲覧者が最初に目にすることになるページ（トップページ）のアドレスのことを指す。また、「構成の概要」として、ホームページの内容がイメージできる書類を添付することが求められる。

　なお、以下の点に注意してほしい。（平成 26 年 3 月 10 日薬食発 0310 第 1 号）

- 　○　ホームページの閲覧に必要なパスワードが必要になる場合には、そのパスワードについても記載すること
- 　○　複数のホームページを使って特定販売をする場合は、それら全てのホームページアドレスを提出すること（全てのホームページへのリンクをまとめたホームページを設けている場合は、そのホームページアドレスを提出することも可能）
- 　○　カタログを用いて特定販売を行う場合においても、その概要が分かる資料を提出すること

⑥　特定販売を監督するために必要な設備の概要

　これは、"実店舗"を閉店している間に特定販売を行う場合には、テレビ電話のほか、行政の求めに応じて直ちに画像又は映像を電送できる設備（例：パソコン）をいう。なお、実店舗"の開店時間内に限って特定販売を行う場合、これらの設備は不要である。（平成 26 年 3 月 10 日薬食発 0310 第 1 号）

3）特定販売と構造設備の基準

　薬局開設の許可又は店舗販売業の許可を受けるためには、その薬局又は店舗の構造設備が基準を満たしていなければならないが、特定販売を行う場合、以下の基準に適合していなければならないことに注意する必要がある。

構造設備規則第 1 条第 1 項第 1 号、第 16 号等

- ①　医薬品等を購入しようとする者が**容易に出入りできる構造**であり、**薬局又は店舗であることがその外観から明らか**であること
- ②　営業時間のうち、特定販売のみを行う時間がある場合には、都道府県知事（その所在地が保健所を設置する市又は特別区の区域にある場合においては、市長又は区長）又は厚生労働大臣が**特定販売の実施方法に関する適切な監督を行うために必要な設備**を備えていること

①　容易に出入りできる構造で、薬局又は店舗であることが外観から明らかであること

医薬品の不正流通を防止する観点から、特定販売を店舗による販売の一形態と位置づけており、開設の許可又は店舗販売業の許可を受けなければこれを行うことはできないこととしている。これは既に説明したとおりだ。（P146）

では、雑居ビルの一室でこれらの許可を受け、医薬品の特定販売を行うことはできるのであろうか。

結論からいえばできない。なぜなら、懸念される問題点が多々あるからだ。まず、雑居ビルの一室で店舗販売業の許可を受け、密かに営業をしていたとしても、街を行きかう誰もがそこにドラッグストアがあるとは気づかない。つまり、衆人環視が行き届いていないことになる。

このような場所では、偽造医薬品や模造品が扱われたとしても誰も気づかず、組織犯罪の温床にもなりかねない。また、行政による薬事監視の目が行き届きにくくなり、許可事業者の法令遵守を確保しづらくなる。

そこで、薬局又は店舗の構造設備の要件として「容易に出入りできる構造」かつ「薬局又は店舗であることが外観から明らか」であることが求められている。例えば、扉をくぐるために“合言葉”が必要な部屋、セキュリティーカードが必要なエリアのように、医薬品を購入しようとする者が容易に出入りできない場所はダメである。また、埋め立て地の巨大倉庫の内部にポツンと店を設けようとしても、薬局又は店舗であることが外観から明らかでないため、やはりダメである。

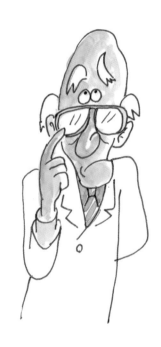

このように、特定販売のみを行いたいと考え、外観から薬局又は店舗販売業の店舗と分からないようにして購入者が来店できないようにしたり、人が立ち寄らないような場所に敢えて開店するなど、実店舗での対面による販売を明らかに想定していない場合は、許可は与えられないこととしている。（平成 26 年 3 月 10 日薬食発 0310 第 1 号）

②　特定販売の実施方法に関する適切な監督を行うために必要な設備を備えていること

これは、特定販売に対する監視指導を強化する一環として設けられた構造設備の基準である。

“実店舗”を閉店中に特定販売を行う場合は、行政からの問い合わせに直ちに対応できるよう、テレビ電話等の設備を整備しておくことを求めたものである。（平成 26 年 3 月 10 日薬食発 0310 第 1 号）

3　特定販売の方法

　医薬品の販売方法や情報提供等の方法については既に第 4 章で説明したが、特定販売を行う場合には、さらに、以下の方法に従う必要がある。

規則第 15 条の 6 等

① 当該薬局又は店舗に貯蔵し、又は陳列している一般用医薬品又は薬局製造販売医薬品を販売し、又は授与すること

② 特定販売を行うことについて広告をするときは、インターネットを利用する場合はホームページに、その他の広告方法を用いる場合は当該広告に、別表第 1 の 2 及び別表第 1 の 3 に掲げる情報を、見やすく表示すること

③ 特定販売を行うことについて広告をするときは、第一類医薬品、指定第二類医薬品、第二類医薬品、第三類医薬品及び薬局製造販売医薬品の区分ごとに表示すること

④ 特定販売を行うことについてインターネットを利用して広告をするときは、都道府県知事※及び厚生労働大臣が容易に閲覧することができるホームページで行うこと

　　※ その所在地が保健所を設置する市又は特別区の区域にある場合においては、市長又は区長となる。

1 ）特定販売できる医薬品

　第一のポイントは、特定販売できる医薬品は、その店に貯蔵又は陳列している医薬品に限られる、という点である。言い換えれば、その店以外の場所（例：倉庫）に貯蔵されている医薬品を販売することは認められない、ということである。

　これは、「特定販売する医薬品は、必ず、薬局の管理者又は店舗管理者の管理下にある医薬品でなければならない」という意味と理解してほしい。

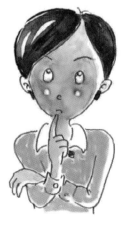

2）特定販売の広告

　特定販売の第二のポイントは、広告である。

　特定販売は、店を訪れない購入層を相手にするものだから、何らかの方法で、購入層に商品紹介を行わなければ成り立たない。だから、広告が特定販売のキーワードになっている。

　多くの場合、特定販売の広告には、インターネット上のホームページ、カタログが用いられるが、こうした広告の記載事項として、まず、以下のとおり定められている。

規則別表第1の2

① 薬局又は店舗の管理及び運営に関する事項

　一　許可の区分の別

　二　薬局開設者又は店舗販売業者の氏名又は名称その他の薬局開設の許可証又は店舗販売業の許可証の記載事項

　三　薬局の管理者又は店舗管理者の氏名

　四　当該薬局又は店舗に勤務する薬剤師又は“一人前”の登録販売者若しくは“見習い”登録販売者（p43）の別、その氏名及び担当業務

　五　取り扱う要指導医薬品及び一般用医薬品の区分

　六　当該薬局又は店舗に勤務する者の名札等による区別に関する説明

　七　営業時間、営業時間外で相談できる時間及び営業時間外で医薬品の購入の申込みを受理する時間

　八　相談時及び緊急時の電話番号その他連絡先

② 薬局製造販売医薬品、要指導医薬品及び一般用医薬品の販売に関する制度に関する事項

　一　要指導医薬品、第一類医薬品、第二類医薬品及び第三類医薬品の定義並びにこれらに関する解説

　二　要指導医薬品、第一類医薬品、第二類医薬品及び第三類医薬品の表示に関する解説

　三　要指導医薬品、第一類医薬品、第二類医薬品及び第三類医薬品の情報の提供及び指導に関する解説

・・・別表続き・・・

四　薬局製造販売医薬品を調剤室以外の場所に陳列する場合にあっては、薬局製造販売医薬品の定義及びこれに関する解説並びに表示、情報の提供及び陳列※に関する解説

五　要指導医薬品の陳列に関する解説

六　指定第二類医薬品の陳列※等に関する解説

七　指定第二類医薬品を購入しようとする場合は、当該指定第二類医薬品の禁忌を確認すること及び当該指定第二類医薬品の使用について薬剤師又は登録販売者に相談することを勧める旨

八　一般用医薬品の陳列※に関する解説

九　医薬品による健康被害の救済に関する制度に関する解説

一〇　個人情報の適正な取扱いを確保するための措置

一一　その他必要な事項

※　特定販売を行うことについて広告をする場合は、当該広告における表示となる。

実は、上記の広告の表示事項は、薬局や店舗の掲示事項でもある。（P111）

つまり、特定販売についてホームページ広告をする場合は、店頭に掲げる事項と同じ情報をホームページに記載しなければなければならないことになる。

これらに加え、以下の事項についても記載するよう定められている。

則別表第 1 の 3

① 薬局又は店舗の主要な外観の写真

② 薬局製造販売医薬品又は一般用医薬品の陳列の状況を示す写真

③ 現在勤務している薬剤師又は"一人前"の登録販売者若しくは"見習い"登録販売者（p43）の別及びその氏名

④ 開店時間と特定販売を行う時間が異なる場合にあっては、その開店時間及び特定販売を行う時間

⑤ 特定販売を行う薬局製造販売医薬品又は一般用医薬品の使用期限

順番に説明しよう。

①及び②　店の外観の写真・医薬品の陳列状況の写真

いずれも、"実店舗"の営業実態があることを示す「証拠写真」であると理解してほしい。医薬品の不正流通を防止する観点から、隠れて特定販売のみを行いにくくするために設けられている。

③　販売従事者の別及びその氏名

医薬品の販売従事者の別及びその氏名について、ホームページの閲覧時点での勤務状況をそのまま表示させる。このほか、1 週間の勤務シフトの表を掲載する方法でもかまわない（平成 26 年 3 月 10 日薬食発 0310 第 1 号）。

④　特定販売を行う時間

これは、"実店舗"の営業が終わった後も特定販売を続ける場合には、その店の営業時間に加え、特定販売のみの営業時間も併記することとしたものである。

⑤　医薬品の使用期限

その店に貯蔵又は陳列している医薬品全ての使用期限を記載することのほか、使用期限までの期間が最短の医薬品の使用期限を表示させる方法でもよいこととされている。（平成 26 年 3 月 10 日薬食発 0310 第 1 号）

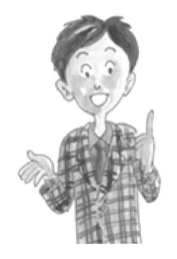

＜特定販売の広告に関する規制＞

特定販売に関する広告規制として、以下のとおり定められている。

規則第 15 条の 5 等

① 薬局開設者又は店舗販売業者は、その薬局又は店舗において販売しようとする医薬品について広告をするときは、当該**医薬品を購入した者**又は購入された**医薬品を使用した者による当該医薬品に関する意見**その他医薬品の使用が不適正なものとなるおそれのある事項を表示してはならない。

② 薬局開設者又は店舗販売業者は、医薬品の**購入の履歴、ホームページの利用の履歴**その他の情報に基づき、**自動的に特定の医薬品の購入を勧誘する方法**その他医薬品の使用が不適正なものとなるおそれのある方法により、医薬品に関して広告をしてはならない。

これについても説明しよう。

①　医薬品を使用した者による意見の禁止

これは、「この医薬品はすばらしい効き目でした」、「この医薬品で10年来の頭痛がすっかり治りました」といった、効能効果に関する "口コミ" の掲載を禁止したものである。そもそも医薬品は個々の症状、体質に合わせて使用されるべきものであり、たとえ "口コミ" の内容が真実であったとしても、症状や体質の異なる人の "口コミ" に基づいて使用した場合、別の人においては不適正な使用になるおそれがあるためである。

なお、"口コミ" が禁止されるのはあくまで、医薬品の効能効果に関するものである。その薬局又は店舗の従業者の接客態度に関する "口コミ" の掲載を禁止する趣旨ではない。（平成26年3月31日事務連絡）

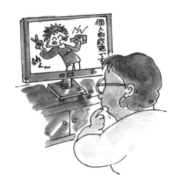

②　特定の医薬品の自動的な購入勧誘の禁止

　ホームページの利用履歴等の情報に基づき、自動的に特定の医薬品の購入を勧誘すること、すなわち "レコメンド" は禁止としている。これも、医薬品は個々の症状、体質に合わせて使用されるべきものであることから設けられた規定である。

　ただし、ホームページの利用履歴等の情報に基かない購入勧誘であれば問題ない。例えば、以下のようなケースは、「特定の医薬品の自動的な購入勧誘の禁止」に該当しないとされている。（平成26年3月31日事務連絡）

○　ホームページの閲覧者全員に対する一律の広告

○　ホームページでの医薬品の購入者全員に対する一律の広告

○　販売サイトに登録した年齢や性別に関する情報に基づく広告

　さて、特定販売を行うことについて広告をする場合の留意点についても挙げておこう。

平成 26 年 3 月 10 日薬食発 0310 第 1 号等

①　特定販売を行う広告の該当性は、その広告にインターネットや電話で注文可能であることが記載されているか否かで判断されること。したがって、販売サイトに単に誘導するだけのバナー広告は、原則として特定販売を行う広告に該当しない。

②　電話による広告のみを行い、ホームページ広告等を利用しない場合は、購入者からの求めに応じて、特定販売の広告における記載事項を電話により口頭で伝達すること

③　ホームページ広告をするときは、第一類医薬品、指定第二類医薬品、第二類医薬品、第三類医薬品及び薬局製造販売医薬品の区分ごとに表示しなければならないが、そのホームページでの区分表示を確保した上であれば、検索結果においてにまで区分表示を行う必要はないこと

④　ホームページ広告をするときは、厚生労働省のホームページの「主たるホームページアドレスの一覧を掲示しているページ」にリンクを張ることが望ましいこと

⑤　ホームページ広告において、そのホームページを閲覧するためにパスワードが必要なときは、所管する都道府県等及び厚生労働省がホームページを閲覧することができるよう、当該都道府県等にパスワードの届け出ること

4　特定販売における情報提供

特定販売の場合においても、"実店舗"で医薬品を販売する場合と同様、情報提供を行わなければならない。第一類医薬品を特定販売する際の情報提供の方法として、①～④が義務となっている。

> ① パソコンの画面又は書面で情報提供すること（法第 36 条の 10 第 1 項、規則第 159 条の 15 第 1 項・第 2 項・第 3 項）
>
> ② あらかじめ、医薬品を使用しようとする者の年齢等を確認すること（法第 36 条の 10 第 2 項、規則第 159 条の 15 第 4 項）
>
> ③ 購入者が情報提供の内容を理解したことを確認した後に販売すること（規則第 159 条の 14 第 1 項第 1 号）
>
> ④ 購入者等から相談があった場合には必要な情報を提供すること（法第 36 条の 10 第 5 項）

なお、第二類医薬品の場合は、上記①～③は「義務」ではなく「努力義務」となっており、また、その除法提供は「パソコンの画面又は書面」でなくてもかまわない。（法第 36 条の 10 第 3 項、第 4 項）

さて、特定販売を行う際の情報提供に関する留意点を列挙しておこう。

(1) 情報提供を行う場所

特定販売を行う場合であっても、医薬品を購入しようとする者への情報提供は、「薬局又は店舗内の場所」で行わなければならない。その情報の提供をパソコンの画面上で行う場合、パソコンの操作を行う場所は、薬局又は店舗以外の場所であってはならないということである。（規則第 159 条の 15 第 1 項第 1 号、第 159 条の 16 第 1 項第 1 号）

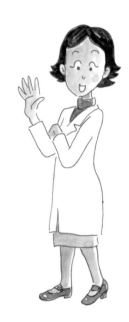

(2) 情報提供の内容

特定販売を行う場合に、第一類医薬品を購入しようとする者からの連絡に対して、電子メール等を自動で返信したり、一律に一斉送信したりすることのみをもって行うことは、「情報提供」をしたことにはならない。（平成 26 年 3 月 10 日薬食発 0310 第 1 号）

(3) 対面による情報提供を求められた場合

一般用医薬品については、「対面」での情報提供は義務となっていないが、特定販売を行う場合に、購入しようとする者から対面又は電話による情報提供の希望があった場合には、「対面又は電話」による情報提供を行わなければならない。（規則第 159 条の 17 第 2 項）

(4) 書面の記載事項

第一類医薬品を販売する際には書面による情報提供が求められているが、特定販売を行う場合には、購入しようとする者のパソコンに表示された画面、あるいは購入しようとする者がその内容をプリントアウトしたものでかまわない。

(5) 理解したことの確認

第一類医薬品については、購入しようとする者が情報提供の内容を理解したこと及び質問がないことを確認した後に販売することとされているが、特定販売の場合においても、この規定が適用される。（規則第 159 条の 14 第 1 項第 1 号）

(6) 書き込み欄の設置

情報提供の内容を理解したことの確認にあたり、購入しようとする者が懸念している点等の情報が幅広く得られるよう、ホームページ上に購入しようとする者が自由に書き込みができる欄を設ける等の対応を行うことが求められる。（平成 26 年 3 月 10 日薬食発 0310 第 1 号）

(7) 相談応需

一般用医薬品を購入しようとする者から相談があった場合は、必要な情報を提供しなければならないが、これは特定販売の場合においても同様であり、相談応需は義務となっている。（法第 36 条の 10 第 5 項、規則第 159 条の 17 第 2 項）

(8) 特定販売に関する研修の実施

特定販売を行う薬局又は店舗では、その従事者に対して特定販売に関する研修の実施その他必要な措置を講ずることが求められる。（平成 26 年 3 月 10 日薬食発 0310 第 1 号）

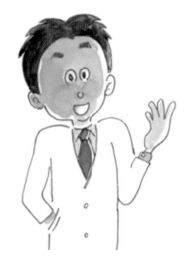

5　インターネットモール事業者の協力

　医薬品のインターネット販売は、あくまで特定販売を行う薬局開設者又は店舗販売業者の責任の下に行われるものである。とはいえ、インターネットに"出店"を認めているインターネットモール事業者の社会的責任もやはり大きい。

　当該事業者が運営するインターネットモールにおいて、特定販売に関する規制を遵守しないで医薬品の販売がなされていた場合、無承認無許可医薬品や偽造医薬品、不良医薬品が販売されていた場合、あるいは「薬機法」や「麻薬及び向精神薬取締法」に違反した医薬品の販売により薬物乱用等の問題が生じたような場合には、安易に出店を認め、特定販売を継続させていたとして、インターネットモール事業者の社会的責任が問われることも考えられる。

　そこで、医薬品のインターネット販売が適正に行われるよう、インターネットモール事業者には、国及び都道府県等とも連携して、必要な取り組みを行うことが求められているのだ。（平成 26 年 3 月 10 日薬食発 0310 第 1 号）

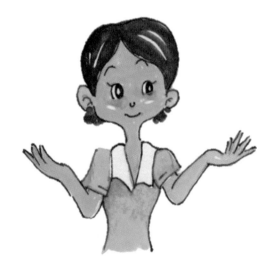

第6章　市販後安全対策と添付文書

　副作用情報など医薬品の安全性に関する情報は、その研究開発段階での動物を使った安全性試験（単回投与毒性試験、反復投与毒性試験、生殖・発生毒性試験、遺伝毒性試験、がん原性試験など）によって得られたデータ、そして臨床試験において発現した副作用等のデータが中心となる。しかし、これら動物試験や臨床試験で得られる情報には限りがある。

　特に臨床試験は、通常、数百人程度の人を対象に実施するものであり、稀に発生するような副作用を発見・確認することは困難である。このような副作用は、製造販売後（市販後）に医療現場で何万人という大勢の人々に使用されて初めて確認できることも少なくない。

　また、臨床試験は医薬品の効能効果を的確に確認するため、症状、年齢、使用期間などが一定の厳密な条件の下に行われる。しかし、医薬品は市販後の医療現場では老若男女に使用され、また、他の医薬品と併用されたり、長期間使用されたり、複数の疾病を持つ人に使用されたりするなど、様々な使い方がなされる。このため、思いがけない副作用など安全性の問題が発生する可能性がある。したがって、市販後の副作用情報等の安全性情報を収集することは、医薬品の最も重要な安全対策といえる。

　そこで薬機法では、市販後の医薬品安全性情報の収集から、その情報の解析、患者や一般用医薬品等の使用者への情報提供まで、国、製薬企業、医療機関・薬局、医薬品の販売業者がそれぞれなすべきことや役割を定めている。

　本章では、薬機法が定める市販後安全対策のうち、薬局及び医薬品販売業と直接関係する事項について説明することとする。

　なお、この章で引用する薬機法の条文は、医薬品だけでなく医療機器や再生医療等製品なども含めた表現となっているが、見た目にも分かりやすくするために「医薬品」のみに絞るなど、条文を大胆に省略、加工している点をあらかじめご承知いただきたい。

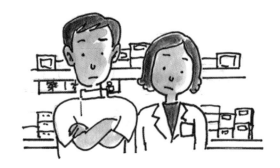

1）製薬企業が行う安全性情報の収集・検討・提供

　医薬品の製造販売業者（製薬企業）及び卸売販売業者が行う、医薬品の適正な使用のために必要な情報の収集、検討、情報の提供について、次のように定められている。（法第 68 条の 2 第 1 項）

薬機法

（情報の提供等）
第六十八条の二の五

　医薬品の製造販売業者又は卸売販売業者は、医薬品の有効性及び安全性に関する事項その他医薬品の適正な使用のために必要な情報を収集し、及び検討するとともに、薬局開設者、病院、診療所若しくは飼育動物診療施設の開設者、医薬品の販売業者又は医師、歯科医師、薬剤師、獣医師その他の医薬関係者に対し、これを提供するよう努めなければならない。

ポイント　　**条文の内容は、次のとおりだ**

その1　医薬品の製造販売業者及び卸売販売業者は、医薬品の適正な使用のために必要な**情報を収集し、検討するよう努める**こと

その2　医薬品の製造販売業者及び卸売販売業者は、その情報を薬局、病院、診療所、医薬品の販売業者、医師、歯科医師、薬剤師その他の**医薬関係者に提供するよう努める**こと

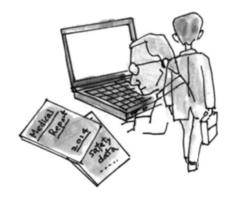

＜安全性情報の情報源＞

　医薬品の製造販売業者が収集する適正使用、安全性に関する情報は、以下のようなところが情報源になっている。

---

① 病院、診療所、薬局、店舗販売業

② 医師、歯科医師、薬剤師、登録販売者

③ 医学薬学の国内外の文献

④ WHO（世界保健機関）が実施する国際医薬品副作用モニタリング制度

⑤ 外国の医薬品規制の行政庁（例：FDA）

＜MR＞

　医療機関や薬局、店舗からの情報の収集や提供等の活動の先頭に立つのは製薬企業の医薬情報担当者（M R）である。MR は、病院や診療所、薬局、店舗を一軒一軒訪問して、医薬関係者と直接会い、自社製品の効能効果などを説明するだけでなく、安全性情報を収集したり、提供したりする活動も行っている。薬局や店舗に勤務する薬剤師や登録販売者にとっても、MR は、医薬品の効能効果や安全性情報を得るための重要な情報源であり、なじみ深い存在でもある。

　薬機法では MR について規定していないが、製造販売業者の市販後安全対策の基準（GVP；Good Vigilance Practice）において、「医薬情報担当者」とは、医薬品の適正な使用に資するために、医療関係者を訪問すること等により安全管理情報を収集し、提供することを主な業務として行う者をいう」と規定している。

　この医薬情報担当者が「MR」である。

　MR とは、「Medical Representative」の略で、「医学薬学の学術面で会社を代表して説明する者」という意味になる。

　MR には、薬剤師や登録販売者などの資格が求められているわけではないが、公益財団法人 MR 認定センターでは、認定試験を行い、その合格者に認定証を交付するなど、MR の資質の確保及び向上を図るための取り組みを行っている。

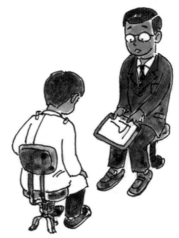

2）製薬企業が行う情報収集への協力

医薬品の副作用情報の収集は製薬企業の義務であるが、薬機法では医薬関係者に対し、そうした活動に協力するよう定めている。

医薬関係者は、国民に医薬品を提供する最前線にいる。日々、医薬品を求める消費者に直接接して、医薬品の選択や使い方などをアドバイスしたり、心配な事項について説明し、相談を受け、そして健康相談に乗ったりしている。

したがって、医薬品の使用者から、医薬品の副作用など安全性の問題について相談を受け、症例情報に接する機会は少なくない。

このように、使用者への情報提供だけでなく、情報収集の面でも、薬局、店舗販売業、配置販売業、そして薬剤師や登録販売者の役割は大きいのだ。

> 薬機法
>
> 第六十八の二の五
>
> 2　薬局開設者、医薬品の販売業者又は医師、歯科医師、薬剤師、獣医師その他の医薬関係者又は医学医術に関する学術団体、大学、研究機関その他の厚生労働省令で定める者は、医薬品の製造販売業者又は卸売販売業者が行う医薬品の適正な使用のために必要な情報の収集に協力するよう努めなければならない。

医学医術に関する学術団体等も情報収集に協力！

副作用等の患者情報は、個人情報保護法上の要配慮個人情報に位置づけられるため、薬機帆等の法令に基づく場合を除き、患者本人の同意なしには提供できないなど厳格な取扱いの対象となっている。

さて、副作用情報は、薬局や医薬関係者のみが持っているわけではない。

医学医術に関する学術団体等においては、様々な疾患登録システム《患者レジストリ》を独自に構築しており、そこには医薬品等の使用に関する貴重なデータが含まれている。患者レジストリのデータは、全使用例に占める副作用の発生率や、類薬との副作用発生状況の差異等を分析するために非常に貴重なものといえる。

しかしながら、従前は、薬機法において「医学医術に関する学術団体等」の明記がなされていなかったことから、要配慮個人情報に関する厳格な規制がそのまま適用されるため、患者レジストリデータの提供が難しく、医薬品の市販後安全対策に活用しにくい状況にあった。

そこで、患者レジストリデータの活用を容易なものとする観点から、令和元年の法改正により、法第68条の2の5第2項に「医学医術に関する学術団体等」が明記された。

3）医薬関係者が行う安全性情報の収集・検討・利用

第六十八の二の五

3　薬局開設者又は医師、歯科医師、薬剤師その他の医薬関係者は、医薬品の適正な使用を確保するため、相互の密接な連携の下に第一項の規定により提供される情報の活用その他必要な情報の収集、検討及び利用を行うことに努めなければならない。

左の条文にあるように、薬局開設者や薬剤師、登録販売者などの医薬関係者には、MR 等を通じて製造販売業者から医薬品の適正な使用を確保するための情報を得るだけでなく、これらの情報を積極的に活用し、また、自らも情報を収集、検討し、利用するよう努めることが求められている。

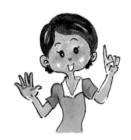

4）副作用情報の報告

（1）製薬企業が行う副作用報告

企業報告制度

製薬企業が、その製造販売した医薬品の副作用その他有効性及び安全性に関する情報を知った場合には、以下の条文のとおり、厚生労働大臣に報告することが義務づけられている。

（副作用等の報告）

第六十八条の十

医薬品の製造販売をした医薬品の製造販売業者は、その製造販売をした医薬品について、当該品目の副作用その他の事由によるものと疑われる疾病、障害又は死亡の発生、当該品目の使用によるものと疑われる感染症の発生その他の医薬品の有効性及び安全性に関する事項で厚生労働省令で定めるものを知ったときは、その旨を厚生労働省令で定めるところにより厚生労働大臣に報告しなければならない。

新薬の市販直後調査

　平成5年、市販されたばかりのヘルペス治療薬と抗がん剤を併用した患者が、これらの医薬品の相互作用による副作用で多数死亡するという事故が発生した。ヘルペス治療薬の添付文書には、抗がん剤と一緒に用いると副作用が出ることが記載されていたものの、この事故は発生してしまった。

　このように、新薬の発売直後に重い副作用が発現したという例は少なくない。それは、医師がその医薬品の使用に慣れていないこと、実際に使用すると治験では見つからなかった副作用が現れる場合があること、などがその原因だ。

　このため、新薬については、「市販直後調査」が承認の条件として付されている。

　市販直後調査とは、新薬の適正使用に関する理解を促すとともに、重篤な副作用等の情報を迅速に収集し、必要な安全対策を実施し、副作用等の被害を最小限にすることを目的として、その販売開始後の6か月間行われるものである。医薬品の安全性監視活動であるとともに、医療機関に対し確実な情報提供や注意喚起等を行う、いわばリスク最小化活動である。つまり、市販直後調査は、新薬の市販直後の6か月間を要注意期間として重点的に副作用等の調査を行うものである。

　新薬の市販に際して製造販売業者には、「市販直後調査実施計画書」を作成し、医療機関に調査への協力を要請しつつ、適切に調査を実施することが求められている。

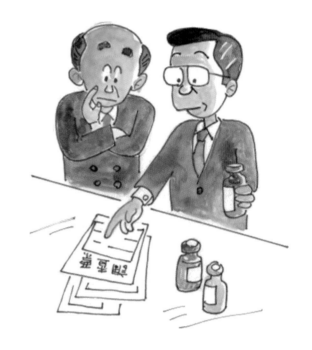

要指導医薬品の製造販売後調査

　要指導医薬品には、医療用医薬品として豊富な使用実績があるものの、一般の生活者が自らの判断で購入して使用する市販薬としては初めてのもの《スイッチ直後品目》がある。また、まったく新しい有効成分を含むもの《ダイレクト直後品目》もある。(P17)

　したがって、市販後の安全対策が極めて重要だ。そこで、要指導医薬品については一定期間の「製造販売後調査」が実施される。

　ダイレクト直後品目は、まったく新しい有効成分を含むものであるため、医療用の新薬と同様の扱いとなる。つまり、「市販直後調査」と「再審査のための調査」(P16) の実施が義務づけられる。

　一方、スイッチ直後品目については、既に医療用医薬品としての使用実績があることから再審査の対象とはならないが、これに代わり、原則 3 年間の製造販売後調査の実施（品目に応じて、調査期間を 3 年未満とする場合がある）が承認条件として付される。

　なお、要指導医薬品の製造販売後調査等の実施方法として、「要指導医薬品の製造販売後調査等の実施方法に関するガイドライン（平成 26 年 6 月 12 日薬食審査発 0612 第 5 号等）」が示されている。

感染症定期報告

　HIV 等のような感染症被害を防止するため、「生物由来製品の製造販売業者等は、その製造販売をした生物由来製品の原料や材料による感染症に関する論文その他の情報を評価して、6 か月ごとに、厚生労働大臣に報告《感染症定期報告》することとされている。（法第 68 条の 24 第 1 項、規則第 241 条第 2 項）

（2）医薬関係者が行う副作用報告

　副作用報告の義務は、製薬企業だけに課せられているわけではない。

　右のように、薬局開設者や医薬関係者にも、副作用報告が義務づけられている。

　この規定に基づき、「医薬品・医療機器等安全性情報報告制度」が設けられている。

　報告の様式は、独立行政法人医薬品医療機器総合機構（総合機構）のウェブサイトから入手することができる。

　報告期限は特に定められていないが、保健衛生上の危害の発生又は拡大防止の観点から、報告の必要性を認めた場合においては、適宜速やかに、郵送、ファクシミリ又は電子メールにより、報告書を総合機構に送付することとされている。（法第 68 条の 13 第 3 項）

　なお、医薬部外品又は化粧品による健康被害についても、自発的な情報協力が要請されている。

> 薬機法
>
> 第六十八条の十
>
> 2　薬局開設者、病院、診療所若しくは飼育動物診療施設の開設者又は医師、歯科医師、薬剤師、登録販売者、獣医師その他の医薬関係者は、医薬品について、当該品目の副作用その他の事由によるものと疑われる疾病、障害若しくは死亡の発生又は当該品目の使用によるものと疑われる感染症の発生に関する事項を知った場合において、保健衛生上の危害の発生又は拡大を防止するため必要があると認めるときは、その旨を厚生労働大臣に報告しなければならない。

（3）WHO 国際医薬品モニタリング制度

　国際化やグローバル化は、医薬品の世界でも同じだ。世界各国で使用される医薬品は、その多くが共通している。外国で開発された医薬品がわが国に数多く導入されているし、我が国で開発された医薬品が外国で使用されているものも少なくなくない。したがって、ある医薬品について、「日本国内では知られていない副作用が、外国で起こっている」ということも少なくない。

　国際間の副作用等の情報交換が大変重要になっているのだ。

　WHO 国際医薬品モニタリング制度は、1968 年に発足し、日本は 1972 年（昭和 47 年）に参加した。このモニタリング制度の参加国は、自国で把握した副作用情報について、必要と認められるものを WHO 本部に報告する義務を負っている。そして各国から寄せられた情報は、スウェーデンにある WHO 国際医薬品モニタリングセンターに送られ、同センターで解析、評価される。そして、モニタリング制度参加各国にフィードバックされることになる。

　世界各国が協力して、医薬品の安全性を守っているのだ。

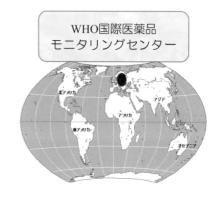

5）安全性情報に基づく措置

　製薬企業によって収集された医薬品の安全性情報は、その製造販売業者において自主的に検討され、必要な措置が図られることになる。

　他方、各制度によって、製薬企業や医療機関、WHO 等から安全性情報を入手した厚生労働省は、どのような対策を講じるべきか検討しなければならない。しかし、のんびり検討というわけにはいかないし、専門家の意見を聴くことも不可欠である。

　医薬品の安全性情報については、総合機構において専門委員の意見を聴きながら調査検討が行われ、その結果に基づき、厚生労働大臣は、薬事・食品衛生審議会の意見を聴いて、安全対策上必要な行政措置を講じることとなる。

> 薬機法
>
> （薬事・食品衛生審議会への報告等）
> 第六十八条の十二
>
> 厚生労働大臣は、毎年度、前二条の規定によるそれぞれの報告の状況について薬事・食品衛生審議会に報告し、必要があると認めるときは、その意見を聴いて、医薬品の使用による保健衛生上の危害の発生又は拡大を防止するために必要な措置を講ずるものとする。

安全対策上必要な行政措置！！

○　厚生労働省の指示又は製造販売業者の自主的判断で、緊急安全性情報又は安全性速報が製造販売業者から送付される。

○　厚生労働省の指示又は製造販売業者の自主的判断で、医薬品の添付文書の「使用上の注意」が改訂され、副作用や警告等として追加掲載される。

○　極めて重篤な副作用で発生頻度も高い等の場合は、医薬品としての必要性が検討され、製造・販売の中止等の措置がとられる場合もある。

6）安全対策措置の伝達

　安全対策上必要な措置が決まると、厚生労働省は、その医薬品の製造販売業者に検討の結果を伝え、医療機関への情報提供など必要な対策をとるよう指示する。また、自主的な対策をとるよう指導することもある。

　このほか必要に応じて、医薬品の回収、出荷停止、販売停止、承認の取消し、あるいは追跡調査などの措置がとられる。なお、安全対策措置などの伝達のため、「緊急安全性情報等の提供に関する指針（平成 26 年 10 月 31 日薬食安発 1031 第 1 号）」が示されている。

（1）緊急安全性情報（イエローレター）

　緊急安全性情報は、A4 サイズの黄色地の印刷物である。かつては "ドクターレター" と呼ばれていたが、現在では、安全性速報（ブルーレター）と区別する意味もあって、「イエローレター」と呼ばれている。

　副作用の症状が極めて重い場合（死亡、身体的障害など後遺症が残る、催奇形性等）や副作用の頻度が極めて高い場合など、緊急に医師や薬剤師に知らせる必要がある場合に、製薬企業は、緊急安全性情報を医療機関・薬局に直接配布したり、ファクシミリや電子メール等を使ってその内容を提供したりする

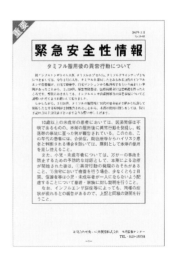

ことになる。

　緊急安全性情報は、厚生労働省からの命令、指示、製造販売業者の自主的な決定等により発出されるものであるが、製造販売業者の自主的な決定による場合であっても、厚生労働省及び総合機構と協議して作成される。

（2）安全性速報（ブルーレター）

　安全性速報は、A4サイズの青色地の印刷物で、ブルーレターとも呼ばれる。

　緊急安全性情報に準じ、一般的な使用上の注意の改訂情報よりも迅速な安全対策措置をとる必要があると判断された場合に、厚生労働省からの命令、指示、製造販売業者の自主的な決定その他により作成されるのが、この安全性速報である。製薬企業の自主的な決定による場合であっても、製造販売業者が厚生労働省及び総合機構と協議して作成される。

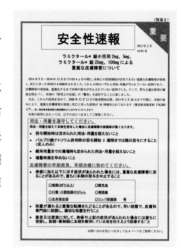

（3）使用上の注意の改訂

　新しい副作用、既知の副作用であっても重い症例が見つかった場合や、副作用の発生頻度が高くなっている場合などには、厚生労働省の指示又は製造販売業者の自主判断により、添付文書の「使用上の注意」が改訂される。

　そもそも、「使用上の注意」は、基本的に製薬企業の自主判断で作成され、必要に応じて随時改訂されるものとされている。したがって、厚生労働省からの指示がなくても、"自主改訂"という形で、「使用上の注意」が改訂さえるケースは珍しくない。実際のところ、「使用上の注意」の改訂は、毎月相当数あるため、日本製薬団体連合会がその改訂情報を月報「医薬品安全性対策情報」として全医療機関、薬局に配布している。なお、医薬品安全性対策情報は、DSU（Drug Safety Update）と呼ばれている。

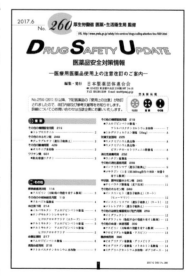

（4）医薬品・医療機器等安全性情報

厚生労働省においては、製薬企業からの副作用症例報告や研究報告、あるいは医薬品・医療機器等安全性情報報告制度によって医薬関係者から収集した情報のうち、注目すべき副作用等をとりまとめ、「医薬品・医療機器等安全性情報」として報告のあった施設等に連絡し、また、医療関係団体の広報誌等に掲載している。あわせて、ホームページ等でも紹介している。

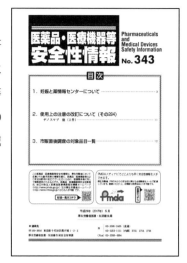

（5）PMDA メディナビ

医薬品医療機器情報配信サービス（PMDA メディナビ）は、医薬品や医療機器等の安全性に関する特に重要な情報が発出された際に、タイムリーにその情報を配信するメールサービスである。このサービスに登録すると、以下のような重要な安全性情報を直ちに無料で入手することができる。

○ 緊急安全性情報、安全性速報　　　○ 使用上の注意の改訂指示通知
○ 回収情報　　　　　　　　　　　　○ 承認情報
○ 医薬品リスク管理計画　　　　　　○ 適正使用等に関するお知らせ
○ 医薬品に関する評価中のリスク等情報
○ 副作用救済給付の決定のお知らせ

（6）安全対策情報のウェブサイト

総合機構のホームページには、①医薬品の添付文書情報、②厚生労働省が製薬企業に指示した緊急安全性情報や安全性速報、③「使用上の注意」の改訂情報、④医薬品による副作用が疑われる症例情報、⑤新薬の承認情報、⑥医薬品等の製品回収に関する情報が掲載され、広く関係者に提供されている。

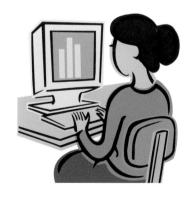

＜安全確保のためのサークル＞

　薬局や医薬関係者は、その副作用が予想以上に重篤である場合や発生頻度が高いと思われる場合は、厚生労働省や製薬企業に報告する。また、未知の副作用の発見にも気を配り、必要な場合はそれについても報告することになる。一方、厚生労働省や製薬企業においては、常に副作用情報を集め、いち早く対策を検討し、薬局や医薬関係者にフィードバックをしている。

　この一連のサークルがスムーズに機能することが大事なのだ。

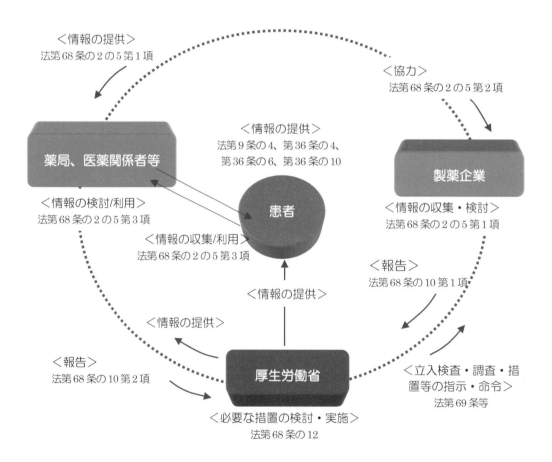

医薬品の安全対策サークル図

＜情報の提供＞
法第68条の2の5第1項

＜協力＞
法第68条の2の5第2項

薬局、医薬関係者等

＜情報の提供＞
法第9条の4、第36条の4、
第36条の6、第36条の10

製薬企業

患者

＜情報の検討/利用＞
法第68条の2の5第3項

＜情報の収集・検討＞
法第68条の2の5第1項

＜情報の収集/利用＞
法第68条の2の5第3項

＜報告＞
法第68条の10第1項

＜情報の提供＞

＜情報の提供＞

厚生労働省

＜報告＞
法第68条の10第2項

＜立入検査・調査・措
置等の指示・命令＞
法第69条等

＜必要な措置の検討・実施＞
法第68条の12

2　医薬品の表示と添付文書

1）医薬品の表示

（1）医薬品の容器・被包への表示

　　錠剤やカプセルの製造が完了したとしても、それだけでは医薬品を出荷することはできない。錠剤やカプセル剤がそれ単独で売られたとしても、何の薬か分からなければ使うことができない。

　　医薬品は、どのような成分がどれだけ入っていて、何に効くのか、どれ位の量を飲めばよいか、また、どのような注意が必要なのか、それらの情報が記載された容器・被包、紙面、あるいはそれらの情報にアクセスできるコードがあってこその医薬品だ。

　　だから、医薬品そのものの品質管理だけでなく、必要な情報の記載された容器・被包になっているか、必要な情報の記載された紙面が添付されているか、ということも大切な管理事項になっている。薬機法では、容器・包装、添付する紙面等の記載事項を詳細に定めている。

　　まずは、医薬品の直接の容器・被包について見てみよう。

薬機法

（直接の容器等の記載事項）

第五十条

医薬品は、その直接の容器又は直接の被包に、次に掲げる事項が記載されていなければならない。ただし、厚生労働省令で別段の定めをしたときは、この限りでない。

一　製造販売業者の氏名又は名称及び住所

二　名称（日本薬局方に収められている医薬品にあつては日本薬局方において定められた名称、その他の医薬品で一般的名称があるものにあつてはその一般的名称）

三　製造番号又は製造記号

四　重量、容量又は個数等の内容量

五　日本薬局方に収められている医薬品にあつては、「日本薬局方」の文字及び日本薬局方において直接の容器又は直接の被包に記載するように定められた事項

六　要指導医薬品にあつては、厚生労働省令で定める事項

七　一般用医薬品にあつては、第三十六条の七第一項に規定する区分ごとに、厚生労働省令で定める事項

八　第四十一条第三項の規定によりその基準が定められた体外診断用医薬品にあつては、その基準において直接の容器又は直接の被包に記載するように定められた事項

九　第四十二条第一項の規定によりその基準が定められた医薬品にあつては、貯法、有効期間その他その基準において直接の容器又は直接の被包に記載するように定められた事項

十　日本薬局方に収められていない医薬品にあつては、その有効成分の名称（一般的名称があるものにあつては、その一般的名称）及びその分量(有効成分が不明のものにあつては、その本質及び製造方法の要旨)

十一　習慣性があるものとして厚生労働大臣の指定する医薬品にあつては、「注意―習慣性あり」の文字

十二　前条第一項の規定により厚生労働大臣の指定する医薬品にあつては、「注意―医師等の処方箋により使用すること」の文字

十三　厚生労働大臣が指定する医薬品にあつては、「注意―人体に使用しないこと」の文字

十四　厚生労働大臣の指定する医薬品にあつては、その使用の期限

十五　前各号に掲げるもののほか、厚生労働省令で定める事項

医薬品の「直接の容器・被包」とは、錠剤やカプセル、シロップなどが入ったガラス瓶、紙箱、プラスチック製容器、注射剤のアンプル、軟膏のチューブなど、医薬品が入っている容器又は被包のことである。一方、紛らわしいが、散剤を一回分ずつ収めた分包紙や防湿用のビニール袋、PTP包装は「直接の容器・被包」に該当しない。

さて、「直接の容器・被包」には、上記の条文に掲げる事項が直接印刷されているか、あるいは記載されたラベルが貼られていなければならない。

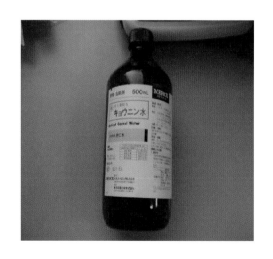

ただし、注射剤のアンプル等では記載するスペースが小さすぎる場合もある。このような場合は、例えば「製造販売業者の氏名又は名称及び住所（法第50条第1号）」の代わりに「製造販売業者の略名」でよい等、簡略記載が認められている。（則第211条）

（2）表示事項の記載要領

では、法第 50 条に基づく、直接の容器等の記載事項を一つずつ見ていこう。

第一号
これは、製造販売業者の名称及び住所の記載を求めたものである。なぜなら、医薬品を製造したのは「製造業者」であるが、市場への出荷責任は「製造販売業者」にあるからだ。

第二号
医薬品の名称（商品名ではない）を記載する。ただし、日本薬局方に収載されている場合は、局方名を記載する。

第三号
製造番号又は製造記号は、ロット番号とも呼ばれる。同じ製造所で、同じ製造条件（製造日、同一原料、同一製造工程等）を経て、製造された医薬品には、同じロット番号が付けられている。その医薬品が、何年何月何日、どこで製造されたものかを後日確認する上で大変重要な情報だ。例えば、市販後に不良品が出た場合、同じロット番号のものは、同じ不良品であるおそれがあるから、全てが回収されることになる。

第四号
製品の容器中の医薬品の内容量（例：何錠、何カプセル、何グラム、何 mL）を記載する。

第五号
日本薬局方で記載することを求められている事項（例：「日本薬局方」の文字、有効期限）を記載する。

第六号
要指導医薬品であることが明確に分かるようにするため、「要指導医薬品」の文字を黒枠、黒字で記載する。容器の地色により明瞭に読めない場合は、白字に白枠で記載することもできる。（規則第 209 条の 2）

第七号
一般用医薬品のおおよそのリスクの程度が明確に分かるようにするため、リスク区分に応じて「第 1 類医薬品」、「第 2 類医薬品」、「第 3 類医薬品」の字句を記載する。（規則第 209 条の 3）

第八号
体外診断用医薬品の基本要件基準（法第 41 条第 3 項）で定められた事項を記載するが、現在のところ、特に定められたものはない。

| 第九号 | 生物学的製剤や放射性医薬品など法定の基準（法第42条第1項）が定められている医薬品の場合は、その基準で定められている貯法、有効期間等を記載する。 |

| 第一〇号 | 日本薬局方に収載されていない医薬品については、有効成分の名称（一般的名称があるものにあっては、その一般的名称）及びその分量（本質及び製造方法の要旨）を記載する。 |

| 第一一号 | 精神安定剤や睡眠薬など、長期間服用し続けると「習慣性」を生ずる医薬品については、注意を喚起するため「注意―習慣性あり」と記載する。 |

| 第一二号 | 処方箋医薬品については、「注意―医師等の処方箋により使用すること」と記載する。 |

| 第一三号 | 「注意―人体に使用しないこと」と記載するものとして、ネズミ、はえ、蚊その他これに類する生物の防除の目的のために使用される医薬品のうち、人の身体に使用されないものが指定されている。 |

| 第一四号 | 経時変化を起こしやすい医薬品など、厚生労働大臣の指定する医薬品については、その使用の期限を記載する。 |

| 第一五号 | 「厚生労働省で定める事項」は、次のとおりである。（規則第210条）

① 専ら他の医薬品の製造に使用されることを目的とした医薬品（製造専用医薬品、つまり原料医薬品）については、「製造専用」の文字

② 外国特例承認を受けた医薬品、体外診断用医薬品については、外国特例承認取得者の氏名及びその住所地の国名等

③ 基準適合性認証を受けた体外診断用医薬品で本邦に輸出されるものについては、外国特例認証取得者の氏名及びその住所地の国名等

④ 配置販売品目基準に適合しない一般用医薬品については、「店舗専用」の文字

⑤ 指定第二類医薬品については、「第2類医薬品」の「2」を枠で囲む |

２）医薬品の添付文書

　電気器具を買えば、その箱の中に必ず使用説明書が入っているが、医薬品も同じだ。薬局で買った一般用医薬品の箱を開ければ、添付文書が入っている。病院でもらったり、薬局で調剤してもらった薬の場合、その病院や薬局で作成した説明書が付いているだけだが、病院や薬局に納入される医薬品の箱には、製薬企業が作成した添付文書が入れられている。

　昔は「能書」とか「効能書き」などといったものだが、今日の添付文書は、「〇〇に効きます」という効能の説明だけではない。例えば、一般用医薬品の場合は、守らないと症状が悪化する事項、副作用が起こりやすくなる事項、あるいは使用前にその使用の適否について専門家に相談すべきである場合が記載されている。

　言ってみれば、添付文書は個々の医薬品の"データベース"といってよい。医薬品のうち、要指導医薬品及び一般用医薬品等の添付文書の記載事項として、以下のとおり定められている。

薬機法

（容器等への符号等の記載）
第五十二条

2　要指導医薬品、一般用医薬品その他の厚生労働省令で定める医薬品は、これに添付する文書又はその容器若しくは被包に、当該医薬品に関する最新の論文その他により得られた知見に基づき、次に掲げる事項が記載されていなければならない。（略）

一　用法、用量その他使用及び取扱い上の必要な注意

二　日本薬局方に収められている医薬品にあつては、日本薬局方において当該医薬品の品質、有効性及び安全性に関連する事項として記載するように定められた事項

三　第四十一条第三項の規定によりその基準が定められた体外診断用医薬品にあつては、その基準において当該体外診断用医薬品の品質、有効性及び安全性に関連する事項として記載するように定められた事項

四　第四十二条第一項の規定によりその基準が定められた医薬品にあつては、その基準において当該医薬品の品質、有効性及び安全性に関連する事項として記載するように定められた事項

五　前各号に掲げるもののほか、厚生労働省令で定める事項

薬機法では、その医薬品を使用するにあたって必要な情報が記載された紙面を添付するか、あるいは、外箱等に十分な面積があれば、そこに記載することを求めている。記載事項はかなり多いため、紙面である「添付文書」が付いているのが普通だ。

ここで、注意しなければならないのは、その「添付文書」を誰が読むのかという点だ。

要指導医薬品及び一般用医薬品の場合、一般の生活者が自らの判断で選択し、使用するものであるため、その添付文書の"読者"は一般の生活者になる。

したがって、医師や薬剤師にしか理解できない用語を使って添付文書が作成されていたとしても、全く意味をなさない。なぜなら、一般の生活者にとってはチンプンカンプンであるからだ。

そのため、要指導医薬品及び一般用医薬品の添付文書は、専門用語を避け、平易な表現で簡潔な表現にするとともに、適宜、図表やイラストを使う等の工夫して作成されている。

その記載項目と記載順序は右のとおりだ。

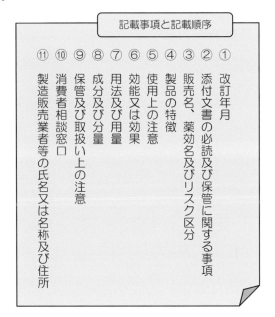

記載事項と記載順序

① 改訂年月
② 添付文書の必読及び保管に関する事項
③ 販売名、薬効名及びリスク区分
④ 製品の特徴
⑤ 使用上の注意
⑥ 効能又は効果
⑦ 用法及び用量
⑧ 成分及び分量
⑨ 保管及び取扱い上の注意
⑩ 消費者相談窓口
⑪ 製造販売業者等の氏名又は名称及び住所

では、記載事項を順番に見ていこう！

①改訂年月 ▶ 添付文書には、できるだけ最新の情報を盛り込む必要ある。そこで、重要な内容を変更した場合は、改訂年月を記載するとともに、改訂箇所を明示する。

②添付文書の必読及び保管に関する事項 ▶ 販売名の上部に、「使用する前に添付文書を必ずお読み下さい」など、添付文書の必読及び保管に関する注意を記載する。

③販売名、薬効名及びリスク区分	承認を受けた販売名を記載する。 日本薬局方に収められている医薬品については、日本薬局方で定められた名称を記載し、販売名がある場合は併記してもよい。 薬効名として、当該医薬品の薬効又は性格を正しく表すことのできる名称を記載する。 リスク区分として、第一類医薬品、指定第二類医薬品、第二類医薬品、第三類医薬品の区分を記載する。
④製品の特徴	使用者が製品の概要を知るために必要な内容を簡潔に記載する。
⑤使用上の注意	（P174〜180）
⑥効能又は効果	承認を受けた効能又は効果を記載する。 承認を要しない医薬品については、医学・薬学上認められた範囲内の効能又は効果を記載する。
⑦用法及び用量	承認を受けた用法及び用量を記載する。 承認を要しない医薬品については、医学・薬学上認められた範囲内の用法及び用量を記載する。
⑧成分及び分量	有効成分の名称及びその分量並びに医薬品添加物の名称を記載する。
⑨保管及び取扱い上の注意	温度、湿度、日光等に関する注意があれば記載する。 小児の手の届かない所に保管すべき旨の注意を記載する。 他の容器に入れかえることは、事故のもとになったり、品質保持の観点からも好ましくないので、その旨を記載する。 携帯容器が添付されている場合は、その容器以外の容器に入れかえない旨の注意を記載する。

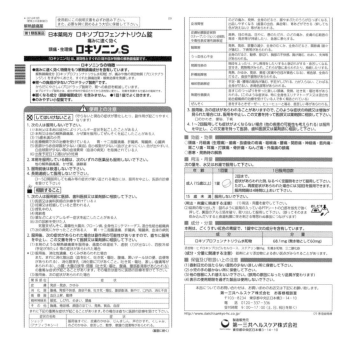

| ⑩消費者相談窓口 | 一般使用者からの当該医薬品について相談に応じることができる連絡先担当部門の名称、電話番号、受付日時等を記載する。 |

| ⑪製造販売業者等の氏名又は名称及び住所 | 当該医薬品の販売を製造販売業者以外が行う場合など、必要に応じて販売業者の氏名又は名称及び住所も併せて記載する。 |

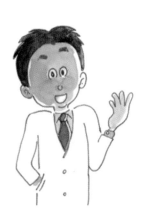

＜「使用上の注意」の記載方法＞

「使用上の注意」の項目と記載順序については、以下のとおり示されている。（平成 23 年 10 月 14 日薬食発 1014 第 3 号）

1　してはいけないこと

① 　　は使用しないこと

② 次の部位には使用しないこと

③ 本剤を使用している間は、次のいずれの医薬品も使用しないこと

④ その他

2　相談すること

① 次の人は使用前に医師、歯科医師（歯科医師については、歯科医師が関係する場合にのみ記載する。以下、本記載要領において同じ。）、薬剤師又は登録販売者（第一類医薬品には登録販売者は記載しないこと。以下、本記載要領において同じ。）に相談すること

② 使用後、次の症状があらわれた場合は副作用の可能性があるので、直ちに使用を中止し、この文書を持って医師、歯科医師、薬剤師又は登録販売者に相談すること。

③ 使用後、次の症状の持続又は増強がみられた場合は、使用を中止し、この文書を持って医師、歯科医師、薬剤時又は登録販売者に相談すること。

④ 一定の期間又は一定の回数を使用しても症状の改善がみられない場合は、この文書を持って医師、歯科医師、薬剤師又は登録販売者に相談すること。

⑤ その他

3　その他の注意

4　保管及び取扱い上の注意

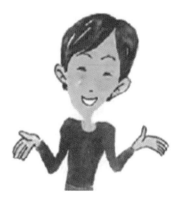

では、厚生労働省が示した記載要領と、実際の製品の記載例を見比べてみよう。

① 次の人は使用しないこと

一　効能又は効果の範囲であっても、疾病の種類、症状、合併症、既往歴、体質、妊娠の可能性の有無、授乳の有無、年齢、性別等からみて使用すべきでない人について、一般使用者が自らの判断で確認できる事項を記載する。

二　適応症の範囲以外で、誤って使用されやすい類似の疾病や症状がある場合には、その内容を記載する。

② 次の人は使用しないこと
①に準じて記載する。

③ 本剤を使用している間は、次のいずれの医薬品も使用しないこと
同種同効の医薬品又は相互作用を起こしやすい医薬品との併用に関する注意事項を記載する。

④ その他

一　乳汁への移行性等から乳児に対する危険性がある場合には、本剤の使用期間中は授乳しない又は授乳期間中に本剤を使用しない旨の注意を記載する。

二　副作用が発現すると重大な事故につながるおそれがある作業等に関する注意事項がある場合には、その副作用の内容及びそのような作業に従事しない旨の注意を記載する。

三　アルコール等の食品と相互作用を起こす可能性がある場合には、本剤の使用中には、その食品を摂取しない旨の注意を記載する。

四　その他、重大な副作用又は事故を防止する目的で本剤に記載することが適当であると判断される事項があれば記載する。

1　してはいけないこと　＜実際の製品での記載例＞

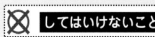 してはいけないこと

（守らないと現在の症状が悪化したり、副作用・事故が起きやすくなります）

1．次の人は服用しないでください。
　⑴ 本剤によるアレルギー症状を起こしたことがある人
　⑵ 本剤又は他のかぜ薬、解熱鎮痛薬を服用してぜんそくを起こしたことがある人

2．本剤を服用している間は、次のいずれの医薬品も服用しないでください
　他のかぜ薬、解熱鎮痛薬、鎮静薬、鎮咳去痰薬、抗ヒスタミン剤を含有する内服薬（鼻炎用内服薬、乗物酔い薬、アレルギー用薬）

3．服用後、乗物又は機械類の運転操作をしないでください
　（眠気や目のかすみ、異常なまぶしさ等の症状があらわれることがあります。）

4．服用時は飲酒しないでください

5．長期連用しないでください

2　相談すること　＜厚生労働省が示した記載要領＞

① 次の人は使用前に医師、歯科医師、薬剤師又は登録販売者に相談すること

疾病の種類、症状、合併症、既往歴、体質、妊娠の可能性の有無、授乳の有無、年齢、性別等からみて、副作用による危険性が高い場合若しくは医師又は歯科医師の治療を受けている人であって、一般使用者の判断のみで使用することが不適当な場合について記載する。

② 使用後、次の症状があらわれた場合は、直ちに使用を中止し、この文書を持って医師、歯科医師、薬剤師又は登録販売者に相談すること

一　副作用のうち、本剤の使用を続けると症状が重くなったり、症状が長く続くおそれのあるものについて記載することとし、一般使用者が判断できる初期症状を主に記載する。

二　副作用の内容は一般的な副作用とまれに発生する重篤な副作用に分けて、表形式にする等わかりやすいよう工夫して記載する。

三　副作用の記載に当たっては、最初に、一般的な副作用について発現部位別に症状を記載し、次に、まれに発生する重篤な副作用について副作用名毎に症状を記載する。なお、重篤な副作用の発現時には医療機関を受診する旨を記載する。

③ 使用後、次の症状の持続又は増強がみられた場合は、使用を中止し、この文書を持って医師、歯科医師、薬剤師又は登録販売者に相談すること

④ 一定の期間又は一定回数を使用しても症状の改善がみられない場合は、この文書を持って医師、歯科医師、薬剤師又は登録販売者に相談する。この場合、期間又は回数は、可能な限り具体的な数値で記載する。

⑤ その他

①から④に分類されない相談すべき注意事項があれば記載する。

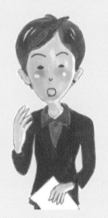

相談すること

1．次の人は服用前に医師又は薬剤師にご相談ください。

(1) 医師又は歯科医師に治療を受けている人
(2) 妊婦又は妊娠していると思われる人
(3) 授乳中の人
(4) 高齢者
(5) 本人又は家族がアレルギー体質の人
(6) 薬によるアレルギー症状を起こしたことがある人
(7) 次の症状がある人
　　高熱、排尿困難
(8) 次の診断を受けた人
　　甲状腺機能障害、糖尿病、心臓病、高血圧、肝臓病、腎臓病、胃・十二指腸潰瘍、緑内障

2．次の場合は、直ちに服用を中止し、この説明書を持って医師又は薬剤師に相談してください。

(1) 服用後、次の症状があらわれた場合

関 係 部 位	症　　状
皮ふ	発疹、発赤、かゆみ
消化器	悪心、嘔吐、食欲不振
精神神経系	めまい、頭痛
その他	排尿困難、顔のほてり、異常なまぶしさ

まれに下記の重篤な症状が起こることがあります。その場合には直ちに医師の診療を受けてください。

症 状 の 名 称	症　　状
ショック（アナフィラキシー）	服用後すぐにじんましん、浮腫、胸苦しさ等とともに、顔色が青白くなり、手足が冷たくなり、冷や汗、息苦しさ等があらわれる。
皮膚粘膜眼症候群（スティーブンス・ジョンソン症候群）中毒性表皮壊死症（ライエル症候群）	高熱を伴って、発疹・発赤、火傷様の水ぶくれ等の激しい症状が、全身の皮ふ、口や目の粘膜にあらわれる。
肝機能障害	全身のだるさ、黄疸（皮ふや白目が黄色くなる）等があらわれる。
間質性肺炎	空せき（たんを伴わないせき）を伴い、息切れ、呼吸困難、発熱等があらわれる。（これらの症状は、かぜの諸症状と区別が難しいこともあり、空せき、発熱等の症状が悪化した場合にも、服用を中止するとともに、医師の診療を受けてください。）
ぜんそく	息をするときゼーゼー、ヒューヒューと鳴る、息苦しい等があらわれる

(2) 5〜6回服用しても症状がよくならない場合

3．次の症状があらわれることがあるので、このような症状の継続又は増強が見られた場合には、服用を中止し、医師又は薬剤師に相談してください。

　　　便秘、口のかわき

3　その他の注意　＜厚生労働省が示した記載要領＞

「してはいけないこと」又は「相談すること」に分類されない使用上の注意があれば記載すること

3　その他の注意　＜実際の製品での記載例＞

⑴　毛髪が成長するには時間がかかります。効果がわかるようになるまで少なくとも６ヵ月間、毎日使用してください。（本剤の有効性は６ヵ月間使用した場合に認められています。）

⑵　毛髪が成長する程度には個人差があり、本剤は誰にでも効果があるわけではありません。

⑶　効果を維持するには継続して使用することが必要で、使用を中止すると徐々に元に戻ります。（本剤は壮年性脱毛症の原因を取り除くものではありません。）

4　保管及び取扱い上の注意　＜厚生労働省が示した記載要領＞

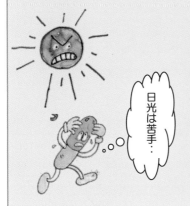

日光は苦手…

次のような事項を記載すること

① 温度、湿度、日光等に関する注意があれば記載する。

② 小児の手の届かない所に保管すべき旨の注意を記載する。

③ 他の容器に入れかえることは、事故のもとになったり、品質保持の観点からも好ましくないので、その旨を記載する。また、携帯容器（薬剤を移し替えても品質上問題のないことを担保した容器）が添付されている場合は、その容器以外の容器に入れかえない旨の注意を記載する。

④ その他、当該項目に関して必要な事項があれば記載する。

4　保管及び取扱い上の注意　＜実際の製品の記載例＞

⑴　直射日光の当たらない湿気の少ない所に保管してください。

⑵　小児の手の届かない所に保管してください。

⑶　他の容器に入れ替えないでください。
　（誤用の原因になったり、品質が変わるおそれがあります。）

⑷　使用期限をすぎた製品は、服用しないでください。

⑸　カプセル剤は吸湿してやわらかくなる性質があるため、アルミ袋から出した後は、できるだけ乾燥した場所に保管してください。やわらかくなっても効果に変わりはありません。

さらに、「使用上の注意」のうち以下の事項については、消費者が製品の封を開いて添付文書を取り出さなくても外から見て分かるように、外箱等にも記載することとされている。（平成 23 年 10 月 14 日薬食発 1014 第 3 号）

① 次の人は使用しないこと

② 次の部位には使用しないこと

③ 乳汁への移行性等から乳児に対する危険性がある医薬品に関する注意事項

④ 副作用が発現すると重大な事故につながるおそれがある作業等に関する事項

⑤ 専門家への相談の推奨に関する事項

⑥ 添付文書の必読に関する事項

⑦ 医薬品の保管に関する事項

⑧ 以下の事項等、その他外部の容器又は外部の被包に記載することが適当と考えられる事項
　一　リスク区分表示
　二　医薬品副作用被害救済制度に関する表示
　三　消費者相談窓口

実際の製品の外箱等には、このように記載されている。

1．次の人は使用しないでください。
　（1）本剤によるアレルギー症状を起こしたことがある人。
　（2）本剤又は他のかぜ薬、解熱鎮痛薬を服用してぜんそくを起こしたことがある人。

2．服用後、乗物又は機械類の運転操作をしないでください。

3．服用に際しては、説明文書をよく読んでください。

4．直射日光の当たらない湿気の少ない涼しいところに保管してください。

添付文書は、まさに、医薬品の適正使用のためのデータベースなのだ。

3　アクセス符号の表示

1）医薬品の注意事項等情報へのアクセス符号

　「添付文書は、まさに、医薬品の適正使用のためのデータベース」であるため、常に最新の情報が記載されていなければならない。しかし、医療の現場から報告される副作用の中には、それまで知られなかった未知のものもある。また、それまで稀にしか発現しないと考えられていた副作用であっても、併用薬によっては発生頻度が跳ね上がってしまうことが判明する場合もあろう。

　そういったときには、添付文書を最新の内容に改めなければならないが、紙面で情報提供するという性格上、どうしてもタイムラグを生じる。添付文書の印刷には時間がかかる上に、在庫製品に同梱されている添付文書は改訂前の内容とならざるを得ず、最新の情報を伝達することが難しいためだ。

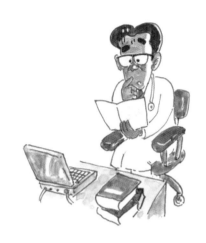

　添付文書の弱点はこれ以外にもある。近年は、医療機関が診療して処方箋を交付し、その処方箋に基づいて薬局が調剤するという医薬分業が進展しているが、この場合、医療機関では処方箋調剤に用いる医療用医薬品を扱わないため、その添付文書を入手できないことになる。

　このほか、一つの医療提供施設において同一の医療用医薬品を大量に取り扱っている場合、添付文書は一つ入手できれば十分であり、全ての箱に同梱されている必要性は全くない。いかにも紙資源の浪費である。

　こうした弱点を克服するため、令和元年の法改正により、添付文書の電子化が推進された。

　まずは、右の条文を見てほしい。

　条文中、「医薬品（次項に規定する医薬品を除く。）」とは、公表対象医薬品と呼ばれるもので、具体的には医療用医薬品を指している。

　つまり、医師等の指示により使用される医療用医薬品においては、添付文書を同梱する代わりとして、その医薬品の注意事項等情報が掲載されたインターネット上のサイトにアクセスするための符号（GS1 バーコード）を容器等に記

　薬機法

（容器等への符号等の記載）
第五十二条

　医薬品（次項に規定する医薬品を除く。）は、その容器又は被包に、電子情報処理組織を使用する方法その他の情報通信の技術を利用する方法であって厚生労働省令で定めるものにより、第六十八条の二第一項の規定により公表された同条第二項に規定する注意事項等情報を入手するために必要な番号、記号その他の符号が記載されていなければならない。（略）

載することを求めている。これは、スキャナーで GS1 バーコードで読み取ることにより、詳細情報である「注意事項等情報」を閲覧できるという仕組みである。

　なお、一般の生活者が自らの判断で選択し、使用する一般用医薬品、要指導医薬品及び薬局製造販売医薬品については、従来どおり、添付文書の同梱が求められる。（法第 52 条第 2 項）

＜医薬品の注意事項等情報＞

　「注意事項等情報」とは、令和元年の法改正により新しく登場した用語であるが、その内容は従前の「添付文書等記載事項」に相当する情報である。注意事項等情報として、以下の事項が定められている。

法第 68 条の 2 第 2 項第 1 号

① **用法、用量その他使用及び取扱い上の必要な注意**

② 日本薬局方に収められている医薬品にあっては、日本薬局方において当該医薬品の品質、有効性及び安全性に関連する事項として公表するように定められた事項

③ 基本要件基準（法第 41 条第 3 項の基準）が定められた体外診断用医薬品にあっては、その基準において当該体外診断用医薬品の品質、有効性及び安全性に関連する事項として公表するように定められた事項

④ 法定の基準（法第 42 条第 1 項の基準）が定められた医薬品にあっては、その基準において当該医薬品の品質、有効性及び安全性に関連する事項として公表するように定められた事項

⑤ ①〜④に掲げるもののほか、厚生労働省令で定める事項

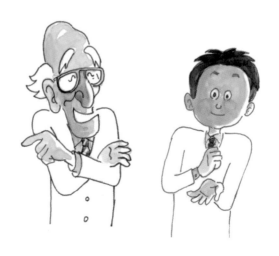

２）医薬品の在庫管理情報へのアクセス符号

　医薬品に関して重要な情報は、その適正使用に必要な「注意事項等情報」だけではない。医薬品は製造所で大量に製造され、全国に流通する製品であることを踏まえると、その流通記録を追跡できる仕組みが必要になる。

　例えば、市場に出荷した後に有効成分の含量不足が判明した場合、当該ロットは全て回収の対象となる。この場合、流通上の在庫になっている当該製品を素早く回収しなければならない。あるいは、当該製品が既に使用されてしまった場合には、その使用者を特定し、適切な医療上の措置を施さなければならない。

　また、医療機関や薬局等は、その倉庫に膨大な種類、数の医薬品の在庫を抱えているが、医薬品の取り違えがあってはならないし、使用期限の切れた製品を使用することは許されない。

　そこで、医薬品の流通記録の追跡を確実に行えるようにするため、また、医薬品の在庫管理を容易にできるようにするため、従来より、在庫管理情報にアクセスするためのバーコードが製品容器に記載されていた。これは、スキャナーでバーコードで読み取ることにより、簡易情報である「在庫管理情報（例：製品コード、製造ロット記号、使用期限）」を閲覧できるという仕組みである。

　こうしたバーコード記載の更なる普及を促すため、令和元年の法改正により、医薬品の容器等へのバーコード記載が法令上の義務となった。（法第68条の2の5／令和4年12月1日施行）

> **薬機法**
>
> （医薬品、医療機器又は再生医療等製品を特定するための符号の容器への表示等）
> （未施行法）　第六十八条の二の五
> 　医薬品の製造販売業者は、厚生労働省令で定める区分に応じ、医薬品の特定に資する情報を円滑に提供するため、医薬品を特定するための符号のこれらの容器への表示その他の厚生労働省令で定める措置を講じなければならない。

医薬品、医療機器等の品質、有効性及び安全性の確保等に関する法律

（昭和 35 年 8 月 10 日 法律第 145 号）（抜粋）

改正　前略　令和元年 12 月 4 日法律第 63 号

第一章　総則

（目的）

第一条　この法律は、医薬品、医薬部外品、化粧品、医療機器及び再生医療等製品（以下「医薬品等」という。）の品質、有効性及び安全性の確保並びにこれらの使用による保健衛生上の危害の発生及び拡大の防止のために必要な規制を行うとともに、指定薬物の規制に関する措置を講ずるほか、医療上特にその必要性が高い医薬品、医療機器及び再生医療等製品の研究開発の促進のために必要な措置を講ずることにより、保健衛生の向上を図ることを目的とする。

（国の責務）

第一条の二　国は、この法律の目的を達成するため、医薬品等の品質、有効性及び安全性の確保、これらの使用による保健衛生上の危害の発生及び拡大の防止その他の必要な施策を策定し、及び実施しなければならない。

（都道府県等の責務）

第一条の三　都道府県、地域保健法（昭和二十二年法律第百一号）第五条第一項の政令で定める市（以下「保健所を設置する市」という。）及び特別区は、前条の施策に関し、国との適切な役割分担を踏まえて、当該地域の状況に応じた施策を策定し、及び実施しなければならない。

（医薬品等関連事業者等の責務）

第一条の四　医薬品等の製造販売、製造（小分けを含む。以下同じ。）、販売、貸与若しくは修理を業として行う者、第四条第一項の許可を受けた者（以下「薬局開設者」という。）又は病院、診療所若しくは飼育動物診療施設（獣医療法（平成四年法律第四十六号）第二条第二項に規定する診療施設をいい、往診のみによつて獣医師に飼育動物の診療業務を行わせる者の住所を含む。以下同じ。）の開設者は、その相互間の情報交換を行うことその他の必要な措置を講ずることにより、医薬品等の品質、有効性及び安全性の確保並びにこれらの使用による保健衛生上の危害の発生及び拡大の防止に努めなければならない。

（医薬関係者の責務）

第一条の五　医師、歯科医師、薬剤師、獣医師その他の医薬関係者は、医薬品等の有効性及び安全性その他これらの適正な使用に関する知識と理解を深

めるとともに、これらの使用の対象者（動物への使用にあつては、その所有者又は管理者。第六十八条の四、第六十八条の七第三項及び第四項、第六十八条の二十一並びに第六十八条の二十二第三項及び第四項において同じ。）及びこれらを購入し、又は譲り受けようとする者に対し、これらの適正な使用に関する事項に関する正確かつ適切な情報の提供に努めなければならない。

2 薬局において調剤又は調剤された薬剤若しくは医薬品の販売若しくは授与の業務に従事する薬剤師は、薬剤又は医薬品の適切かつ効率的な提供に資するため、医療を受ける者の薬剤又は医薬品の使用に関する情報を他の医療提供施設（医療法（昭和二十三年法律第二百五号）第一条の二第二項に規定する医療提供施設をいう。以下同じ。）において診療又は調剤に従事する医師若しくは歯科医師又は薬剤師に提供することにより、医療提供施設相互間の業務の連携の推進に努めなければならない。

3 薬局開設者は、医療を受ける者に必要な薬剤及び医薬品の安定的な供給を図るとともに、当該薬局において薬剤師による前項の情報の提供が円滑になされるよう配慮しなければならない。

（国民の役割）

第一条の六 国民は、医薬品等を適正に使用するとともに、これらの有効性及び安全性に関する知識と理解を深めるよう努めなければならない。

（定義）

第二条 この法律で「医薬品」とは、次に掲げる物をいう。

一 日本薬局方に収められている物

二 人又は動物の疾病の診断、治療又は予防に使用されることが目的とされている物であつて、機械器具等（機械器具、歯科材料、医療用品、衛生用品並びにプログラム（電子計算機に対する指令であつて、一の結果を得ることができるように組み合わされたものをいう。以下同じ。）及びこれを記録した記録媒体をいう。以下同じ。）でないもの（医薬部外品及び再生医療等製品を除く。）

三 人又は動物の身体の構造又は機能に影響を及ぼすことが目的とされている物であつて、機械器具等でないもの（医薬部外品、化粧品及び再

生医療等製品を除く。）

2 この法律で「医薬部外品」とは、次に掲げる物であつて人体に対する作用が緩和なものをいう。

一 次のイからハまでに掲げる目的のために使用される物（これらの使用目的のほかに、併せて前項第二号又は第三号に規定する目的のために使用される物を除く。）であつて機械器具等でないもの

イ 吐きけその他の不快感又は口臭若しくは体臭の防止

ロ あせも、ただれ等の防止

ハ 脱毛の防止、育毛又は除毛

二 人又は動物の保健のためにするねずみ、はえ、蚊、のみその他これらに類する生物の防除の目的のために使用される物（この使用目的のほかに、併せて前項第二号又は第三号に規定する目的のために使用される物を除く。）であつて機械器具等でないもの

三 前項第二号又は第三号に規定する目的のために使用される物（前二号に掲げる物を除く。）のうち、厚生労働大臣が指定するもの

3 この法律で「化粧品」とは、人の身体を清潔にし、美化し、魅力を増し、容貌を変え、又は皮膚若しくは毛髪を健やかに保つために、身体に塗擦、散布その他これらに類似する方法で使用されることが目的とされている物で、人体に対する作用が緩和なものをいう。ただし、これらの使用目的のほかに、第一項第二号又は第三号に規定する用途に使用されることも併せて目的とされている物及び医薬部外品を除く。

4 この法律で「医療機器」とは、人若しくは動物の疾病の診断、治療若しくは予防に使用されること、又は人若しくは動物の身体の構造若しくは機能に影響を及ぼすことが目的とされている機械器具等（再生医療等製品を除く。）であつて、政令で定めるものをいう。

5 この法律で「高度管理医療機器」とは、医療機器であつて、副作用又は機能の障害が生じた場合（適正な使用目的に従い適正に使用された場合に限る。次項及び第七項において同じ。）において人の生命及び健康に重大な影響を与えるおそれがあることからその適切な管理が必要なものとして、厚生労働大臣が薬事・食品衛生審議会の意見を聴いて指

定するものをいう。

6　この法律で「管理医療機器」とは、高度管理医療機器以外の医療機器であって、副作用又は機能の障害が生じた場合において人の生命及び健康に影響を与えるおそれがあることからその適切な管理が必要なものとして、厚生労働大臣が薬事・食品衛生審議会の意見を聴いて指定するものをいう。

7　この法律で「一般医療機器」とは、高度管理医療機器及び管理医療機器以外の医療機器であって、副作用又は機能の障害が生じた場合においても、人の生命及び健康に影響を与えるおそれがほとんどないものとして、厚生労働大臣が薬事・食品衛生審議会の意見を聴いて指定するものをいう。

8　この法律で「特定保守管理医療機器」とは、医療機器のうち、保守点検、修理その他の管理に専門的な知識及び技能を必要とすることからその適正な管理が行われなければ疾病の診断、治療又は予防に重大な影響を与えるおそれがあるものとして、厚生労働大臣が薬事・食品衛生審議会の意見を聴いて指定するものをいう。

9　この法律で「再生医療等製品」とは、次に掲げる物（医薬部外品及び化粧品を除く。）であって、政令で定めるものをいう。

　一　次に掲げる医療又は獣医療に使用されることが目的とされている物のうち、人又は動物の細胞に培養その他の加工を施したもの

　　イ　人又は動物の身体の構造又は機能の再建、修復又は形成

　　ロ　人又は動物の疾病の治療又は予防

　二　人又は動物の疾病の治療に使用されることが目的とされている物のうち、人又は動物の細胞に導入され、これらの体内で発現する遺伝子を含有させたもの

10　この法律で「生物由来製品」とは、人その他の生物（植物を除く。）に由来するものを原料又は材料として製造をされる医薬品、医薬部外品、化粧品又は医療機器のうち、保健衛生上特別の注意を要するものとして、厚生労働大臣が薬事・食品衛生審議会の意見を聴いて指定するものをいう。

11　この法律で「特定生物由来製品」とは、生物由来製品のうち、販売し、貸与し、又は授与した後において当該生物由来製品による保健衛生上の危害の発生又は拡大を防止するための措置を講ずる

ことが必要なものであって、厚生労働大臣が薬事・食品衛生審議会の意見を聴いて指定するものをいう。

12　この法律で「薬局」とは、薬剤師が販売又は授与の目的で調剤の業務並びに薬剤及び医薬品の適正な使用に必要な情報の提供及び薬学的知見に基づく指導の業務を行う場所（その開設者が併せ行う医薬品の販売業に必要な場所を含む。）をいう。ただし、病院若しくは診療所又は飼育動物診療施設の調剤所を除く。

13　この法律で「製造販売」とは、その製造（他に委託して製造をする場合を含み、他から委託を受けて製造をする場合を除く。以下「製造等」という。）をし、又は輸入をした医薬品（原薬たる医薬品を除く。）、医薬部外品、化粧品、医療機器若しくは再生医療等製品を、それぞれ販売し、貸与し、若しくは授与し、又は医療機器プログラム（医療機器のうちプログラムであるものをいう。以下同じ。）を電気通信回線を通じて提供することをいう。

14　この法律で「体外診断用医薬品」とは、専ら疾病の診断に使用されることが目的とされている医薬品のうち、人又は動物の身体に直接使用されることのないものをいう。

15　この法律で「指定薬物」とは、中枢神経系の興奮若しくは抑制又は幻覚の作用（当該作用の維持又は強化の作用を含む。以下「精神毒性」という。）を有する蓋然性が高く、かつ、人の身体に使用された場合に保健衛生上の危害が発生するおそれがある物（大麻取締法（昭和二十三年法律第百二十四号）に規定する大麻、覚醒剤取締法（昭和二十六年法律第二百五十二号）に規定する覚醒剤、麻薬及び向精神薬取締法（昭和二十八年法律第十四号）に規定する麻薬及び向精神薬並びにあへん法（昭和二十九年法律第七十一号）に規定するあへん及びけしがらを除く。）として、厚生労働大臣が薬事・食品衛生審議会の意見を聴いて指定するものをいう。

16　この法律で「希少疾病用医薬品」とは、第七十七条の二第一項の規定による指定を受けた医薬品を、「希少疾病用医療機器」とは、同項の規定による指定を受けた医療機器を、「希少疾病用再生医療等製品」とは、同項の規定による指定を受けた再生医療等製品を、「先駆的医薬品」とは、同条第二

項の規定による指定を受けた医薬品を、「先駆的医療機器」とは、同項の規定による指定を受けた医療機器を、「先駆的再生医療等製品」とは、同項の規定による指定を受けた再生医療等製品を、「特定用途医薬品」とは、同条第三項の規定による指定を受けた医薬品を、「特定用途医療機器」とは、同項の規定による指定を受けた医療機器を、「特定用途再生医療等製品」とは、同項の規定による指定を受けた再生医療等製品をいう。

17　この法律で「治験」とは、第十四条第三項（同条第十五項及び第十九条の二第五項において準用する場合を含む。）、第二十三条の二の五第三項（同条第十五項及び第二十三条の二の十七第五項において準用する場合を含む。）又は第二十三条の二十五第三項（同条第十一項及び第二十三条の三十七第五項において準用する場合を含む。）の規定により提出すべき資料のうち臨床試験の試験成績に関する資料の収集を目的とする試験の実施をいう。

18　この法律にいう「物」には、プログラムを含むものとする。

第二章　地方薬事審議会

第三条　都道府県知事の諮問に応じ、薬事（医療機器及び再生医療等製品に関する事項を含む。以下同じ。）に関する当該都道府県の事務及びこの法律に基づき当該都道府県知事の権限に属する事務のうち政令で定めるものに関する重要事項を調査審議させるため、各都道府県に、地方薬事審議会を置くことができる。

2　地方薬事審議会の組織、運営その他地方薬事審議会に関し必要な事項は、当該都道府県の条例で定める。

第三章　薬局

（開設の許可）

第四条　薬局は、その所在地の都道府県知事（その所在地が地域保健法（昭和二十二年法律第百一号）第五条第一項の政令で定める市（以下「保健所を設置する市」という。）又は特別区の区域にある場合においては、市長又は区長。次項、第七条第四項並びに第十条第一項（第三十八条第一項並びに

第四十条第一項及び第二項において準用する場合を含む。）及び第二項（第三十八条第一項において準用する場合を含む。）において同じ。）の許可を受けなければ、開設してはならない。

2　前項の許可を受けようとする者は、厚生労働省令で定めるところにより、次に掲げる事項を記載した申請書をその薬局の所在地の都道府県知事に提出しなければならない。

一　氏名又は名称及び住所並びに法人にあつては、その代表者の氏名

二　その薬局の名称及び所在地

三　その薬局の構造設備の概要

四　その薬局において調剤及び調剤された薬剤の販売又は授与の業務を行う体制の概要並びにその薬局において医薬品の販売業を併せ行う場合にあつては医薬品の販売又は授与の業務を行う体制の概要

五　法人にあつては、薬事に関する業務に責任を有する役員の氏名

六　次条第三号イからトまでに該当しない旨その他厚生労働省令で定める事項

3　前項の申請書には、次に掲げる書類を添付しなければならない。

一　その薬局の平面図

二　第七条第一項ただし書又は第二項の規定により薬局の管理者を指定してその薬局を実地に管理させる場合にあつては、その薬局の管理者の氏名及び住所を記載した書類

三　第一項の許可を受けようとする者及び前号の薬局の管理者以外にその薬局において薬事に関する実務に従事する薬剤師又は登録販売者を置く場合にあつては、その薬剤師又は登録販売者の氏名及び住所を記載した書類

四　その薬局において医薬品の販売業を併せ行う場合にあつては、次のイ及びロに掲げる書類

イ　その薬局において販売し、又は授与する医薬品の薬局医薬品、要指導医薬品及び一般用医薬品に係る厚生労働省令で定める区分を記載した書類

ロ　その薬局においてその薬局以外の場所にいる者に対して一般用医薬品を販売し、又は授与する場合にあつては、その者との間の通信手段その他の厚生労働省令で定める事

項を記載した書類

五　その他厚生労働省令で定める書類

4　第一項の許可は、六年ごとにその更新を受けなければ、その期間の経過によつて、その効力を失う。

5　この条において、次の各号に掲げる用語の意義は、当該各号に定めるところによる。

一　登録販売者　第三十六条の八第二項の登録を受けた者をいう。

二　薬局医薬品　要指導医薬品及び一般用医薬品以外の医薬品（専ら動物のために使用されることが目的とされているものを除く。）をいう。

三　要指導医薬品　次のイからニまでに掲げる医薬品（専ら動物のために使用されることが目的とされているものを除く。）のうち、その効能及び効果において人体に対する作用が著しくないものであつて、薬剤師その他の医薬関係者から提供された情報に基づく需要者の選択により使用されることが目的とされているものであり、かつ、その適正な使用のために薬剤師の対面による情報の提供及び薬学的知見に基づく指導が行われることが必要なものとして、厚生労働大臣が薬事・食品衛生審議会の意見を聴いて指定するものをいう。

イ　その製造販売の承認の申請に際して第十四条第十一項に該当するとされた医薬品であつて、当該申請に係る承認を受けてから厚生労働省令で定める期間を経過しないもの

ロ　その製造販売の承認の申請に際してイに掲げる医薬品と有効成分、分量、用法、用量、効能、効果等が同一性を有すると認められた医薬品であつて、当該申請に係る承認を受けてから厚生労働省令で定める期間を経過しないもの

ハ　第四十四条第一項に規定する毒薬

ニ　第四十四条第二項に規定する劇薬

四　一般用医薬品　医薬品のうち、その効能及び効果において人体に対する作用が著しくないものであつて、薬剤師その他の医薬関係者から提供された情報に基づく需要者の選択により使用されることが目的とされているもの（要指導医薬品を除く。）をいう。

（許可の基準）

第五条　次の各号のいずれかに該当するときは、前条第一項の許可を与えないことができる。

一　その薬局の構造設備が、厚生労働省令で定める基準に適合しないとき。

二　その薬局において調剤及び調剤された薬剤の販売又は授与の業務を行う体制並びにその薬局において医薬品の販売業を併せ行う場合にあつては医薬品の販売又は授与の業務を行う体制が厚生労働省令で定める基準に適合しないとき。

三　申請者（申請者が法人であるときは、薬事に関する業務に責任を有する役員を含む。第六条の四第一項、第十九条の二第二項、第二十三条の二の二第三号、第二十三条の二の三第四項（第二十三条の二の四第二項において準用する場合を含む。）、第二十三条の二の十七第二項及び第二十三条の三十七第二項において同じ。）が、次のイからトまでのいずれかに該当するとき。

イ　第七十五条第一項の規定により許可を取り消され、取消しの日から三年を経過していない者

ロ　第七十五条の二第一項の規定により登録を取り消され、取消しの日から三年を経過していない者

ハ　禁錮以上の刑に処せられ、その執行を終わり、又は執行を受けることがなくなつた後、三年を経過していない者

ニ　イからハまでに該当する者を除くほか、この法律、麻薬及び向精神薬取締法、毒物及び劇物取締法（昭和二十五年法律第三百三号）その他薬事に関する法令で政令で定めるもの又はこれに基づく処分に違反し、その違反行為があつた日から二年を経過していない者

ホ　麻薬、大麻、あへん又は覚醒剤の中毒者

ヘ　心身の障害により薬局開設者の業務を適正に行うことができない者として厚生労働省令で定めるもの

ト　薬局開設者の業務を適切に行うことができる知識及び経験を有すると認められない者

（名称の使用制限）

第六条　医薬品を取り扱う場所であつて、第四条第一項の許可を受けた薬局（以下単に「薬局」という。）でないものには、薬局の名称を付してはならない。

ただし、厚生労働省令で定める場所については、この限りでない。

（地域連携薬局）

第六条の二 薬局であつて、その機能が、医師若しくは歯科医師又は薬剤師が診療又は調剤に従事する他の医療提供施設と連携し、地域における薬剤及び医薬品の適正な使用の推進及び効率的な提供に必要な情報の提供及び薬学的知見に基づく指導を実施するために必要な機能に関する次に掲げる要件に該当するものは、その所在地の都道府県知事の認定を受けて地域連携薬局と称することができる。

一　構造設備が、薬剤及び医薬品について情報の提供又は薬学的知見に基づく指導を受ける者（次号及び次条第一項において「利用者」という。）の心身の状況に配慮する観点から必要なものとして厚生労働省令で定める基準に適合するものであること。

二　利用者の薬剤及び医薬品の使用に関する情報を他の医療提供施設と共有する体制が、厚生労働省令で定める基準に適合するものであること。

三　地域の患者に対し安定的に薬剤を供給するための調剤及び調剤された薬剤の販売又は授与の業務を行う体制が、厚生労働省令で定める基準に適合するものであること。

四　居宅等（薬剤師法（昭和三十五年法律第百四十六号）第二十二条に規定する居宅等をいう。以下同じ。）における調剤並びに情報の提供及び薬学的知見に基づく指導を行う体制が、厚生労働省令で定める基準に適合するものであること。

2　前項の認定を受けようとする者は、厚生労働省令で定めるところにより、次の各号に掲げる事項を記載した申請書をその薬局の所在地の都道府県知事に提出しなければならない。

一　氏名又は名称及び住所並びに法人にあつては、その代表者の氏名

二　その薬局の名称及び所在地

三　前項各号に掲げる事項の概要

四　その他厚生労働省令で定める事項

3　地域連携薬局でないものは、これに地域連携薬局又はこれに紛らわしい名称を用いてはならない。

4　第一項の認定は、一年ごとにその更新を受けなければ、その期間の経過によつて、その効力を失う。

（専門医療機関連携薬局）

第六条の三 薬局であつて、その機能が、医師若しくは歯科医師又は薬剤師が診療又は調剤に従事する他の医療提供施設と連携し、薬剤の適正な使用の確保のために専門的な薬学的知見に基づく指導を実施するために必要な機能に関する次に掲げる要件に該当するものは、厚生労働省令で定めるがんその他の傷病の区分ごとに、その所在地の都道府県知事の認定を受けて専門医療機関連携薬局と称することができる。

一　構造設備が、利用者の心身の状況に配慮する観点から必要なものとして厚生労働省令で定める基準に適合するものであること。

二　利用者の薬剤及び医薬品の使用に関する情報を他の医療提供施設と共有する体制が、厚生労働省令で定める基準に適合するものであること。

三　専門的な薬学的知見に基づく調剤及び指導の業務を行う体制が、厚生労働省令で定める基準に適合するものであること。

2　前項の認定を受けようとする者は、厚生労働省令で定めるところにより、次の各号に掲げる事項を記載した申請書をその薬局の所在地の都道府県知事に提出しなければならない。

一　氏名又は名称及び住所並びに法人にあつては、その代表者の氏名

二　その薬局において専門的な薬学的知見に基づく調剤及び指導の業務を行うために必要なものとして厚生労働省令で定める要件を満たす薬剤師の氏名

三　その薬局の名称及び所在地

四　前項各号に掲げる事項の概要

五　その他厚生労働省令で定める事項

3　第一項の認定を受けた者は、専門医療機関連携薬局と称するに当たつては、厚生労働省令で定めるところにより、同項に規定する傷病の区分を明示しなければならない。

4　専門医療機関連携薬局でないものは、これに専門医療機関連携薬局又はこれに紛らわしい名称を用いてはならない。

5　第一項の認定は、一年ごとにその更新を受けなけ

れば、その期間の経過によつて、その効力を失う。

（認定の基準）

第六条の四 第六条の二第一項又は前条第一項の認定の申請者が、第七十五条第四項又は第五項の規定によりその受けた認定を取り消され、その取消しの日から三年を経過しない者であるときは、第六条の二第一項又は前条第一項の認定を与えないことができる。

2 第五条（第三号に係る部分に限る。）の規定は、第六条の二第一項及び前条第一項の認定について準用する。

（薬局の管理）

第七条 薬局開設者が薬剤師（薬剤師法第八条の二第一項の規定による厚生労働大臣の命令を受けた者にあつては、同条第二項の規定による登録を受けた者に限る。以下この項及び次項、第二十八条第二項、第三十一条の二第二項、第三十五条第一項並びに第四十五条において同じ。）であるときは、自らその薬局を実地に管理しなければならない。ただし、その薬局において薬事に関する実務に従事する他の薬剤師のうちから薬局の管理者を指定してその薬局を実地に管理させるときは、この限りでない。

2 薬局開設者が薬剤師でないときは、その薬局において薬事に関する実務に従事する薬剤師のうちから薬局の管理者を指定してその薬局を実地に管理させなければならない。

3 薬局の管理者は、次条第一項及び第二項に規定する義務並びに同条第三項に規定する厚生労働省令で定める業務を遂行し、並びに同項に規定する厚生労働省令で定める事項を遵守するために必要な能力及び経験を有する者でなければならない。

4 薬局の管理者（第一項の規定により薬局を実地に管理する薬局開設者を含む。次条第一項及び第三項において同じ。）は、その薬局以外の場所で業として薬局の管理その他薬事に関する実務に従事する者であつてはならない。ただし、その薬局の所在地の都道府県知事の許可を受けたときは、この限りでない。

（管理者の義務）

第八条 薬局の管理者は、保健衛生上支障を生ずるおそれがないように、その薬局に勤務する薬剤師その他の従業者を監督し、その薬局の構造設備及び医薬品その他の物品を管理し、その他その薬局の業務につき、必要な注意をしなければならない。

2 薬局の管理者は、保健衛生上支障を生ずるおそれがないように、その薬局の業務につき、薬局開設者に対し、必要な意見を書面により述べなければならない。

3 薬局の管理者が行う薬局の管理に関する業務及び薬局の管理者が遵守すべき事項については、厚生労働省令で定める。

（薬局開設者による薬局に関する情報の提供等）

第八条の二 薬局開設者は、厚生労働省令で定めるところにより、医療を受ける者が薬局の選択を適切に行うために必要な情報として厚生労働省令で定める事項を当該薬局の所在地の都道府県知事に報告するとともに、当該事項を記載した書面を当該薬局において閲覧に供しなければならない。

2 薬局開設者は、前項の規定により報告した事項について変更が生じたときは、厚生労働省令で定めるところにより、速やかに、当該薬局の所在地の都道府県知事に報告するとともに、同項に規定する書面の記載を変更しなければならない。

3 薬局開設者は、第一項の規定による書面の閲覧に代えて、厚生労働省令で定めるところにより、当該書面に記載すべき事項を電子情報処理組織を使用する方法その他の情報通信の技術を利用する方法であつて厚生労働省令で定めるものにより提供することができる。

4 都道府県知事は、第一項又は第二項の規定による報告の内容を確認するために必要があると認めるときは、市町村その他の官公署に対し、当該都道府県の区域内に所在する薬局に関し必要な情報の提供を求めることができる。

5 都道府県知事は、厚生労働省令で定めるところにより、第一項及び第二項の規定により報告された事項を公表しなければならない。

（薬局開設者の遵守事項）

第九条 厚生労働大臣は、厚生労働省令で、次に掲げる事項その他薬局の業務に関し薬局開設者が遵守すべき事項を定めることができる。

一 薬局における医薬品の試験検査その他の医薬品の管理の実施方法に関する事項

二 薬局における調剤並びに調剤された薬剤及び医薬品の販売又は授与の実施方法（その薬局に

おいてその薬局以外の場所にいる者に対して一般用医薬品（第四条第五項第四号に規定する一般用医薬品をいう。以下同じ。）を販売し、又は授与する場合におけるその者との間の通信手段に応じた当該実施方法を含む。）に関する事項

2　薬局開設者は、第七条第一項ただし書又は第二項の規定によりその薬局の管理者を指定したときは、第八条第二項の規定により述べられた薬局の管理者の意見を尊重するとともに、法令遵守のために措置を講ずる必要があるときは、当該措置を講じ、かつ、講じた措置の内容（措置を講じない場合にあつては、その旨及びその理由）を記録し、これを適切に保存しなければならない。

（薬局開設者の法令遵守体制）

第九条の二　薬局開設者は、薬局の管理に関する業務その他の薬局開設者の業務を適正に遂行することにより、薬事に関する法令の規定の遵守を確保するために、厚生労働省令で定めるところにより、次の各号に掲げる措置を講じなければならない。

一　薬局の管理に関する業務について、薬局の管理者が有する権限を明らかにすること。

二　薬局の管理に関する業務その他の薬局開設者の業務の遂行が法令に適合することを確保するための体制、当該薬局開設者の薬事に関する業務に責任を有する役員及び従業者の業務の監督に係る体制その他の薬局開設者の業務の適正を確保するために必要なものとして厚生労働省令で定める体制を整備すること。

三　前二号に掲げるもののほか、薬局開設者の従業者に対して法令遵守のための指針を示すことその他の薬局開設者の業務の適正な遂行に必要なものとして厚生労働省令で定める措置

2　薬局開設者は、前項各号に掲げる措置の内容を記録し、これを適切に保存しなければならない。

（調剤された薬剤の販売に従事する者）

第九条の三　薬局開設者は、厚生労働省令で定めるところにより、医師又は歯科医師から交付された処方箋により調剤された薬剤につき、薬剤師に販売させ、又は授与させなければならない。

（調剤された薬剤に関する情報提供及び指導等）

第九条の四　薬局開設者は、医師又は歯科医師から交付された処方箋により調剤された薬剤の適正な使

用のため、当該薬剤を販売し、又は授与する場合には、厚生労働省令で定めるところにより、その薬局において薬剤の販売又は授与に従事する薬剤師に、対面（映像及び音声の送受信により相手の状態を相互に認識しながら通話をすることが可能な方法その他の方法により薬剤の適正な使用を確保することが可能であると認められる方法として厚生労働省令で定めるものを含む。）により、厚生労働省令で定める事項を記載した書面（当該事項が電磁的記録（電子的方式、磁気的方式その他人の知覚によつては認識することができない方式で作られる記録であつて、電子計算機による情報処理の用に供されるものをいう。以下第三十六条の十までにおいて同じ。）に記録されているときは、当該電磁的記録に記録された事項を厚生労働省令で定める方法により表示したものを含む。）を用いて必要な情報を提供させ、及び必要な薬学的知見に基づく指導を行わせなければならない。

2　薬局開設者は、前項の規定による情報の提供及び指導を行わせるに当たつては、当該薬剤師に、あらかじめ、当該薬剤を使用しようとする者の年齢、他の薬剤又は医薬品の使用の状況その他の厚生労働省令で定める事項を確認させなければならない。

3　薬局開設者は、第一項に規定する場合において、同項の規定による情報の提供又は指導ができないとき、その他同項に規定する薬剤の適正な使用を確保することができないと認められるときは、当該薬剤を販売し、又は授与してはならない。

4　薬局開設者は、医師又は歯科医師から交付された処方箋により調剤された薬剤の適正な使用のため、当該薬剤を購入し、若しくは譲り受けようとする者又は当該薬局開設者から当該薬剤を購入し、若しくは譲り受けた者から相談があつた場合には、厚生労働省令で定めるところにより、その薬局において薬剤の販売又は授与に従事する薬剤師に、必要な情報を提供させ、又は必要な薬学的知見に基づく指導を行わせなければならない。

5　第一項又は前項に定める場合のほか、薬局開設者は、医師又は歯科医師から交付された処方箋により調剤された薬剤の適正な使用のため必要がある場合として厚生労働省令で定める場合には、厚生労働省令で定めるところにより、その薬局において薬剤の販売又は授与に従事する薬剤師に、その

調剤した薬剤を購入し、又は譲り受けた者の当該薬剤の使用の状況を継続的かつ的確に把握させるとともに、その調剤した薬剤を購入し、又は譲り受けた者に対して必要な情報を提供させ、又は必要な薬学的知見に基づく指導を行わせなければならない。

6　薬局開設者は、その薬局において薬剤の販売又は授与に従事する薬剤師に第一項又は前二項に規定する情報の提供及び指導を行わせたときは、厚生労働省令で定めるところにより、当該薬剤師にその内容を記録させなければならない。

（薬局における掲示）

第九条の五　薬局開設者は、厚生労働省令で定めるところにより、当該薬局を利用するために必要な情報であつて厚生労働省令で定める事項を、当該薬局の見やすい場所に掲示しなければならない。

（休廃止等の届出）

第十条　薬局開設者は、その薬局を廃止し、休止し、若しくは休止した薬局を再開したとき、又はその薬局の管理者その他厚生労働省令で定める事項を変更したときは、三十日以内に、厚生労働省令で定めるところにより、その薬局の所在地の都道府県知事にその旨を届け出なければならない。

2　薬局開設者は、その薬局の名称その他厚生労働省令で定める事項を変更しようとするときは、あらかじめ、厚生労働省令で定めるところにより、その薬局の所在地の都道府県知事にその旨を届け出なければならない。

（政令への委任）

第十一条　この章に定めるもののほか、薬局の開設の許可、許可の更新、管理その他薬局に関し必要な事項は、政令で定める。

第四章　医薬品、医薬部外品及び化粧品の製造販売業及び製造業

（製造販売業の許可）

第十二条　次の表の上欄に掲げる医薬品（体外診断用医薬品を除く。以下この章において同じ。）、医薬部外品又は化粧品の種類に応じ、それぞれ同表の下欄に定める厚生労働大臣の許可を受けた者でなければ、それぞれ、業として、医薬品、医薬部外品又は化粧品の製造販売をしてはならない。

医薬品、医薬部外品又は化粧品の種類	許可の種類
第四十九条第一項に規定する厚生労働大臣の指定する医薬品	第一種医薬品製造販売業許可
前項に該当する医薬品以外の医薬品	第一種医薬品製造販売業許可
医薬部外品	第一種医薬品製造販売業許可
化粧品	第一種医薬品製造販売業許可

2　前項の許可を受けようとする者は、厚生労働省令で定めるところにより、次の各号に掲げる事項を記載した申請書を厚生労働大臣に提出しなければならない。

一　氏名又は名称及び住所並びに法人にあつては、その代表者の氏名

二　法人にあつては、薬事に関する業務に責任を有する役員の氏名

三　第十七条第二項に規定する医薬品等総括製造販売責任者の氏名

四　次条第二項において準用する第五条第三号イからトまでに該当しない旨その他厚生労働省令で定める事項

3　前項の申請書には、次の各号に掲げる書類を添付しなければならない。

一　法人にあつては、その組織図

二　次条第一項第一号に規定する申請に係る医薬品、医薬部外品又は化粧品の品質管理に係る体制に関する書類

三　次条第一項第二号に規定する申請に係る医薬品、医薬部外品又は化粧品の製造販売後安全管理に係る体制に関する書類

四　その他厚生労働省令で定める書類

4　第一項の許可は、三年を下らない政令で定める期間ごとにその更新を受けなければ、その期間の経過によつて、その効力を失う。

（許可の基準）

第十二条の二　次の各号のいずれかに該当するときは、前条第一項の許可を与えないことができる。

一　申請に係る医薬品、医薬部外品又は化粧品の品質管理の方法が、厚生労働省令で定める基準に

　　適合しないとき。

　二　申請に係る医薬品、医薬部外品又は化粧品の製造販売後安全管理（品質、有効性及び安全性に関する事項その他適正な使用のために必要な情報の収集、検討及びその結果に基づく必要な措置をいう。以下同じ。）の方法が、厚生労働省令で定める基準に適合しないとき。

2　第五条（第三号に係る部分に限る。）の規定は、前条第一項の許可について準用する。

（製造業の許可）

第十三条　医薬品、医薬部外品又は化粧品の製造業の許可を受けた者でなければ、それぞれ、業として、医薬品、医薬部外品又は化粧品の製造をしてはならない。

2　前項の許可は、厚生労働省令で定める区分に従い、厚生労働大臣が製造所ごとに与える。

3　第一項の許可を受けようとする者は、厚生労働省令で定めるところにより、次の各号に掲げる事項を記載した申請書を厚生労働大臣に提出しなければならない。

　一　氏名又は名称及び住所並びに法人にあつては、その代表者の氏名

　二　その製造所の構造設備の概要

　三　法人にあつては、薬事に関する業務に責任を有する役員の氏名

　四　医薬品の製造業の許可を受けようとする者にあつては、第十七条第六項に規定する医薬品製造管理者の氏名

　五　医薬部外品又は化粧品の製造業の許可を受けようとする者にあつては、第十七条第十一項に規定する医薬部外品等責任技術者の氏名

　六　第六項において準用する第五条第三号イからトまでに該当しない旨その他厚生労働省令で定める事項

4　第一項の許可は、三年を下らない政令で定める期間ごとにその更新を受けなければ、その期間の経過によつて、その効力を失う。

5　その製造所の構造設備が、厚生労働省令で定める基準に適合しないときは、第一項の許可を与えないことができる。

6　第五条（第三号に係る部分に限る。）の規定は、第一項の許可について準用する。

7　厚生労働大臣は、第一項の許可又は第四項の許可

の更新の申請を受けたときは、第五項の厚生労働省令で定めるの基準に適合するかどうかについての書面による調査又は実地の調査を行うものとする。

8　第一項の許可を受けた者は、当該製造所に係る許可の区分を変更し、又は追加しようとするときは、厚生労働大臣の許可を受けなければならない。

9　前項の許可については、第一項から第七項までの規定を準用する。

（機構による調査の実施）

第十三条の二　厚生労働大臣は、独立行政法人医薬品医療機器総合機構（以下「機構」という。）に、医薬品（専ら動物のために使用されることが目的とされているものを除く。以下この条において同じ。）、医薬部外品（専ら動物のために使用されることが目的とされているものを除く。以下この条において同じ。）又は化粧品のうち政令で定めるものに係る前条第一項若しくは第八項の許可又は同条第四項（同条第九項において準用する場合を含む。以下この条において同じ。）の許可の更新についての同条第七項（同条第九項において準用する場合を含む。）に規定する調査を行わせることができる。

2　厚生労働大臣は、前項の規定により機構に調査を行わせるときは、当該調査を行わないものとする。この場合において、厚生労働大臣は、前条第一項若しくは第八項の許可又は同条第四項の許可の更新をするときは、機構が第四項の規定により通知する調査の結果を考慮しなければならない。

3　厚生労働大臣が第一項の規定により機構に調査を行わせることとしたときは、同項の政令で定める医薬品、医薬部外品又は化粧品に係る前条第一項若しくは第八項の許可又は同条第四項の許可の更新の申請者は、機構が行う当該調査を受けなければならない。

4　機構は、前項の調査を行つたときは、遅滞なく、当該調査の結果を厚生労働省令で定めるところにより厚生労働大臣に通知しなければならない。

5　機構が行う調査に係る処分（調査の結果を除く。）又はその不作為については、厚生労働大臣に対して、審査請求をすることができる。この場合において、厚生労働大臣は、行政不服審査法（平成二十六年法律第六十八号）第二十五条第二項及び第

三項、第四十六条第一項及び第二項、第四十七条並びに第四十九条第三項の規定の適用については、機構の上級行政庁とみなす。

（保管のみを行う製造所に係る登録）

第十三条の二の二 業として、製造所において医薬品、医薬部外品及び化粧品の製造工程のうち保管（医薬品、医薬部外品及び化粧品の品質、有効性及び安全性の確保の観点から厚生労働省令で定めるものを除く。以下同じ。）のみを行おうとする者は、当該製造所について厚生労働大臣の登録を受けたときは、第十三条の規定にかかわらず、当該製造所について同条第一項の規定による許可を受けることを要しない。

2　前項の登録は、製造所において保管のみを行おうとする者の申請により、保管のみを行う製造所ごとに行う。

3　第一項の登録の申請を行おうとする者は、厚生労働省令で定めるところにより、次の各号に掲げる事項を記載した申請書を厚生労働大臣に提出しなければならない。

　一　氏名又は名称及び住所並びに法人にあつては、その代表者の氏名

　二　法人にあつては、薬事に関する業務に責任を有する役員の氏名

　三　医薬品の製造所について第一項の登録の申請を行おうとする者にあつては、第十七条第六項に規定する医薬品製造管理者の氏名

　四　医薬部外品又は化粧品の製造所について第一項の登録の申請を行おうとする者にあつては、第十七条第十一項に規定する医薬部外品等責任技術者の氏名

　五　第五項において準用する第五条第三号イからトまでに該当しない旨その他厚生労働省令で定める事項

4　第一項の登録は、三年を下らない政令で定める期間ごとにその更新を受けなければ、その期間の経過によつて、その効力を失う。

5　第五条（第三号に係る部分に限る。）の規定は、第一項の登録について準用する。

（医薬品等外国製造業者の認定）

第十三条の三 外国において本邦に輸出される医薬品、医薬部外品又は化粧品を製造しようとする者（以下「医薬品等外国製造業者」という。）は、厚

生労働大臣の認定を受けることができる。

2　前項の認定は、厚生労働省令で定める区分に従い、製造所ごとに与える。

3　第一項の認定については、第十三条第三項（同項第一号、第二号及び第六号に係る部分に限る。）及び第四項から第九項まで並びに第十三条の二の規定を準用する。この場合において、第十三条第三項から第八項までの規定中「許可」とあるのは「認定」と、同条第九項中「許可」とあるのは「認定」と、「第一項」とあるのは「第二項」と、第十三条の二第一項中「前条第一項若しくは第八項の許可又は同条第四項（同条第九項において準用する場合を含む。以下この条において同じ。）の許可の更新についての同条第七項（同条第九項）」とあるのは「第十三条の三第一項若しくは同条第三項において準用する前条第八項の認定又は第十三条の三第三項において準用する前条第四項（第十三条の三第三項において準用する前条第九項において準用する場合を含む。以下この条において同じ。）の認定の更新についての第十三条の二第二項において準用する前条第七項（第十三条の三第三項において準用する前条第九項」と、同条第二項及び第三項中「前条第一項若しくは第八項の許可又は同条第四項の許可の更新」とあるのは「第十三条の三第一項若しくは同条第三項において準用する前条第八項の認定又は第十三条の三第三項において準用する前条第四項の認定の更新」と読み替えるものとする。

（医薬品等外国製造業者の保管のみを行う製造所に係る登録）

第十三条の三の二 医薬品等外国製造業者は、保管のみを行おうとする製造所について厚生労働大臣の登録を受けることができる。

2　前項の登録については、第十三条の二の二第二項、第三項（同項第一号及び第五号に係る部分に限る。）、第四項及び第五項の規定を準用する。

（医薬品、医薬部外品及び化粧品の製造販売の承認）

第十四条 医薬品（厚生労働大臣が基準を定めて指定する医薬品を除く。）、医薬部外品（厚生労働大臣が基準を定めて指定する医薬部外品を除く。）又は厚生労働大臣の指定する成分を含有する化粧品の製造販売をしようとする者は、品目ごとにその製造販売についての厚生労働大臣の承認を受けなけ

ればならない。

2　次の各号のいずれかに該当するときは、前項の承認は、与えない。

　一　申請者が、第十二条第一項の許可（申請をした品目の種類に応じた許可に限る。）を受けていないとき。

　二　申請に係る医薬品、医薬部外品又は化粧品を製造する製造所が、第十三条第一項の許可（申請をした品目について製造ができる区分に係るものに限る。）、第十三条の三第一項の認定（申請をした品目について製造ができる区分に係るものに限る。）又は第十三条の二の二第一項若しくは前条第一項の登録を受けていないとき。

　三　申請に係る医薬品、医薬部外品又は化粧品の名称、成分、分量、用法、用量、効能、効果、副作用その他の品質、有効性及び安全性に関する事項の審査の結果、その物が次のイからハまでのいずれかに該当するとき。

　　イ　申請に係る医薬品又は医薬部外品が、その申請に係る効能又は効果を有すると認められないとき。

　　ロ　申請に係る医薬品又は医薬部外品が、その効能又は効果に比して著しく有害な作用を有することにより、医薬品又は医薬部外品として使用価値がないと認められるとき。

　　ハ　イ又はロに掲げる場合のほか、医薬品、医薬部外品又は化粧品として不適当なものとして厚生労働省令で定める場合に該当するとき。

　四　申請に係る医薬品、医薬部外品又は化粧品が政令で定めるものであるときは、その物の製造所における製造管理又は品質管理の方法が、厚生労働省令で定める基準に適合していると認められないとき。

3　第一項の承認を受けようとする者は、厚生労働省令で定めるところにより、申請書に臨床試験の試験成績に関する資料その他の資料を添付して申請しなければならない。この場合において、当該申請に係る医薬品が厚生労働省令で定める医薬品であるときは、当該資料は、厚生労働省令で定める基準に従つて収集され、かつ、作成されたものでなければならない。

4　第一項の承認の申請に係る医薬品、医薬部外品又は化粧品が、第八十条の六第一項に規定する原薬等登録原簿に収められている原薬等（原薬たる医薬品その他厚生労働省令で定める物をいう。以下同じ。）を原料又は材料として製造されるものであるときは、第一項の承認を受けようとする者は、厚生労働省令で定めるところにより、当該原薬等が同条第一項に規定する原薬等登録原簿に登録されていることを証する書面をもつて前項の規定により添付するものとされた資料の一部に代えることができる。

5　厚生労働大臣は、第一項の承認の申請に係る医薬品が、希少疾病用医薬品、先駆的医薬品又は特定用途医薬品その他の医療上特にその必要性が高いと認められるものである場合であつて、当該医薬品の有効性及び安全性を検証するための十分な人数を対象とする臨床試験の実施が困難であるときその他の厚生労働省令で定めるときは、厚生労働省令で定めるところにより、第三項の規定により添付するものとされた臨床試験の試験成績に関する資料の一部の添付を要しないこととすることができる。

6　第二項第三号の規定による審査においては、当該品目に係る申請内容及び第三項前段に規定する資料に基づき、当該品目の品質、有効性及び安全性に関する調査（既にこの条又は第十九条の二の承認を与えられている品目との成分、分量、用法、用量、効能、効果等の同一性に関する調査を含む。）を行うものとする。この場合において、当該品目が同項後段に規定する厚生労働省令で定める医薬品であるときは、あらかじめ、当該品目に係る資料が同項後段の規定に適合するかどうかについての書面による調査又は実地の調査を行うものとする。

7　第一項の承認を受けようとする者又は同項の承認を受けた者は、その承認に係る医薬品、医薬部外品又は化粧品が政令で定めるものであるときは、その物の製造所における製造管理又は品質管理の方法が第二項第四号に規定する厚生労働省令で定める基準に適合しているかどうかについて、当該承認を受けようとするとき、及び当該承認の取得後三年を下らない政令で定める期間を経過するごとに、厚生労働大臣の書面による調査又は実地の

調査を受けなければならない。

8　第一項の承認を受けた者は、その承認に係る医薬品、医薬部外品又は化粧品を製造する製造所が、当該承認に係る品目の製造工程と同一の製造工程の区分（医薬品、医薬部外品又は化粧品の品質、有効性及び安全性の確保の観点から厚生労働省令で定める区分をいう。次条において同じ。）に属する製造工程について同条第三項の基準確認証の交付を受けているときは、当該製造工程に係る当該製造所における前項の調査を受けることを要しない。

9　前項の規定にかかわらず、厚生労働大臣は、第一項の承認に係る医薬品、医薬部外品又は化粧品の特性その他を勘案して必要があると認めるときは、当該医薬品、医薬部外品又は化粧品の製造所における製造管理又は品質管理の方法が第二項第四号に規定する厚生労働省令で定める基準に適合しているかどうかについて、書面による調査又は実地の調査を行うことができる。この場合において、第一項の承認を受けた者は、当該調査を受けなければならない。

10　厚生労働大臣は、第一項の承認の申請に係る医薬品が、希少疾病用医薬品、先駆的医薬品又は特定用途医薬品その他の医療上特にその必要性が高いと認められるものであるときは、当該医薬品についての第二項第三号の規定による審査又は第七項若しくは前項の規定による調査を、他の医薬品の審査又は調査に優先して行うことができる。

11　厚生労働大臣は、第一項の承認の申請があつた場合において、申請に係る医薬品、医薬部外品又は化粧品が、既にこの条又は第十九条の二の承認を与えられている医薬品、医薬部外品又は化粧品と有効成分、分量、用法、用量、効能、効果等が明らかに異なるときは、同項の承認について、あらかじめ、薬事・食品衛生審議会の意見を聴かなければならない。

12　厚生労働大臣は、第一項の承認の申請に関し、第五項の規定に基づき臨床試験の試験成績に関する資料の一部の添付を要しないこととした医薬品について第一項の承認をする場合には、当該医薬品の使用の成績に関する調査の実施、適正な使用の確保のために必要な措置の実施その他の条件を付してするものとし、当該条件を付した同項の承認

を受けた者は、厚生労働省令で定めるところにより、当該条件に基づき収集され、かつ、作成された当該医薬品の使用の成績に関する資料その他の資料を厚生労働大臣に提出し、当該医薬品の品質、有効性及び安全性に関する調査を受けなければならない。この場合において、当該条件を付した同項の承認に係る医薬品が厚生労働省令で定める医薬品であるときは、当該資料は、厚生労働省令で定める基準に従つて収集され、かつ、作成されたものでなければならない。

13　厚生労働大臣は、前項前段に規定する医薬品の使用の成績に関する資料その他の資料の提出があつたときは、当該資料に基づき、同項前段に規定する調査（当該医薬品が同項後段の厚生労働省令で定める医薬品であるときは、当該資料が同項後段の規定に適合するかどうかについての書面による調査又は実地の調査及び同項前段に規定する調査）を行うものとし、当該調査の結果を踏まえ、同項前段の規定により付した条件を変更し、又は当該承認を受けた者に対して、当該医薬品の使用の成績に関する調査及び適正な使用の確保のために必要な措置の再度の実施を命ずることができる。

14　第十二項の規定により条件を付した第一項の承認を受けた者、第十二項後段に規定する資料の収集若しくは作成の委託を受けた者又はこれらの役員若しくは職員は、正当な理由なく、当該資料の収集又は作成に関しその職務上知り得た人の秘密を漏らしてはならない。これらの者であつた者についても、同様とする。

15　第一項の承認を受けた者は、当該品目について承認された事項の一部を変更しようとするとき（当該変更が厚生労働省令で定める軽微な変更であるときを除く。）は、その変更について厚生労働大臣の承認を受けなければならない。この場合においては、第二項から第七項まで及び第十項から前項までの規定を準用する。

16　第一項の承認を受けた者は、前項の厚生労働省令で定める軽微な変更について、厚生労働省令で定めるところにより、厚生労働大臣にその旨を届け出なければならない。

17　第一項及び第十五項の承認の申請（政令で定めるものを除く。）は、機構を経由して行うものとす

る。

（基準確認証の交付等）

第十四条の二　第十三条第一項の許可を受けようと
する者若しくは同項の許可を受けた者、第十三条
の三第一項の認定を受けようとする者若しくは同
項の認定を受けた者又は第十三条の二の二第一項
若しくは第十三条の三の二第一項の登録を受けよ
うとする者若しくは第十三条の二の二第一項若し
くは第十三条の三の二第一項の登録を受けた者
は、その製造に係る医薬品、医薬部外品又は化粧
品が前条第七項に規定する政令で定めるものであ
るときは、厚生労働省令で定めるところにより、
当該許可、認定又は登録に係る製造所における当
該医薬品、医薬部外品又は化粧品の製造管理又は
品質管理の方法が同条第二項第四号に規定する厚
生労働省令で定める基準に適合しているかどうか
について、厚生労働大臣に対し、医薬品、医薬部
外品又は化粧品の製造工程の区分ごとに、その確
認を求めることができる。

2　厚生労働大臣は、前項の確認を求められたとき
は、書面による調査又は実地の調査を行うものと
する。

3　厚生労働大臣は、前項の規定による調査の結果、
その製造所における製造管理又は品質管理の方法
が前条第二項第四号に規定する厚生労働省令で定
める基準に適合していると認めるときは、その製
造所について当該基準に適合していることが確認
されたことを証するものとして、厚生労働省令で
定めるところにより、第一項に規定する医薬品、
医薬部外品又は化粧品の製造工程の区分ごとに、
基準確認証を交付する。

4　前項の基準確認証の有効期間は、当該基準確認証
の交付の日から起算して政令で定める期間とす
る。

5　第三項の規定により基準確認証の交付を受けた
製造業者が、次の各号のいずれかに該当すること
となつた場合には、速やかに、当該基準確認証を
厚生労働大臣に返還しなければならない。

　一　当該基準確認証に係る第一項に規定する医薬
品、医薬部外品又は化粧品の製造工程につい
て、製造管理若しくは品質管理の方法が前条第
二項第四号に規定する厚生労働省令で定める
基準に適合せず、又はその製造管理若しくは品

質管理の方法によつて医薬品、医薬部外品若し
くは化粧品が第五十六条（第六十条及び第六十
二条において準用する場合を含む。次号におい
て同じ。）に規定する医薬品、医薬部外品若し
くは化粧品若しくは第六十八条の二十に規定
する生物由来製品に該当するようになるおそ
れがあることを理由として、第七十二条第二項
の命令を受けた場合

　二　当該基準確認証を受けた製造所について、その
構造設備が、第十三条第五項の規定に基づく厚
生労働省令で定める基準に適合せず、又はその
構造設備によつて医薬品、医薬部外品若しくは
化粧品が第五十六条に規定する医薬品、医薬部
外品若しくは化粧品若しくは第六十八条の二
十に規定する生物由来製品に該当するように
なるおそれがあることを理由として、第七十二
条第三項の命令を受けた場合

（機構による医薬品等審査等の実施）

第十四条の二の二　厚生労働大臣は、機構に、医薬品
（専ら動物のために使用されることが目的とされ
ているものを除く。以下この条において同じ。）、
医薬部外品（専ら動物のために使用されることが
目的とされているものを除く。以下この条におい
て同じ。）又は化粧品のうち政令で定めるものにつ
いての第十四条の承認のための審査、同条第六項
及び第七項（これらの規定を同条第十五項におい
て準用する場合を含む。）、第九項並びに第十三項
（同条第十五項において準用する場合を含む。）並
びに前条第二項の規定による調査並びに同条第三
項の規定による基準確認証の交付及び同条第五項
の規定による基準確認証の返還の受付（以下「医
薬品等審査等」という。）を行わせることができ
る。

2　厚生労働大臣は、前項の規定により機構に医薬品
等審査等を行わせるときは、当該医薬品等審査等
を行わないものとする。この場合において、厚生
労働大臣は、第十四条の承認をするときは、機構
が第五項の規定により通知する医薬品等審査等の
結果を考慮しなければならない。

3　厚生労働大臣が第一項の規定により機構に医薬
品等審査等を行わせることとしたときは、同項の
政令で定める医薬品、医薬部外品又は化粧品につ
いて第十四条の承認の申請者、同条第七項若しく
は第十三項（これらの規定を同条第十五項におい

て準用する場合を含む。）若しくは前条第二項の規定による調査の申請者又は同条第五項の規定により基準確認証を返還する者は、機構が行う審査、調査若しくは基準確認証の交付を受け、又は機構に基準確認証を返還しなければならない。

4　厚生労働大臣が第一項の規定により機構に審査を行わせることとしたときは、同項の政令で定める医薬品、医薬部外品又は化粧品についての第十四条第十六項の規定による届出をしようとする者は、同項の規定にかかわらず、機構に届け出なければならない。

5　機構は、医薬品等審査等を行つたとき、又は前項の規定による届出を受理したときは、遅滞なく、当該医薬品等審査等の結果又は届出の状況を厚生労働省令で定めるところにより厚生労働大臣に通知しなければならない。

6　機構が行う医薬品等審査等に係る処分（医薬品等審査等の結果を除く。）又はその不作為については、厚生労働大臣に対して、審査請求をすることができる。この場合において、厚生労働大臣は、行政不服審査法第二十五条第二項及び第三項、第四十六条第一項及び第二項、第四十七条並びに第四十九条第三項の規定の適用については、機構の上級行政庁とみなす。

（特例承認）

第十四条の三　第十四条の承認の申請者が製造販売をしようとする物が、次の各号のいずれにも該当する医薬品として政令で定めるものである場合には、厚生労働大臣は、同条第二項、第六項、第七項及び第十一項の規定にかかわらず、薬事・食品衛生審議会の意見を聴いて、その品目に係る同条の承認を与えることができる。

一　国民の生命及び健康に重大な影響を与えるおそれがある疾病のまん延その他の健康被害の拡大を防止するため緊急に使用されることが必要な医薬品であり、かつ、当該医薬品の使用以外に適当な方法がないこと。

二　その用途に関し、外国（医薬品の品質、有効性及び安全性を確保する上で我が国と同等の水準にあると認められる医薬品の製造販売の承認の制度又はこれに相当する制度を有している国として政令で定めるものに限る。）において、販売し、授与し、又は販売若しくは授与の

目的で貯蔵し、若しくは陳列することが認められている医薬品であること。

2　厚生労働大臣は、保健衛生上の危害の発生又は拡大を防止するため必要があると認めるときは、前項の規定により第十四条の承認を受けた者に対して、当該承認に係る品目について、当該品目の使用によるものと疑われる疾病、障害又は死亡の発生を厚生労働大臣に報告することその他の政令で定める措置を講ずる義務を課すことができる。

（新医薬品等の再審査）

第十四条の四　次の各号に掲げる医薬品につき第十四条の承認を受けた者は、当該医薬品について、当該各号に定める期間内に申請して、厚生労働大臣の再審査を受けなければならない。

一　既に第十四条又は第十九条の二の承認を与えられている医薬品と有効成分、分量、用法、用量、効能、効果等が明らかに異なる医薬品として厚生労働大臣がその承認の際指示したもの（以下「新医薬品」という。）　次に掲げる期間（以下この条において「調査期間」という。）を経過した日から起算して三月以内の期間（次号において「申請期間」という。）

イ　希少疾病用医薬品、先駆的医薬品その他厚生労働省令で定める医薬品として厚生労働大臣が薬事・食品衛生審議会の意見を聴いて指定するものについては、その承認のあつた日後六年を超え十年を超えない範囲内において厚生労働大臣の指定する期間

ロ　特定用途医薬品又は既に第十四条若しくは第十九条の二の承認を与えられている医薬品と効能若しくは効果のみが明らかに異なる医薬品（イに掲げる医薬品を除く。）その他厚生労働省令で定める医薬品として厚生労働大臣が薬事・食品衛生審議会の意見を聴いて指定するものについては、その承認のあつた日後六年に満たない範囲内において厚生労働大臣の指定する期間

ハ　イ又はロに掲げる医薬品以外の医薬品については、その承認のあつた日後六年

二　新医薬品（当該新医薬品につき第十四条又は第十九条の二の承認のあつた日後調査期間（第三項の規定による延長が行われたときは、その延長後の期間）を経過しているものを除く。）と

有効成分、分量、用法、用量、効能、効果等が同一性を有すると認められる医薬品として厚生労働大臣がその承認の際指示したもの　当該新医薬品に係る申請期間（同項の規定による調査期間の延長が行われたときは、その延長後の期間に基づいて定められる申請期間）に合致するように厚生労働大臣が指示する期間

2　第十四条第十二項（同条第十五項において準用する場合を含む。）の規定により条件を付した同条の承認を受けた者は、当該承認に係る医薬品について、前項各号に掲げる医薬品の区分に応じ、当該各号に定める期間内に申請して、同項の厚生労働大臣の再審査を受けなければならない。

3　厚生労働大臣は、新医薬品の再審査を適正に行うため特に必要があると認めるときは、薬事・食品衛生審議会の意見を聴いて、調査期間を、その承認のあつた日後十年を超えない範囲内において延長することができる。

4　厚生労働大臣の再審査は、再審査を行う際に得られている知見に基づき、第一項各号に掲げる医薬品が第十四条第二項第三号イからハまでのいずれにも該当しないことを確認することにより行う。

5　第一項の申請は、申請書にその医薬品の使用成績に関する資料その他厚生労働省令で定める資料を添付してしなければならない。この場合において、当該申請に係る医薬品が厚生労働省令で定める医薬品であるときは、当該資料は、厚生労働省令で定める基準に従つて収集され、かつ、作成されたものでなければならない。

6　第四項の規定による確認においては、第一項各号に掲げる医薬品に係る申請内容及び前項前段に規定する資料に基づき、当該医薬品の品質、有効性及び安全性に関する調査を行うものとする。この場合において、第一項各号に掲げる医薬品が前項後段に規定する厚生労働省令で定める医薬品であるときは、あらかじめ、当該医薬品に係る資料が同項後段の規定に適合するかどうかについての書面による調査又は実地の調査を行うものとする。

7　第一項各号に掲げる医薬品につき第十四条の承認を受けた者は、厚生労働省令で定めるところにより、当該医薬品の使用の成績に関する調査その他厚生労働省令で定める調査を行い、その結果を厚生労働大臣に報告しなければならない。

8　第五項後段に規定する厚生労働省令で定める医薬品につき再審査を受けるべき者、同項後段に規定する資料の収集若しくは作成の委託を受けた者又はこれらの役員若しくは職員は、正当な理由なく、当該資料の収集又は作成に関しその職務上知り得た人の秘密を漏らしてはならない。これらの者であつた者についても、同様とする。

（準用）

第十四条の五　医薬品（専ら動物のために使用されることが目的とされているものを除く。以下この条において同じ。）のうち政令で定めるものについての前条第一項の申請、同条第四項の規定による確認及び同条第六項の規定による調査については、第十四条第十七項及び第十四条の二の二（第四項を除く。）の規定を準用する。この場合において、必要な技術的読替えは、政令で定める。

2　前項において準用する第十四条の二の二第一項の規定により機構に前条第四項の規定による確認を行わせることとしたときは、前項において準用する第十四条の二第一項の政令で定める医薬品についての前条第七項の規定による報告をしようとする者は、同項の規定にかかわらず、機構に報告しなければならない。この場合において、機構が当該報告を受けたときは、厚生労働省令で定めるところにより、厚生労働大臣にその旨を通知しなければならない。

（医薬品の再評価）

第十四条の六　第十四条の承認を受けている者は、厚生労働大臣が薬事・食品衛生審議会の意見を聴いて医薬品の範囲を指定して再評価を受けるべき旨を公示したときは、その指定に係る医薬品について、厚生労働大臣の再評価を受けなければならない。

2　厚生労働大臣の再評価は、再評価を行う際に得られている知見に基づき、前項の指定に係る医薬品が第十四条第二項第三号イからハまでのいずれにも該当しないことを確認することにより行う。

3　第一項の公示は、再評価を受けるべき者が提出すべき資料及びその提出期限を併せ行うものとする。

4　第一項の指定に係る医薬品が厚生労働省令で定める医薬品であるときは、再評価を受けるべき者が提出する資料は、厚生労働省令で定める基準に従つて収集され、かつ、作成されたものでなけれ

ばならない。

5 第二項の規定による確認においては、再評価を受けるべき者が提出する資料に基づき、第一項の指定に係る医薬品の品質、有効性及び安全性に関する調査を行うものとする。この場合において、同項の指定に係る医薬品が前項に規定する厚生労働省令で定める医薬品であるときは、あらかじめ、当該医薬品に係る資料が同項の規定に適合するかどうかについての書面による調査又は実地の調査を行うものとする。

6 第四項に規定する厚生労働省令で定める医薬品につき再評価を受けるべき者、同項に規定する資料の収集若しくは作成の委託を受けた者又はこれらの役員若しくは職員は、正当な理由なく、当該資料の収集又は作成に関しその職務上知り得た人の秘密を漏らしてはならない。これらの者であつた者についても、同様とする。

（準用）

第十四条の七 医薬品（専ら動物のために使用されることが目的とされているものを除く。以下この条において同じ。）のうち政令で定めるものについての前条第二項の規定による確認及び同条第五項の規定による調査については、第十四条の二の二（第四項を除く。）の規定を準用する。この場合において、必要な技術的読替えは、政令で定める。

2 前項において準用する第十四条の二の二第一項の規定により機構に前条第二項の規定による確認を行わせることとしたときは、前項において準用する第十四条の二第一項の政令で定める医薬品についての前条第四項の規定による資料の提出をしようとする者は、同項の規定にかかわらず、機構に提出しなければならない。

（医薬品、医薬部外品及び化粧品の承認された事項に係る変更計画の確認）

第十四条の七の二 第十四条第一項の承認を受けた者は、厚生労働省令で定めるところにより、厚生労働大臣に申し出て、当該承認を受けた品目について承認された事項の一部の変更に係る計画（以下この条において「変更計画」という。）が、次の各号のいずれにも該当する旨の確認を受けることができる。これを変更しようとするときも、同様とする。

一 当該変更計画に定められた変更が、製造方法その他の厚生労働省令で定める事項の変更であること。

二 第四十二条第一項又は第二項の規定により定められた基準に適合しないこととなる変更その他の厚生労働省令で定める変更に該当しないこと。

三 当該変更計画に従つた変更が行われた場合に、当該変更計画に係る医薬品、医薬部外品又は化粧品が、次のイからハまでのいずれにも該当しないこと。

イ 当該医薬品又は医薬部外品が、その変更前の承認に係る効能又は効果を有すると認められないこと。

ロ 当該医薬品又は医薬部外品が、その効能又は効果に比して著しく有害な作用を有することにより、医薬品又は医薬部外品として使用価値がないと認められること。

ハ イ又はロに掲げる場合のほか、医薬品、医薬部外品又は化粧品として不適当なものとして、厚生労働省令で定める場合に該当すること。

2 前項の確認においては、変更計画（同項後段の規定による変更があつたときは、その変更後のもの。以下この条において同じ。）の確認を受けようとする者が提出する資料に基づき、当該変更計画に係る医薬品、医薬部外品又は化粧品の品質、有効性及び安全性に関する調査を行うものとする。

3 第一項の確認を受けようとする者又は同項の確認を受けた者は、その確認に係る変更計画に従つて第十四条の承認を受けた事項の一部の変更を行う医薬品、医薬部外品又は化粧品が同条第二項第四号の政令で定めるものであり、かつ、当該変更が製造管理又は品質管理の方法に影響を与えるおそれがある変更として厚生労働省令で定めるものであるときは、厚生労働省令で定めるところにより、その変更を行う医薬品、医薬部外品又は化粧品の製造所における製造管理又は品質管理の方法が、同号の厚生労働省令で定める基準に適合している旨の確認を受けなければならない。

4 前項の確認においては、その変更を行う医薬品、医薬部外品又は化粧品の製造所における製造管理又は品質管理の方法が、第十四条第二項第四号の厚生労働省令で定める基準に適合しているかどう

かについて、書面による調査又は実地の調査を行うものとする。

5 厚生労働大臣は、第一項の確認を受けた変更計画が同項各号のいずれかに該当していなかつたことが判明したとき、第三項の確認を受けた製造管理若しくは品質管理の方法が第十四条第二項第四号の厚生労働省令で定める基準に適合していなかつたことが判明したとき、又は偽りその他不正の手段により第一項若しくは第三項の確認を受けたことが判明したときは、その確認を取り消さなければならない。

6 第一項の確認を受けた者（その行おうとする変更が第三項の厚生労働省令で定めるものであるときは、第一項及び第三項の確認を受けた者に限る。）は、第十四条の承認を受けた医薬品、医薬部外品又は化粧品に係る承認された事項の一部について第一項の確認を受けた変更計画に従つた変更を行う日の厚生労働省令で定める日数前までに、厚生労働省令で定めるところにより、厚生労働大臣に当該変更を行う旨を届け出たときは、同条第十五項の厚生労働大臣の承認を受けることを要しない。

7 厚生労働大臣は、前項の規定による届出があつた場合において、その届出に係る変更が第一項の確認を受けた変更計画に従つた変更であると認められないときは、その届出を受理した日から前項の厚生労働省令で定める日数以内に限り、その届出をした者に対し、その届出に係る変更の中止その他必要な措置を命ずることができる。

8 厚生労働大臣は、機構に、第十四条の二の二第一項の政令で定める医薬品、医薬部外品又は化粧品についての第一項及び第三項の確認を行わせることができる。

9 第十四条の二の二第二項、第三項、第五項及び第六項の規定並びに第五項の規定は、前項の規定により機構に第一項及び第三項の確認を行わせることとした場合について準用する。この場合において、必要な技術的読替えは、政令で定める。

10 厚生労働大臣が第十四条の二の二第一項の規定により機構に審査を行わせることとしたときは、同項の政令で定める医薬品、医薬部外品又は化粧品についての第六項の規定による届出は、同項の規定にかかわらず、機構に行わなければならない。

11 機構は、前項の規定による届出を受理したときは、直ちに、当該届出の状況を厚生労働省令で定めるところにより厚生労働大臣に通知しなければならない。

（承継）

第十四条の八 第十四条の承認を受けた者（以下この条において「医薬品等承認取得者」という。）について相続、合併又は分割（当該品目に係る厚生労働省令で定める資料及び情報（以下この条において「当該品目に係る資料等」という。）を承継させるものに限る。）があつたときは、相続人（相続人が二人以上ある場合において、その全員の同意により当該医薬品等承認取得者の地位を承継すべき相続人を選定したときは、その者）、合併後存続する法人若しくは合併により設立した法人又は分割により当該品目に係る資料等を承継した法人は、当該医薬品等承認取得者の地位を承継する。

2 医薬品等承認取得者がその地位を承継させる目的で当該品目に係る資料等の譲渡しをしたときは、譲受人は、当該医薬品等承認取得者の地位を承継する。

3 前二項の規定により医薬品等承認取得者の地位を承継した者は、相続の場合にあつては相続後遅滞なく、相続以外の場合にあつては承継前に、厚生労働省令で定めるところにより、厚生労働大臣にその旨を届け出なければならない。

（製造販売の届出）

第十四条の九 医薬品、医薬部外品又は化粧品の製造販売業者は、第十四条第一項に規定する医薬品、医薬部外品及び化粧品以外の医薬品、医薬部外品又は化粧品の製造販売をしようとするときは、あらかじめ、品目ごとに、厚生労働省令で定めるところにより、厚生労働大臣にその旨を届け出なければならない。

2 医薬品、医薬部外品又は化粧品の製造販売業者は、前項の規定により届け出た事項を変更したときは、三十日以内に、厚生労働大臣にその旨を届け出なければならない。

（機構による製造販売の届出の受理）

第十四条の十 厚生労働大臣が第十四条の二の二第一項の規定により機構に審査を行わせることとしたときは、医薬品（専ら動物のために使用されることが目的とされているものを除く。）、医薬部外

品（専ら動物のために使用されることが目的とされているものを除く。）又は化粧品のうち政令で定めるものについての前条の規定による届出をしようとする者は、同条の規定にかかわらず、厚生労働省令で定めるところにより、機構に届け出なければならない。

2　機構は、前項の規定による届出を受理したときは、厚生労働省令で定めるところにより、厚生労働大臣にその旨を通知しなければならない。

第十五条及び第十六条　削除

（医薬品等総括製造販売責任者等の設置及び遵守事項）

第十七条　医薬品、医薬部外品又は化粧品の製造販売業者は、厚生労働省令で定めるところにより、医薬品、医薬部外品又は化粧品の品質管理及び製造販売後安全管理を行わせるために、医薬品の製造販売業者にあつては薬剤師を、医薬部外品又は化粧品の製造販売業者にあつては厚生労働省令で定める基準に該当する者を、それぞれ置かなければならない。ただし、医薬品の製造販売業者について、次の各号のいずれかに該当する場合には、厚生労働省令で定めるところにより、薬剤師以外の技術者をもつてこれに代えることができる。

一　その品質管理及び製造販売後安全管理に関し薬剤師を必要としないものとして厚生労働省令で定める医薬品についてのみその製造販売をする場合

二　薬剤師を置くことが著しく困難であると認められる場合その他の厚生労働省令で定める場合

2　前項の規定により医薬品、医薬部外品又は化粧品の品質管理及び製造販売後安全管理を行う者として置かれる者（以下「医薬品等総括製造販売責任者」という。）は、次項に規定する義務及び第四項に規定する厚生労働省令で定める業務を遂行し、並びに同項に規定する厚生労働省令で定める事項を遵守するために必要な能力及び経験を有する者でなければならない。

3　医薬品等総括製造販売責任者は、医薬品、医薬部外品又は化粧品の品質管理及び製造販売後安全管理を公正かつ適正に行うために必要があるときは、製造販売業者に対し、意見を書面により述べなければならない。

4　医薬品等総括製造販売責任者が行う医薬品、医薬部外品又は化粧品の品質管理及び製造販売後安全管理のために必要な業務並びに医薬品等総括製造販売責任者が遵守すべき事項については、厚生労働省令で定める。

5　医薬品の製造業者は、自ら薬剤師であつてその製造を実地に管理する場合のほか、その製造を実地に管理させるために、製造所ごとに、薬剤師を置かなければならない。ただし、その製造の管理について薬剤師を必要としない医薬品を製造する製造所又は第十三条の二の二の登録を受けた保管のみを行う製造所においては、厚生労働省令で定めるところにより、薬剤師以外の技術者をもつてこれに代えることができる。

6　前項の規定により医薬品の製造を管理する者として置かれる者（以下「医薬品製造管理者」という。）は、次項及び第八項において準用する第八条第一項に規定する義務並びに第九項に規定する厚生労働省令で定める業務を遂行し、並びに同項に規定する厚生労働省令で定める事項を遵守するために必要な能力及び経験を有する者でなければならない。

7　医薬品製造管理者は、医薬品の製造の管理を公正かつ適正に行うために必要があるときは、製造業者に対し、意見を書面により述べなければならない。

8　医薬品製造管理者については、第七条第四項及び第八条第一項の規定を準用する。この場合において、第七条第四項中「その薬局の所在地の都道府県知事」とあるのは、「厚生労働大臣」と読み替えるものとする。

9　医薬品製造管理者が行う医薬品の製造の管理のために必要な業務及び医薬品製造管理者が遵守すべき事項については、厚生労働省令で定める。

10　医薬部外品又は化粧品の製造業者は、厚生労働省令で定めるところにより、医薬部外品又は化粧品の製造を実地に管理させるために、製造所ごとに、責任技術者を置かなければならない。

11　前項の規定により医薬部外品又は化粧品の製造を管理する者として置かれる者（以下「医薬部外品等責任技術者」という。）は、次項及び第十三項において準用する第八条第一項に規定する義務並びに第十四項に規定する厚生労働省令で定める

209

業務を遂行し、並びに同項に規定する厚生労働省令で定める事項を遵守するために必要な能力及び経験を有する者でなければならない。

12　医薬部外品等責任技術者は、医薬部外品又は化粧品の製造の管理を公正かつ適正に行うために必要があるときは、製造業者に対し、意見を書面により述べなければならない。

13　医薬部外品等責任技術者については、第八条第一項の規定を準用する。

14　医薬部外品等責任技術者が行う医薬部外品又は化粧品の製造の管理のために必要な業務及び医薬部外品等責任技術者が遵守すべき事項については、厚生労働省令で定める。

（医薬品、医薬部外品及び化粧品の製造販売業者等の遵守事項等）

第十八条　厚生労働大臣は、厚生労働省令で、医薬品、医薬部外品又は化粧品の製造管理若しくは品質管理又は製造販売後安全管理の実施方法、医薬品等総括製造販売責任者の義務の遂行のための配慮事項その他医薬品、医薬部外品又は化粧品の製造販売業者がその業務に関し遵守すべき事項を定めることができる。

2　医薬品、医薬部外品又は化粧品の製造販売業者は、前条第三項の規定により述べられた医薬品等総括製造販売責任者の意見を尊重するとともに、法令遵守のために措置を講ずる必要があるときは、当該措置を講じ、かつ、講じた措置の内容（措置を講じない場合にあつては、その旨及びその理由）を記録し、これを適切に保存しなければならない。

3　厚生労働大臣は、厚生労働省令で、製造所における医薬品、医薬部外品又は化粧品の試験検査の実施方法、医薬品製造管理者又は医薬部外品等責任技術者の義務の遂行のための配慮事項その他医薬品、医薬部外品若しくは化粧品の製造業者又は医薬品等外国製造業者がその業務に関し遵守すべき事項を定めることができる。

4　医薬品、医薬部外品又は化粧品の製造業者は、前条第七項又は第十二項の規定により述べられた医薬品製造管理者又は医薬部外品等責任技術者の意見を尊重するとともに、法令遵守のために措置を講ずる必要があるときは、当該措置を講じ、かつ、講じた措置の内容（措置を講じない場合にあつて

は、その旨及びその理由）を記録し、これを適切に保存しなければならない。

5　医薬品、医薬部外品又は化粧品の製造販売業者は、製造販売後安全管理に係る業務のうち厚生労働省令で定めるものについて、厚生労働省令で定めるところにより、その業務を適正かつ確実に行う能力のある者に委託することができる。

（医薬品、医薬部外品及び化粧品の製造販売業者等の法令遵守体制）

第十八条の二　医薬品、医薬部外品又は化粧品の製造販売業者は、医薬品、医薬部外品又は化粧品の品質管理及び製造販売後安全管理に関する業務その他の製造販売業者の業務を適正に遂行することにより、薬事に関する法令の規定の遵守を確保するために、厚生労働省令で定めるところにより、次の各号に掲げる措置を講じなければならない。

一　医薬品、医薬部外品又は化粧品の品質管理及び製造販売後安全管理に関する業務について、医薬品等総括製造販売責任者が有する権限を明らかにすること。

二　医薬品、医薬部外品又は化粧品の品質管理及び製造販売後安全管理に関する業務その他の製造販売業者の業務の遂行が法令に適合することを確保するための体制、当該製造販売業者の薬事に関する業務に責任を有する役員及び従業者の業務の監督に係る体制その他の製造販売業者の業務の適正を確保するために必要なものとして厚生労働省令で定める体制を整備すること。

三　医薬品等総括製造販売責任者その他の厚生労働省令で定める者に、第十二条の二第一項各号の厚生労働省令で定める基準を遵守して医薬品、医薬部外品又は化粧品の品質管理及び製造販売後安全管理を行わせるために必要な権限の付与及びそれらの者が行う業務の監督その他の措置

四　前三号に掲げるもののほか、医薬品、医薬部外品又は化粧品の製造販売業者の従業者に対して法令遵守のための指針を示すことその他の製造販売業者の業務の適正な遂行に必要なものとして厚生労働省令で定める措置

2　医薬品、医薬部外品又は化粧品の製造販売業者は、前項各号に掲げる措置の内容を記録し、これ

を適切に保存しなければならない。

3　医薬品、医薬部外品又は化粧品の製造業者は、医薬品、医薬部外品又は化粧品の製造の管理に関する業務その他の製造業者の業務を適正に遂行することにより、薬事に関する法令の規定の遵守を確保するために、厚生労働省令で定めるところにより、次の各号に掲げる措置を講じなければならない。

一　医薬品、医薬部外品又は化粧品の製造の管理に関する業務について、医薬品製造管理者又は医薬部外品等責任技術者が有する権限を明らかにすること。

二　医薬品、医薬部外品又は化粧品の製造の管理に関する業務その他の製造業者の業務の遂行が法令に適合することを確保するための体制、当該製造業者の薬事に関する業務に責任を有する役員及び従業者の業務の監督に係る体制その他の製造業者の業務の適正を確保するために必要なものとして厚生労働省令で定める体制を整備すること。

三　医薬品製造管理者、医薬部外品等責任技術者その他の厚生労働省令で定める者に、第十四条第二項第四号の厚生労働省令で定める基準を遵守して医薬品、医薬部外品又は化粧品の製造管理又は品質管理を行わせるために必要な権限の付与及びそれらの者が行う業務の監督その他の措置

四　前三号に掲げるもののほか、医薬品、医薬部外品又は化粧品の製造業者の従業者に対して法令遵守のための指針を示すことその他の製造業者の業務の適正な遂行に必要なものとして厚生労働省令で定める措置

4　医薬品、医薬部外品又は化粧品の製造業者は、前項各号に掲げる措置の内容を記録し、これを適切に保存しなければならない。

（休廃止等の届出）

第十九条　医薬品、医薬部外品又は化粧品の製造販売業者は、その事業を廃止し、休止し、若しくは休止した事業を再開したとき、又は医薬品等総括製造販売責任者その他厚生労働省令で定める事項を変更したときは、三十日以内に、厚生労働大臣にその旨を届け出なければならない。

2　医薬品、医薬部外品又は化粧品の製造業者又は医薬品等外国製造業者は、その製造所を廃止し、休止し、若しくは休止した製造所を再開したとき、又は医薬品製造管理者、医薬部外品等責任技術者その他厚生労働省令で定める事項を変更したときは、三十日以内に、厚生労働大臣にその旨を届け出なければならない。

（外国製造医薬品等の製造販売の承認）

第十九条の二　厚生労働大臣は、第十四条第一項に規定する医薬品、医薬部外品又は化粧品であつて本邦に輸出されるものにつき、外国においてその製造等をする者から申請があつたときは、品目ごとに、その者が第三項の規定により選任した医薬品、医薬部外品又は化粧品の製造販売業者に製造販売をさせることについての承認を与えることができる。

2　申請者が、第七十五条の二の二第一項の規定によりその受けた承認の全部又は一部を取り消され、取消しの日から三年を経過していない者であるときは、前項の承認を与えないことができる。

3　第一項の承認を受けようとする者は、本邦内において当該承認に係る医薬品、医薬部外品又は化粧品による保健衛生上の危害の発生の防止に必要な措置をとらせるため、医薬品、医薬部外品又は化粧品の製造販売業者（当該承認に係る品目の種類に応じた製造販売業の許可を受けている者に限る。）を当該承認の申請の際選任しなければならない。

4　第一項の承認を受けた者（以下「外国製造医薬品等特例承認取得者」という。）が前項の規定により選任した医薬品、医薬部外品又は化粧品の製造販売業者（以下「選任外国製造医薬品等製造販売業者」という。）は、第十四条第一項の規定にかかわらず、当該承認に係る品目の製造販売をすることができる。

5　第一項の承認については、第十四条第二項（第一号を除く。）及び第三項から第十七項まで並びに第十四条の二の二の規定を準用する。

6　前項において準用する第十四条第十五項の承認については、同条第十七項及び第十四条の二の二の規定を準用する。

（選任外国製造医薬品等製造販売業者に関する変更の届出）

第十九条の三　外国製造医薬品等特例承認取得者は、

選任外国製造医薬品等製造販売業者を変更したとき、又は選任外国製造医薬品等製造販売業者につき、その氏名若しくは名称その他厚生労働省令で定める事項に変更があつたときは、三十日以内に、厚生労働大臣に届け出なければならない。

2　前条第五項において準用する第十四条の二の二第一項の規定により、機構に前条第一項の承認のための審査を行わせることとしたときは、同条第五項において準用する第十四条の二の二第一項の政令で定める医薬品、医薬部外品又は化粧品に係る選任外国製造医薬品等製造販売業者についての前項の規定による届出は、同項の規定にかかわらず、機構に行わなければならない。

3　機構は、前項の規定による届出を受理したときは、遅滞なく、届出の状況を厚生労働省令で定めるところにより厚生労働大臣に通知しなければならない。

（準用）

第十九条の四　外国製造医薬品等特例承認取得者については、第十四条の四から第十四条の八まで及び第十八条第三項の規定を準用する。

（外国製造医薬品の特例承認）

第二十条　第十九条の二の承認の申請者が選任外国製造医薬品等製造販売業者に製造販売をさせようとする物が、第十四条の三第一項に規定する政令で定める医薬品である場合には、同条の規定を準用する。この場合において、同項中「第十四条」とあるのは「第十九条の二」と、「同条第二項、第六項、第七項及び第十一項」とあるのは「同条第五項において準用する第十四条第二項、第六項、第七項及び第十一項」と、「同条の承認」とあるのは「第十九条の二の承認」と、同条第二項中「前項の規定により第十四条の承認を受けた者」とあるのは「第二十条第一項において準用する第十四条の三第一項の規定により第十九条の二の承認を受けた者又は選任外国製造医薬品等製造販売業者」と読み替えるものとする。

2　前項に規定する場合の選任外国製造医薬品等製造販売業者は、第十四条第一項の規定にかかわらず、前項において準用する第十四条の三第一項の規定による第十九条の二の承認に係る品目の製造販売をすることができる。

（都道府県知事等の経由）

第二十一条　第十二条第一項の許可若しくは同条第四項の許可の更新の申請又は第十九条第一項の規定による届出は、申請者又は届出者の住所地（法人の場合にあつては、主たる事務所の所在地とする。以下同じ。）の都道府県知事（薬局開設者が当該薬局における設備及び器具をもつて医薬品を製造し、その医薬品を当該薬局において販売し、又は授与する場合であつて、当該薬局の所在地が保健所を設置する市又は特別区の区域にある場合においては、市長又は区長。次項、第六十九条第一項、第七十一条、第七十二条第三項及び第七十五条第二項において同じ。）を経由して行わなければならない。

2　第十三条第一項若しくは第八項の許可、同条第四項（同条第九項において準用する場合を含む。）の許可の更新、第十三条の二の二第一項の登録、同条第四項の登録の更新若しくは第六十八条の十六第一項の承認の申請又は第十九条第二項の規定による届出は、製造所の所在地の都道府県知事を経由して行わなければならない。

第二十二条　削除

（政令への委任）

第二十三条　この章に定めるもののほか、製造販売業又は製造業の許可又は許可の更新、医薬品等外国製造業者の認定又は認定の更新、製造販売品目の承認、再審査又は再評価、製造所の管理その他医薬品、医薬部外品又は化粧品の製造販売業又は製造業（外国製造医薬品等特例承認取得者の行う製造を含む。）に関し必要な事項は、政令で定める。

　　　第五章・第六章　医療機器等関係　略

　　　第七章　医薬品、医療機器及び再生医療等製品の販売業等

　　　　第一節　医薬品の販売業

（医薬品の販売業の許可）

第二十四条　薬局開設者又は医薬品の販売業の許可を受けた者でなければ、業として、医薬品を販売し、授与し、又は販売若しくは授与の目的で貯蔵し、若しくは陳列（配置することを含む。以下同じ。）してはならない。ただし、医薬品の製造販売

業者がその製造等をし、又は輸入した医薬品を薬局開設者又は医薬品の製造販売業者、製造業者若しくは販売業者に、医薬品の製造業者がその製造した医薬品を医薬品の製造販売業者又は製造業者に、それぞれ販売し、授与し、又はその販売若しくは授与の目的で貯蔵し、若しくは陳列するときは、この限りでない。

2 前項の許可は、六年ごとにその更新を受けなければ、その期間の経過によつて、その効力を失う。

（医薬品の販売業の許可の種類）

第二十五条 医薬品の販売業の許可は、次の各号に掲げる区分に応じ、当該各号に定める業務について行う。

一 店舗販売業の許可 要指導医薬品（第四条第五項第三号に規定する要指導医薬品をいう。以下同じ。）又は一般用医薬品を、店舗において販売し、又は授与する業務

二 配置販売業の許可 一般用医薬品を、配置により販売し、又は授与する業務

三 卸売販売業の許可 医薬品を、薬局開設者、医薬品の製造販売業者、製造業者若しくは販売業者又は病院、診療所若しくは飼育動物診療施設の開設者その他厚生労働省令で定める者（第三十四条第五項において「薬局開設者等」という。）に対し、販売し、又は授与する業務

（店舗販売業の許可）

第二十六条 店舗販売業の許可は、店舗ごとに、その店舗の所在地の都道府県知事（その店舗の所在地が保健所を設置する市又は特別区の区域にある場合においては、市長又は区長。次項及び第二十八条第四項において同じ。）が与える。

2 前項の許可を受けようとする者は、厚生労働省令で定めるところにより、次に掲げる事項を記載した申請書をその店舗の所在地の都道府県知事に提出しなければならない。

一 氏名又は名称及び住所並びに法人にあつては、その代表者の氏名

二 その店舗の名称及び所在地

三 その店舗の構造設備の概要

四 その店舗において医薬品の販売又は授与の業務を行う体制の概要

五 法人にあつては、薬事に関する業務に責任を有する役員の氏名

六 第五項において準用する第五条第三号イからトまでに該当しない旨その他厚生労働省令で定める事項

3 前項の申請書には、次に掲げる書類を添付しなければならない。

一 その店舗の平面図

二 第二十八条第一項の規定によりその店舗をその指定する者に実地に管理させる場合にあつては、その指定する者の氏名及び住所を記載した書類

三 第一項の許可を受けようとする者及び前号の者以外にその店舗において薬事に関する実務に従事する薬剤師又は登録販売者（第四条第五項第一号に規定する登録販売者をいう。以下同じ。）を置く場合にあつては、その薬剤師又は登録販売者の氏名及び住所を記載した書類

四 その店舗において販売し、又は授与する医薬品の要指導医薬品及び一般用医薬品に係る厚生労働省令で定める区分を記載した書類

五 その店舗においてその店舗以外の場所にいる者に対して一般用医薬品を販売し、又は授与する場合にあつては、その者との間の通信手段その他の厚生労働省令で定める事項を記載した書類

六 その他厚生労働省令で定める書類

4 次の各号のいずれかに該当するときは、第一項の許可を与えないことができる。

一 その店舗の構造設備が、厚生労働省令で定める基準に適合しないとき。

二 薬剤師又は登録販売者を置くことその他その店舗において医薬品の販売又は授与の業務を行う体制が適切に医薬品を販売し、又は授与するために必要な基準として厚生労働省令で定めるものに適合しないとき。

三 申請者が、第五条第三号イからへまでのいずれかに該当するとき。

5 第五条（第三号に係る部分に限る。）の規定は、第一項の許可について準用する。

（店舗販売品目）

第二十七条 店舗販売業者（店舗販売業の許可を受けた者をいう。以下同じ。）は、薬局医薬品（第四条第五項第二号に規定する薬局医薬品をいう。以下同じ。）を販売し、授与し、又は販売若しくは授与

の目的で貯蔵し、若しくは陳列してはならない。

（店舗の管理）

第二十八条　店舗販売業者は、その店舗を、自ら実地に管理し、又はその指定する者に実地に管理させなければならない。

2　前項の規定により店舗を実地に管理する者（以下「店舗管理者」という。）は、厚生労働省令で定めるところにより、薬剤師又は登録販売者でなければならない。

3　店舗管理者は、次条第一項及び第二項に規定する義務並びに同条第三項に規定する厚生労働省令で定める業務を遂行し、並びに同項に規定する厚生労働省令で定める事項を遵守するために必要な能力及び経験を有する者でなければならない。

4　店舗管理者は、その店舗以外の場所で業として店舗の管理その他薬事に関する実務に従事する者であつてはならない。ただし、その店舗の所在地の都道府県知事の許可を受けたときは、この限りでない。

（店舗管理者の義務）

第二十九条　店舗管理者は、保健衛生上支障を生ずるおそれがないように、その店舗に勤務する薬剤師、登録販売者その他の従業者を監督し、その店舗の構造設備及び医薬品その他の物品を管理し、その他その店舗の業務につき、必要な注意をしなければならない。

2　店舗管理者は、保健衛生上支障を生ずるおそれがないように、その店舗の業務につき、店舗販売業者に対し、必要な意見を書面により述べなければならない。

3　店舗管理者が行う店舗の管理に関する業務及び店舗管理者が遵守すべき事項については、厚生労働省令で定める。

（店舗販売業者の遵守事項）

第二十九条の二　厚生労働大臣は、厚生労働省令で、次に掲げる事項その他店舗の業務に関し店舗販売業者が遵守すべき事項を定めることができる。

一　店舗における医薬品の管理の実施方法に関する事項

二　店舗における医薬品の販売又は授与の実施方法（その店舗においてその店舗以外の場所にいる者に対して一般用医薬品を販売し、又は授与する場合におけるその者との間の通信手段に

応じた当該実施方法を含む。）に関する事項

2　店舗販売業者は、第二十八条第一項の規定により店舗管理者を指定したときは、前条第二項の規定により述べられた店舗管理者の意見を尊重するとともに、法令遵守のために措置を講ずる必要があるときは、当該措置を講じ、かつ、講じた措置の内容（措置を講じない場合にあつては、その旨及びその理由）を記録し、これを適切に保存しなければならない。

（店舗販売業者の法令遵守体制）

第二十九条の三　店舗販売業者は、店舗の管理に関する業務その他の店舗販売業者の業務を適正に遂行することにより、薬事に関する法令の規定の遵守を確保するために、厚生労働省令で定めるところにより、次の各号に掲げる措置を講じなければならない。

一　店舗の管理に関する業務について、店舗管理者が有する権限を明らかにすること。

二　店舗の管理に関する業務その他の店舗販売業者の業務の遂行が法令に適合することを確保するための体制、当該店舗販売業者の薬事に関する業務に責任を有する役員及び従業者の業務の監督に係る体制その他の店舗販売業者の業務の適正を確保するために必要なものとして厚生労働省令で定める体制を整備すること。

三　前二号に掲げるもののほか、店舗販売業者の従業者に対して法令遵守のための指針を示すことその他の店舗販売業者の業務の適正な遂行に必要なものとして厚生労働省令で定める措置

2　店舗販売業者は、前項各号に掲げる措置の内容を記録し、これを適切に保存しなければならない。

（店舗における掲示）

第二十九条の四　店舗販売業者は、厚生労働省令で定めるところにより、当該店舗を利用するために必要な情報であつて厚生労働省令で定める事項を、当該店舗の見やすい場所に掲示しなければならない。

（配置販売業の許可）

第三十条　配置販売業の許可は、配置しようとする区域をその区域に含む都道府県ごとに、その都道府県知事が与える。

2　前項の許可を受けようとする者は、厚生労働省令

で定めるところにより、次の各号に掲げる事項を記載した申請書を配置しようとする区域をその区域に含む都道府県知事に提出しなければならない。

一　氏名又は名称及び住所並びに法人にあつては、その代表者の氏名

二　薬剤師又は登録販売者が配置することその他当該都道府県の区域において医薬品の配置販売を行う体制の概要

三　法人にあつては、薬事に関する業務に責任を有する役員の氏名

四　第三十一条の二第二項に規定する区域管理者の氏名

五　第四項において準用する第五条第三号イからトまでに該当しない旨その他厚生労働省令で定める事項

3　薬剤師又は登録販売者が配置することその他当該都道府県の区域において医薬品の配置販売を行う体制が適切に医薬品を配置販売するために必要な基準として厚生労働省令で定めるものに適合しないときは、第一項の許可を与えないことができる。

4　第五条（第三号に係る部分に限る。）の規定は、第一項の許可について準用する。

（配置販売品目）

第三十一条　配置販売業の許可を受けた者（以下「配置販売業者」という。）は、一般用医薬品のうち経年変化が起こりにくいことその他の厚生労働大臣の定める基準に適合するもの以外の医薬品を販売し、授与し、又は販売若しくは授与の目的で貯蔵し、若しくは陳列してはならない。

（都道府県ごとの区域の管理）

第三十一条の二　配置販売業者は、その業務に係る都道府県の区域を、自ら管理し、又は当該都道府県の区域内において配置販売に従事する配置員のうちから指定したものに管理させなければならない。

2　前項の規定により都道府県の区域を管理する者（以下「区域管理者」という。）は、厚生労働省令で定めるところにより、薬剤師又は登録販売者でなければならない。

3　区域管理者は、次条第一項及び第二項に規定する義務並びに同条第三項に規定する厚生労働省令で定める業務を遂行し、並びに同項に規定する厚生

労働省令で定める事項を遵守するために必要な能力及び経験を有する者でなければならない。

（区域管理者の義務）

第三十一条の三　区域管理者は、保健衛生上支障を生ずるおそれがないように、その業務に関し配置員を監督し、医薬品その他の物品を管理し、その他その区域の業務につき、必要な注意をしなければならない。

2　区域管理者は、保健衛生上支障を生ずるおそれがないように、その区域の業務につき、配置販売業者に対し、必要な意見を書面により述べなければならない。

3　区域管理者が行う区域の管理に関する業務及び区域管理者が遵守すべき事項については、厚生労働省令で定める。

（配置販売業者の遵守事項）

第三十一条の四　厚生労働大臣は、厚生労働省令で、配置販売の業務に関する記録方法その他配置販売の業務に関し配置販売業者が遵守すべき事項を定めることができる。

2　配置販売業者は、第三十一条の二第一項の規定により区域管理者を指定したときは、前条第二項の規定により述べられた区域管理者の意見を尊重するとともに、法令遵守のために措置を講ずる必要があるときは、当該措置を講じ、かつ、講じた措置の内容（措置を講じない場合にあつては、その旨及びその理由）を記録し、これを適切に保存しなければならない。

（配置販売業者の法令遵守体制）

第三十一条の五　配置販売業者は、区域の管理に関する業務その他の配置販売業者の業務を適正に遂行することにより、薬事に関する法令の規定の遵守を確保するために、厚生労働省令で定めるところにより、次の各号に掲げる措置を講じなければならない。

一　区域の管理に関する業務について、区域管理者が有する権限を明らかにすること。

二　区域の管理に関する業務その他の配置販売業者の業務の遂行が法令に適合することを確保するための体制、当該配置販売業者の薬事に関する業務に責任を有する役員及び従業者の業務の監督に係る体制その他の配置販売業者の業務の適正を確保するために必要なものとし

て厚生労働省令で定める体制を整備すること。

三　前二号に掲げるもののほか、配置販売業者の従業者に対して法令遵守のための指針を示すことその他の配置販売業者の業務の適正な遂行に必要なものとして厚生労働省令で定める措置

2　配置販売業者は、前項各号に掲げる措置の内容を記録し、これを適切に保存しなければならない。

（配置従事の届出）

第三十二条　配置販売業者又はその配置員は、医薬品の配置販売に従事しようとするときは、その氏名、配置販売に従事しようとする区域その他厚生労働省令で定める事項を、あらかじめ、配置販売に従事しようとする区域の都道府県知事に届け出なければならない。

（配置従事者の身分証明書）

第三十三条　配置販売業者又はその配置員は、その住所地の都道府県知事が発行する身分証明書の交付を受け、かつ、これを携帯しなければ、医薬品の配置販売に従事してはならない。

2　前項の身分証明書に関し必要な事項は、厚生労働省令で定める。

（卸売販売業の許可）

第三十四条　卸売販売業の許可は、営業所ごとに、その営業所の所在地の都道府県知事が与える。

2　前項の許可を受けようとする者は、厚生労働省令で定めるところにより、次の各号に掲げる事項を記載した申請書をその営業所の所在地の都道府県知事に提出しなければならない。

一　氏名又は名称及び住所並びに法人にあつては、その代表者の氏名

二　その営業所の構造設備の概要

三　法人にあつては、薬事に関する業務に責任を有する役員の氏名

四　次条第二項に規定する医薬品営業所管理者の氏名

五　第四項において準用する第五条第三号イからトまでに該当しない旨その他厚生労働省令で定める事項

3　営業所の構造設備が、厚生労働省令で定める基準に適合しないときは、第一項の許可を与えないことができる。

4　第五条（第三号に係る部分に限る。）の規定は、第一項の許可について準用する。

5　卸売販売業の許可を受けた者（以下「卸売販売業者」という。）は、当該許可に係る営業所については、業として、医薬品を、薬局開設者等以外の者に対し、販売し、又は授与してはならない。

（営業所の管理）

第三十五条　卸売販売業者は、営業所ごとに、薬剤師を置き、その営業所を管理させなければならない。ただし、卸売販売業者が薬剤師の場合であつて、自らその営業所を管理するときは、この限りでない。

2　卸売販売業者が、薬剤師による管理を必要としない医薬品として厚生労働省令で定めるもののみを販売又は授与する場合には、前項の規定にかかわらず、その営業所を管理する者（以下「医薬品営業所管理者」という。）は、薬剤師又は薬剤師以外の者であつて当該医薬品の品目に応じて厚生労働省令で定めるものでなければならない。

3　医薬品営業所管理者は、次条第一項及び第二項に規定する義務並びに同条第三項に規定する厚生労働省令で定める業務を遂行し、並びに同項に規定する厚生労働省令で定める事項を遵守するために必要な能力及び経験を有する者でなければならない。

4　医薬品営業所管理者は、その営業所以外の場所で業として営業所の管理その他薬事に関する実務に従事する者であつてはならない。ただし、その営業所の所在地の都道府県知事の許可を受けたときは、この限りでない。

（医薬品営業所管理者の義務）

第三十六条　医薬品営業所管理者は、保健衛生上支障を生ずるおそれがないように、その営業所に勤務する薬剤師その他の従業者を監督し、その営業所の構造設備及び医薬品その他の物品を管理し、その他その営業所の業務につき、必要な注意をしなければならない。

2　医薬品営業所管理者は、保健衛生上支障を生ずるおそれがないように、その営業所の業務につき、卸売販売業者に対し、必要な意見を書面により述べなければならない。

3　医薬品営業所管理者が行う営業所の管理に関する業務及び医薬品営業所管理者が遵守すべき事項については、厚生労働省令で定める。

（卸売販売業者の遵守事項）

第三十六条の二　厚生労働大臣は、厚生労働省令で、営業所における医薬品の試験検査の実施方法その他営業所の業務に関し卸売販売業者が遵守すべき事項を定めることができる。

2　卸売販売業者は、第三十五条第一項又は第二項の規定により医薬品営業所管理者を置いたときは、前条第二項の規定により述べられた医薬品営業所管理者の意見を尊重するとともに、法令遵守のために措置を講ずる必要があるときは、当該措置を講じ、かつ、講じた措置の内容（措置を講じない場合にあつては、その旨及びその理由）を記録し、これを適切に保存しなければならない。

（卸売販売業者の法令遵守体制）

第三十六条の二の二　卸売販売業者は、営業所の管理に関する業務その他の卸売販売業者の業務を適正に遂行することにより、薬事に関する法令の規定の遵守を確保するために、厚生労働省令で定めるところにより、次の各号に掲げる措置を講じなければならない。

一　営業所の管理に関する業務について、医薬品営業所管理者が有する権限を明らかにすること。

二　営業所の管理に関する業務その他の卸売販売業者の業務の遂行が法令に適合することを確保するための体制、当該卸売販売業者の薬事に関する業務に責任を有する役員及び従業者の業務の監督に係る体制その他の卸売販売業者の業務の適正を確保するために必要なものとして厚生労働省令で定める体制を整備すること。

三　前二号に掲げるもののほか、卸売販売業者の従業者に対して法令遵守のための指針を示すことその他の卸売販売業者の業務の適正な遂行に必要なものとして厚生労働省令で定める措置

2　卸売販売業者は、前項各号に掲げる措置の内容を記録し、これを適切に保存しなければならない。

（薬局医薬品の販売に従事する者等）

第三十六条の三　薬局開設者は、厚生労働省令で定めるところにより、薬局医薬品につき、薬剤師に販売させ、又は授与させなければならない。

2　薬局開設者は、薬局医薬品を使用しようとする者以外の者に対して、正当な理由なく、薬局医薬品を販売し、又は授与してはならない。ただし、薬剤師、薬局開設者、医薬品の製造販売業者、製造業者若しくは販売業者、医師、歯科医師若しくは獣医師又は病院、診療所若しくは飼育動物診療施設の開設者（以下「薬剤師等」という。）に販売し、又は授与するときは、この限りでない。

（薬局医薬品に関する情報提供及び指導等）

第三十六条の四　薬局開設者は、薬局医薬品の適正な使用のため、薬局医薬品を販売し、又は授与する場合には、厚生労働省令で定めるところにより、その薬局において医薬品の販売又は授与に従事する薬剤師に、対面により、厚生労働省令で定める事項を記載した書面（当該事項が電磁的記録に記録されているときは、当該電磁的記録に記録された事項を厚生労働省令で定める方法により表示したものを含む。）を用いて必要な情報を提供させ、及び必要な薬学的知見に基づく指導を行わせなければならない。ただし、薬剤師等に販売し、又は授与するときは、この限りでない。

2　薬局開設者は、前項の規定による情報の提供及び指導を行わせるに当たつては、当該薬剤師に、あらかじめ、薬局医薬品を使用しようとする者の年齢、他の薬剤又は医薬品の使用の状況その他の厚生労働省令で定める事項を確認させなければならない。

3　薬局開設者は、第一項本文に規定する場合において、同項の規定による情報の提供又は指導ができないとき、その他薬局医薬品の適正な使用を確保することができないと認められるときは、薬局医薬品を販売し、又は授与してはならない。

4　薬局開設者は、薬局医薬品の適正な使用のため、その薬局において薬局医薬品を購入し、若しくは譲り受けようとする者又はその薬局において薬局医薬品を購入し、若しくは譲り受けた者若しくはこれらの者によつて購入され、若しくは譲り受けられた薬局医薬品を使用する者から相談があつた場合には、厚生労働省令で定めるところにより、その薬局において医薬品の販売又は授与に従事する薬剤師に、必要な情報を提供させ、又は必要な薬学的知見に基づく指導を行わせなければならない。

5　第一項又は前項に定める場合のほか、薬局開設者は、薬局医薬品の適正な使用のため必要がある場

合として厚生労働省令で定める場合には、厚生労働省令で定めるところにより、その薬局において医薬品の販売又は授与に従事する薬剤師に、その販売し、又は授与した薬局医薬品を購入し、又は譲り受けた者の当該薬局医薬品の使用の状況を継続的かつ的確に把握させるとともに、その薬局医薬品を購入し、又は譲り受けた者に対して必要な情報を提供させ、又は必要な薬学的知見に基づく指導を行わせなければならない。

（要指導医薬品の販売に従事する者等）

第三十六条の五 薬局開設者又は店舗販売業者は、厚生労働省令で定めるところにより、要指導医薬品につき、薬剤師に販売させ、又は授与させなければならない。

2 薬局開設者又は店舗販売業者は、要指導医薬品を使用しようとする者以外の者に対して、正当な理由なく、要指導医薬品を販売し、又は授与してはならない。ただし、薬剤師等に販売し、又は授与するときは、この限りでない。

（要指導医薬品に関する情報提供及び指導等）

第三十六条の六 薬局開設者又は店舗販売業者は、要指導医薬品の適正な使用のため、要指導医薬品を販売し、又は授与する場合には、厚生労働省令で定めるところにより、その薬局又は店舗において医薬品の販売又は授与に従事する薬剤師に、対面により、厚生労働省令で定める事項を記載した書面（当該事項が電磁的記録に記録されているときは、当該電磁的記録に記録された事項を厚生労働省令で定める方法により表示したものを含む。）を用いて必要な情報を提供させ、及び必要な薬学的知見に基づく指導を行わせなければならない。ただし、薬剤師等に販売し、又は授与するときは、この限りでない。

2 薬局開設者又は店舗販売業者は、前項の規定による情報の提供及び指導を行わせるに当たつては、当該薬剤師に、あらかじめ、要指導医薬品を使用しようとする者の年齢、他の薬剤又は医薬品の使用の状況その他の厚生労働省令で定める事項を確認させなければならない。

3 薬局開設者又は店舗販売業者は、第一項本文に規定する場合において、同項の規定による情報の提供又は指導ができないとき、その他要指導医薬品の適正な使用を確保することができないと認めら

れるときは、要指導医薬品を販売し、又は授与してはならない。

4 薬局開設者又は店舗販売業者は、要指導医薬品の適正な使用のため、その薬局若しくは店舗において要指導医薬品を購入し、若しくは譲り受けようとする者又はその薬局若しくは店舗において要指導医薬品を購入し、若しくは譲り受けた者若しくはこれらの者によつて購入され、若しくは譲り受けられた要指導医薬品を使用する者から相談があつた場合には、厚生労働省令で定めるところにより、その薬局又は店舗において医薬品の販売又は授与に従事する薬剤師に、必要な情報を提供させ、又は必要な薬学的知見に基づく指導を行わせなければならない。

（一般用医薬品の区分）

第三十六条の七 一般用医薬品（専ら動物のために使用されることが目的とされているものを除く。）は、次のように区分する。

一 第一類医薬品 その副作用等により日常生活に支障を来す程度の健康被害が生ずるおそれがある医薬品のうちその使用に関し特に注意が必要なものとして厚生労働大臣が指定するもの及びその製造販売の承認の申請に際して第十四条第十一項に該当するとされた医薬品であつて当該申請に係る承認を受けてから厚生労働省令で定める期間を経過しないもの

二 第二類医薬品 その副作用等により日常生活に支障を来す程度の健康被害が生ずるおそれがある医薬品（第一類医薬品を除く。）であつて厚生労働大臣が指定するもの

三 第三類医薬品 第一類医薬品及び第二類医薬品以外の一般用医薬品

2 厚生労働大臣は、前項第一号及び第二号の規定による指定に資するよう医薬品に関する情報の収集に努めるとともに、必要に応じてこれらの指定を変更しなければならない。

3 厚生労働大臣は、第一項第一号又は第二号の規定による指定をし、又は変更しようとするときは、薬事・食品衛生審議会の意見を聴かなければならない。

（資質の確認）

第三十六条の八 都道府県知事は、一般用医薬品の販売又は授与に従事しようとする者がそれに必要な

資質を有することを確認するために、厚生労働省令で定めるところにより試験を行う。

2　前項の試験に合格した者又は第二類医薬品及び第三類医薬品の販売若しくは授与に従事するために必要な資質を有する者として政令で定める基準に該当する者であつて、医薬品の販売又は授与に従事しようとするものは、都道府県知事の登録を受けなければならない。

3　第五条（第三号に係る部分に限る。）の規定は、前項の登録について準用する。この場合において、同条中「許可を与えないことができる」とあるのは、「登録を受けることができない」と読み替えるものとする。

4　第二項の登録又はその消除その他必要な事項は、厚生労働省令で定める。

（一般用医薬品の販売に従事する者）

第三十六条の九　薬局開設者、店舗販売業者又は配置販売業者は、厚生労働省令で定めるところにより、一般用医薬品につき、次の各号に掲げる区分に応じ、当該各号に定める者に販売させ、又は授与させなければならない。

一　第一類医薬品　薬剤師
二　第二類医薬品及び第三類医薬品　薬剤師又は登録販売者

（一般用医薬品に関する情報提供等）

第三十六条の十　薬局開設者又は店舗販売業者は、第一類医薬品の適正な使用のため、第一類医薬品を販売し、又は授与する場合には、厚生労働省令で定めるところにより、その薬局又は店舗において医薬品の販売又は授与に従事する薬剤師に、厚生労働省令で定める事項を記載した書面（当該事項が電磁的記録に記録されているときは、当該電磁的記録に記録された事項を厚生労働省令で定める方法により表示したものを含む。）を用いて必要な情報を提供させなければならない。ただし、薬剤師等に販売し、又は授与するときは、この限りでない。

2　薬局開設者又は店舗販売業者は、前項の規定による情報の提供を行わせるに当たつては、当該薬剤師に、あらかじめ、第一類医薬品を使用しようとする者の年齢、他の薬剤又は医薬品の使用の状況その他の厚生労働省令で定める事項を確認させなければならない。

3　薬局開設者又は店舗販売業者は、第二類医薬品の適正な使用のため、第二類医薬品を販売し、又は授与する場合には、厚生労働省令で定めるところにより、その薬局又は店舗において医薬品の販売又は授与に従事する薬剤師又は登録販売者に、必要な情報を提供させるよう努めなければならない。ただし、薬剤師等に販売し、又は授与するときは、この限りでない。

4　薬局開設者又は店舗販売業者は、前項の規定による情報の提供を行わせるに当たつては、当該薬剤師又は登録販売者に、あらかじめ、第二類医薬品を使用しようとする者の年齢、他の薬剤又は医薬品の使用の状況その他の厚生労働省令で定める事項を確認させるよう努めなければならない。

5　薬局開設者又は店舗販売業者は、一般用医薬品の適正な使用のため、その薬局若しくは店舗において一般用医薬品を購入し、若しくは譲り受けようとする者又はその薬局若しくは店舗において一般用医薬品を購入し、若しくは譲り受けた者若しくはこれらの者によつて購入され、若しくは譲り受けられた一般用医薬品を使用する者から相談があつた場合には、厚生労働省令で定めるところにより、その薬局又は店舗において医薬品の販売又は授与に従事する薬剤師又は登録販売者に、必要な情報を提供させなければならない。

6　第一項の規定は、第一類医薬品を購入し、又は譲り受ける者から説明を要しない旨の意思の表示があつた場合（第一類医薬品が適正に使用されると認められる場合に限る。）には、適用しない。

7　配置販売業者については、前各項（第一項ただし書及び第三項ただし書を除く。）の規定を準用する。この場合において、第一項本文及び第三項本文中「販売し、又は授与する場合」とあるのは「配置する場合」と、「薬局又は店舗」とあるのは「業務に係る都道府県の区域」と、「医薬品の販売又は授与」とあるのは「医薬品の配置販売」と、第五項中「その薬局若しくは店舗において一般用医薬品を購入し、若しくは譲り受けようとする者又はその薬局若しくは店舗において一般用医薬品を購入し、若しくは譲り受けた者若しくはこれらの者によつて購入され、若しくは譲り受けられた一般用医薬品を使用する者」とあるのは「配置販売によつて一般用医薬品を購入し、若しくは譲り受けよ

うとする者又は配置した一般用医薬品を使用する者」と、「薬局又は店舗」とあるのは「業務に係る都道府県の区域」と、「医薬品の販売又は授与」とあるのは「医薬品の配置販売」と読み替えるものとする。

（販売方法等の制限）

第三十七条　薬局開設者又は店舗販売業者は店舗による販売又は授与以外の方法により、配置販売業者は配置以外の方法により、それぞれ医薬品を販売し、授与し、又はその販売若しくは授与の目的で医薬品を貯蔵し、若しくは陳列してはならない。

2　配置販売業者は、医薬品の直接の容器又は直接の被包（内袋を含まない。第五十四条及び第五十七条第一項を除き、以下同じ。）を開き、その医薬品を分割販売してはならない。

（準用）

第三十八条　店舗販売業については、第十条及び第十一条の規定を準用する。

2　配置販売業及び卸売販売業については、第十条第一項及び第十一条の規定を準用する。

第二節・第三節　医療機器等関係　略

第八章　医薬品等の基準及び検定

（日本薬局方等）

第四十一条　厚生労働大臣は、医薬品の性状及び品質の適正を図るため、薬事・食品衛生審議会の意見を聴いて、日本薬局方を定め、これを公示する。

2　厚生労働大臣は、少なくとも十年ごとに日本薬局方の全面にわたつて薬事・食品衛生審議会の検討が行われるように、その改定について薬事・食品衛生審議会に諮問しなければならない。

3　厚生労働大臣は、医療機器、再生医療等製品又は体外診断用医薬品の性状、品質及び性能の適正を図るため、薬事・食品衛生審議会の意見を聴いて、必要な基準を設けることができる。

（医薬品等の基準）

第四十二条　厚生労働大臣は、保健衛生上特別の注意を要する医薬品又は再生医療等製品につき、薬事・食品衛生審議会の意見を聴いて、その製法、性状、品質、貯法等に関し、必要な基準を設けることができる。

2　厚生労働大臣は、保健衛生上の危害を防止するために必要があるときは、医薬部外品、化粧品又は医療機器について、薬事・食品衛生審議会の意見を聴いて、その性状、品質、性能等に関し、必要な基準を設けることができる。

（検定）

第四十三条　厚生労働大臣の指定する医薬品又は再生医療等製品は、厚生労働大臣の指定する者の検定を受け、かつ、これに合格したものでなければ、販売し、授与し、又は販売若しくは授与の目的で貯蔵し、若しくは陳列してはならない。ただし、厚生労働省令で別段の定めをしたときは、この限りでない。

2　厚生労働大臣の指定する医療機器は、厚生労働大臣の指定する者の検定を受け、かつ、これに合格したものでなければ、販売し、貸与し、授与し、若しくは販売、貸与若しくは授与の目的で貯蔵し、若しくは陳列し、又は医療機器プログラムにあつては、電気通信回線を通じて提供してはならない。ただし、厚生労働省令で別段の定めをしたときは、この限りでない。

3　前二項の検定に関し必要な事項は、政令で定める。

4　第一項及び第二項の検定の結果については、審査請求をすることができない。

第九章　医薬品等の取扱い

第一節　毒薬及び劇薬の取扱い

（表示）

第四十四条　毒性が強いものとして厚生労働大臣が薬事・食品衛生審議会の意見を聴いて指定する医薬品（以下「毒薬」という。）は、その直接の容器又は直接の被包に、黒地に白枠、白字をもつて、その品名及び「毒」の文字が記載されていなければならない。

2　劇性が強いものとして厚生労働大臣が薬事・食品衛生審議会の意見を聴いて指定する医薬品（以下「劇薬」という。）は、その直接の容器又は直接の被包に、白地に赤枠、赤字をもつて、その品名及び「劇」の文字が記載されていなければならない。

3　前二項の規定に触れる毒薬又は劇薬は、販売し、授与し、又は販売若しくは授与の目的で貯蔵し、

若しくは陳列してはならない。

（開封販売等の制限）

第四十五条　店舗管理者が薬剤師である店舗販売業者及び医薬品営業所管理者が薬剤師である卸売販売業者以外の医薬品の販売業者は、第五十八条の規定によつて施された封を開いて、毒薬又は劇薬を販売し、授与し、又は販売若しくは授与の目的で貯蔵し、若しくは陳列してはならない。

（譲渡手続）

第四十六条　薬局開設者又は医薬品の製造販売業者、製造業者若しくは販売業者（第三項及び第四項において「薬局開設者等」という。）は、毒薬又は劇薬については、譲受人から、その品名、数量、使用の目的、譲渡の年月日並びに譲受人の氏名、住所及び職業が記載され、厚生労働省令で定めるところにより作成された文書の交付を受けなければ、これを販売し、又は授与してはならない。

2　薬剤師等に対して、その身分に関する公務所の証明書の提示を受けて毒薬又は劇薬を販売し、又は授与するときは、前項の規定を適用しない。薬剤師等であつて常時取引関係を有するものに販売し、又は授与するときも、同様とする。

3　第一項の薬局開設者等は、同項の規定による文書の交付に代えて、政令で定めるところにより、当該譲受人の承諾を得て、当該文書に記載すべき事項について電子情報処理組織を使用する方法その他の情報通信の技術を利用する方法であつて厚生労働省令で定めるものにより提供を受けることができる。この場合において、当該薬局開設者等は、当該文書の交付を受けたものとみなす。

4　第一項の文書及び前項前段に規定する方法が行われる場合に当該方法において作られる電磁的記録（電子的方式、磁気的方式その他人の知覚によつては認識することができない方式で作られる記録であつて電子計算機による情報処理の用に供されるものとして厚生労働省令で定めるものをいう。）は、当該交付又は提供を受けた薬局開設者等において、当該毒薬又は劇薬の譲渡の日から二年間、保存しなければならない。

（交付の制限）

第四十七条　毒薬又は劇薬は、十四歳未満の者その他安全な取扱いをすることについて不安があると認められる者には、交付してはならない。

（貯蔵及び陳列）

第四十八条　業務上毒薬又は劇薬を取り扱う者は、これを他の物と区別して、貯蔵し、又は陳列しなければならない。

2　前項の場合において、毒薬を貯蔵し、又は陳列する場所には、かぎを施さなければならない。

第二節　医薬品の取扱い

（処方箋医薬品の販売）

第四十九条　薬局開設者又は医薬品の販売業者は、医師、歯科医師又は獣医師から処方箋の交付を受けた者以外の者に対して、正当な理由なく、厚生労働大臣の指定する医薬品を販売し、又は授与してはならない。ただし、薬剤師等に販売し、又は授与するときは、この限りでない。

2　薬局開設者又は医薬品の販売業者は、その薬局又は店舗に帳簿を備え、医師、歯科医師又は獣医師から処方箋の交付を受けた者に対して前項に規定する医薬品を販売し、又は授与したときは、厚生労働省令の定めるところにより、その医薬品の販売又は授与に関する事項を記載しなければならない。

3　薬局開設者又は医薬品の販売業者は、前項の帳簿を、最終の記載の日から二年間、保存しなければならない。

（直接の容器等の記載事項）

第五十条　医薬品は、その直接の容器又は直接の被包に、次に掲げる事項が記載されていなければならない。ただし、厚生労働省令で別段の定めをしたときは、この限りでない。

一　製造販売業者の氏名又は名称及び住所

二　名称（日本薬局方に収められている医薬品にあつては日本薬局方において定められた名称、その他の医薬品で一般的名称があるものにあつてはその一般的名称）

三　製造番号又は製造記号

四　重量、容量又は個数等の内容量

五　日本薬局方に収められている医薬品にあつては、「日本薬局方」の文字及び日本薬局方において直接の容器又は直接の被包に記載するように定められた事項

六　要指導医薬品にあつては、厚生労働省令で定め

る事項

七　一般用医薬品にあつては、第三十六条の七第一項に規定する区分ごとに、厚生労働省令で定める事項

八　第四十一条第三項の規定によりその基準が定められた体外診断用医薬品にあつては、その基準において直接の容器又は直接の被包に記載するように定められた事項

九　第四十二条第一項の規定によりその基準が定められた医薬品にあつては、貯法、有効期間その他その基準において直接の容器又は直接の被包に記載するように定められた事項

十　日本薬局方に収められていない医薬品にあつては、その有効成分の名称（一般的名称があるものにあつては、その一般的名称）及びその分量（有効成分が不明のものにあつては、その本質及び製造方法の要旨）

十一　習慣性があるものとして厚生労働大臣の指定する医薬品にあつては、「注意―習慣性あり」の文字

十二　前条第一項の規定により厚生労働大臣の指定する医薬品にあつては、「注意―医師等の処方箋により使用すること」の文字

十三　厚生労働大臣が指定する医薬品にあつては、「注意―人体に使用しないこと」の文字

十四　厚生労働大臣の指定する医薬品にあつては、その使用の期限

十五　前各号に掲げるもののほか、厚生労働省令で定める事項

第五十一条　医薬品の直接の容器又は直接の被包が小売のために包装されている場合において、その直接の容器又は直接の被包に記載された第四十四条第一項若しくは第二項又は前条各号に規定する事項が外部の容器又は外部の被包を透かして容易に見ることができないときは、その外部の容器又は外部の被包にも、同様の事項が記載されていなければならない。

（容器等への符号等の記載）

第五十二条　医薬品（次項に規定する医薬品を除く。）は、その容器又は被包に、電子情報処理組織を使用する方法その他の情報通信の技術を利用する方法であつて厚生労働省令で定めるものにより、第六十八条の二第一項の規定により公表された同条

第二項に規定する注意事項等情報を入手するために必要な番号、記号その他の符号が記載されていなければならない。ただし、厚生労働省令で別段の定めをしたときは、この限りでない。

2　要指導医薬品、一般用医薬品その他の厚生労働省令で定める医薬品は、これに添付する文書又はその容器若しくは被包に、当該医薬品に関する最新の論文その他により得られた知見に基づき、次に掲げる事項が記載されていなければならない。ただし、厚生労働省令で別段の定めをしたときは、この限りでない。

一　用法、用量その他使用及び取扱い上の必要な注意

二　日本薬局方に収められている医薬品にあつては、日本薬局方において当該医薬品の品質、有効性及び安全性に関連する事項として記載するように定められた事項

三　第四十一条第三項の規定によりその基準が定められた体外診断用医薬品にあつては、その基準において当該体外診断用医薬品の品質、有効性及び安全性に関連する事項として記載するように定められた事項

四　第四十二条第一項の規定によりその基準が定められた医薬品にあつては、その基準において当該医薬品の品質、有効性及び安全性に関連する事項として記載するように定められた事項

五　前各号に掲げるもののほか、厚生労働省令で定める事項

（記載方法）

第五十三条　第四十四条第一項若しくは第二項又は第五十条から前条までに規定する事項の記載は、他の文字、記事、図画又は図案に比較して見やすい場所にされていなければならず、かつ、これらの事項については、厚生労働省令の定めるところにより、当該医薬品を一般に購入し、又は使用する者が読みやすく、理解しやすいような用語による正確な記載がなければならない。

（記載禁止事項）

第五十四条　医薬品は、これに添付する文書、その医薬品又はその容器若しくは被包（内袋を含む。）に、次に掲げる事項が記載されていてはならない。

一　当該医薬品に関し虚偽又は誤解を招くおそれのある事項

二 第十四条、第十九条の二、第二十三条の二の五
又は第二十三条の二の十七の承認を受けてい
ない効能、効果又は性能（第十四条第一項、第
二十三条の二の五第一項又は第二十三条の二
の二十三第一項の規定により厚生労働大臣が
その基準を定めて指定した医薬品にあつては、
その基準において定められた効能、効果又は性
能を除く。）

三 保健衛生上危険がある用法、用量又は使用期間

（販売、授与等の禁止）

第五十五条 第五十条から前条まで、第六十八条の二
第一項、第六十八条の二の三若しくは第六十八条の二
の四第二項の規定に違反する医薬品は、販売し、
授与し、又は販売若しくは授与の目的で貯蔵し、
若しくは陳列してはならない。ただし、厚生労働
省令で別段の定めをしたときは、この限りでない。

2 第十三条の三第一項の認定若しくは第十三条の
三の二第一項若しくは第二十三条の二の四第一項の
登録を受けていない製造所（外国にある製造所
に限る。）において製造された医薬品、第十三条第
一項若しくは第八項若しくは第二十三条の二の三
第一項の規定に違反して製造された医薬品又は第
十四条第一項若しくは第十五項（第十九条の二第
五項において準用する場合を含む。）、第十九条の
二第四項、第二十三条の二の五第一項若しくは第
十五項（第二十三条の二の十七第五項において準
用する場合を含む。）、第二十三条の二の十七第四
項若しくは第二十三条の二の二十三第一項若しく
は第七項の規定に違反して製造販売をされた医薬
品についても、前項と同様とする。

■R1 法 63 第 3 条で改正。R2 政令 39 で R4.12.1
施行：第五十五条第一項、第六十条及び第六十二
条中「又は第六十八条の二の四第二項」を「、第
六十八条の二の四第二項又は第六十八条の二の
五」に改める。

（模造に係る医薬品の販売、製造等の禁止）

第五十五条の二 模造に係る医薬品は、販売し、授与
し、又は販売若しくは授与の目的で製造し、輸入
し、貯蔵し、若しくは陳列してはならない。

（販売、製造等の禁止）

第五十六条 次の各号のいずれかに該当する医薬品
は、販売し、授与し、又は販売若しくは授与の目
的で製造し、輸入し、貯蔵し、若しくは陳列して
はならない。

一 日本薬局方に収められている医薬品であつて、
その性状又は品質が日本薬局方で定める基準
に適合しないもの

二 第四十一条第三項の規定によりその基準が定
められた体外診断用医薬品であつて、その性状、
品質又は性能がその基準に適合しないもの

三 第十四条、第十九条の二、第二十三条の二の五
若しくは第二十三条の二の十七の承認を受け
た医薬品又は第二十三条の二の二十三の認証
を受けた体外診断用医薬品であつて、その成分
若しくは分量（成分が不明のものにあつては、
その本質又は製造方法）又は性状、品質若しく
は性能がその承認又は認証の内容と異なるも
の（第十四条第十六項（第十九条の二第五項に
おいて準用する場合を含む。）、第二十三条の二
の五第十六項（第二十三条の二の十七第五項に
おいて準用する場合を含む。）又は第二十三条
の二の二十三第八項の規定に違反していない
ものを除く。）

四 第十四条第一項又は第二十三条の二の五第一
項の規定により厚生労働大臣が基準を定めて
指定した医薬品であつて、その成分若しくは分
量（成分が不明のものにあつては、その本質又
は製造方法）又は性状、品質若しくは性能がそ
の基準に適合しないもの

五 第四十二条第一項の規定によりその基準が定
められた医薬品であつて、その基準に適合しな
いもの

六 その全部又は一部が不潔な物質又は変質若し
くは変敗した物質から成つている医薬品

七 異物が混入し、又は付着している医薬品

八 病原微生物その他疾病の原因となるものによ
り汚染され、又は汚染されているおそれがある
医薬品

九 着色のみを目的として、厚生労働省令で定める
タール色素以外のタール色素が使用されてい
る医薬品

（輸入の確認）

第五十六条の二 第十四条、第十九条の二、第二十三
条の二の五若しくは第二十三条の二の十七の承認
若しくは第二十三条の二の二十三の認証を受けな
いで、又は第十四条の九若しくは第二十三条の二

の十二の届出をしないで、医薬品を輸入しようとする者（以下この条において「申請者」という。）は、厚生労働省令で定める事項を記載した申請書に厚生労働省令で定める書類を添付して、これを厚生労働大臣に提出し、その輸入についての厚生労働大臣の確認を受けなければならない。

2　厚生労働大臣は、次の各号のいずれかに該当する場合には、前項の確認をしない。

一　個人的使用に供せられ、かつ、売買の対象とならないと認められる程度の数量を超える数量の医薬品の輸入をする場合その他の申請者が販売又は授与の目的で輸入するおそれがある場合として厚生労働省令で定める場合

二　申請者又は申請者に代わつて前項の確認の申請に関する手続をする者がこの法律、麻薬及び向精神薬取締法、毒物及び劇物取締法その他第五条第三号ニに規定する薬事に関する法令で政令で定めるもの又はこれに基づく処分に違反し、その違反行為があつた日から二年を経過していない場合その他の輸入が不適当と認められる場合として厚生労働省令で定める場合

3　第一項の規定にかかわらず、次の各号のいずれかに該当する場合には、同項の規定による厚生労働大臣の確認を受けることを要しない。

一　覚醒剤取締法第三十条の六第一項ただし書又は麻薬及び向精神薬取締法第十三条第一項ただし書に規定する場合

二　第十四条の三第一項第二号に規定する医薬品その他の厚生労働大臣が定める医薬品で、厚生労働省令で定める数量以下のものを自ら使用する目的で輸入する場合その他のこれらの場合に準ず場合として厚生労働省令で定める場合

第五十七条　医薬品は、その全部若しくは一部が有毒若しくは有害な物質からなつているためにその医薬品を保健衛生上危険なものにするおそれがある物とともに、又はこれと同様のおそれがある容器若しくは被包（内袋を含む。）に収められていてはならず、また、医薬品の容器又は被包は、その医薬品の使用方法を誤らせやすいものであってはならない。

2　前項の規定に触れる医薬品は、販売し、授与し、又は販売若しくは授与の目的で製造し、輸入し、

貯蔵し、若しくは陳列してはならない。

（陳列等）

第五十七条の二　薬局開設者又は医薬品の販売業者は、医薬品を他の物と区別して貯蔵し、又は陳列しなければならない。

2　薬局開設者又は店舗販売業者は、要指導医薬品及び一般用医薬品（専ら動物のために使用されることが目的とされているものを除く。）を陳列する場合には、厚生労働省令で定めるところにより、これらを区別して陳列しなければならない。

3　薬局開設者、店舗販売業者又は配置販売業者は、一般用医薬品を陳列する場合には、厚生労働省令で定めるところにより、第一類医薬品、第二類医薬品又は第三類医薬品の区分ごとに、陳列しなければならない。

（封）

第五十八条　医薬品の製造販売業者は、医薬品の製造販売をするときは、厚生労働省令で定めるところにより、医薬品を収めた容器又は被包に封を施さなければならない。ただし、医薬品の製造販売業者又は製造業者に販売し、又は授与するときは、この限りでない。

第三節　医薬部外品の取扱い

（直接の容器等の記載事項）

第五十九条　医薬部外品は、その直接の容器又は直接の被包に、次に掲げる事項が記載されていなければならない。ただし、厚生労働省令で別段の定めをしたときは、この限りでない。

一　製造販売業者の氏名又は名称及び住所

二　「医薬部外品」の文字

三　第二条第二項第二号又は第三号に規定する医薬部外品にあつては、それぞれ厚生労働省令で定める文字

四　名称（一般的名称があるものにあつては、その一般的名称）

五　製造番号又は製造記号

六　重量、容量又は個数等の内容量

七　厚生労働大臣の指定する医薬部外品にあつては、有効成分の名称（一般的名称があるものにあつては、その一般的名称）及びその分量

八　厚生労働大臣の指定する成分を含有する医薬

部外品にあつては、その成分の名称

九　第二条第二項第二号に規定する医薬部外品の
うち厚生労働大臣が指定するものにあつては、
「注意―人体に使用しないこと」の文字

十　厚生労働大臣の指定する医薬部外品にあつて
は、その使用の期限

十一　第四十二条第二項の規定によりその基準が
定められた医薬部外品にあつては、その基準に
おいて直接の容器又は直接の被包に記載する
ように定められた事項

十二　前各号に掲げるもののほか、厚生労働省令で
定める事項

（準用）

第六十条　医薬部外品については、第五十一条、第五
十二条第二項及び第五十三条から第五十七条まで
の規定を準用する。この場合において、第五十一
条中「第四十四条第一項若しくは第二項又は前条
各号」とあるのは「第五十九条各号」と、第五十
二条第二項第四号中「第四十二条第一項」とある
のは「第四十二条第二項」と、第五十二条中「第
四十四条第一項若しくは第二項又は第五十条から
前条まで」とあるのは「第五十九条又は第六十条
において準用する第五十一条若しくは前条第二項」
と、第五十四条第二号中「、第十九条の二、第二
十三条の二の五又は第二十三条の二の十七」とあ
るのは「又は第十九条の二」と、「、効果又は性能」
とあるのは「又は効果」と、「第十四条第一項、第
二十三条の二の五第一項又は第二十三条の二の二
十三第一項」とあるのは「第十四条第一項」と、
第五十五条第一項中「第五十条から前条まで、第
六十八条の二第一項、第六十八条の二の三又は第
六十八条の二の四第二項」とあるのは「第五十九
条又は第六十条において準用する第五十一条、第
五十二条第二項、第五十三条及び前条」と、同条
第二項中「認定若しくは第十三条の三の二第一項
若しくは第二十三条の二の四第一項の登録」とあ
るのは「認定若しくは第十三条の三の二第一項の
登録」と、「第八項若しくは第二十三条の二の三第
一項」とあるのは「第八項」と、「、第十九条の二
第四項、第二十三条の二の五第一項若しくは第十
五項（第二十三条の二の十七第五項において準用
する場合を含む。）、第二十三条の二の十七第四項
若しくは第二十三条の二の二十三第一項若しくは

第七項」とあるのは「若しくは第十九条の二第四
項」と、第五十六条第三号中「、第十九条の二、
第二十三条の二の五若しくは第二十三条の二の十
七の承認を受けた医薬品又は第二十三条の二の二
十三の認証を受けた体外診断用医薬品」とあるの
は「又は第十九条の二の承認を受けた医薬部外品」
と、「、品質若しくは性能がその承認又は認証」と
あるのは「若しくは品質がその承認」と、「含む。）、
第二十三条の二の五第十六項（第二十三条の二の
十七第五項において準用する場合を含む。）又は第
二十三条の二の二十三第八項」とあるのは「含む。）」
と、同条第四号中「第十四条第一項又は第二十三
条の二の五第一項」とあるのは「第十四条第一項」
と、「、品質若しくは性能」とあるのは「若しくは
品質」と、同条第五号中「第四十二条第一項」と
あるのは「第四十二条第二項」と、第五十六条の
二第一項中「第十四条、第十九条の二、第二十三
条の二の五若しくは第二十三条の二の十七の承認
若しくは第二十三条の二の二十三の認証」とある
のは「第十四条若しくは第十九条の二の承認」と、
「第十四条の九若しくは第二十三条の二の十二」
とあるのは「第十四条の九」と、同条第三項第二
号中「第十四条の三第一項第二号に規定する医薬
品その他の厚生労働大臣」とあるのは「厚生労働
大臣」と読み替えるものとする。

■R1法63第3条で改正。R2政令39でR4.12.1
施行：第五十五条第一項、第六十条及び第六十二
条中「又は第六十八条の二の四第二項」を「、第
六十八条の二の四第二項又は第六十八条の二の
五」に改める。

第四節　化粧品の取扱い

（直接の容器等の記載事項）

第六十一条　化粧品は、その直接の容器又は直接の被
包に、次に掲げる事項が記載されていなければな
らない。ただし、厚生労働省令で別段の定めをし
たときは、この限りでない。

一　製造販売業者の氏名又は名称及び住所

二　名称

三　製造番号又は製造記号

四　厚生労働大臣の指定する成分を含有する化粧
品にあつては、その成分の名称

五　厚生労働大臣の指定する化粧品にあつては、その使用の期限

六　第四十二条第二項の規定によりその基準が定められた化粧品にあつては、その基準において直接の容器又は直接の被包に記載するように定められた事項

七　前各号に掲げるもののほか、厚生労働省令で定める事項

（準用）

第六十二条　化粧品については、第五十一条、第五十二条第二項及び第五十三条から第五十七条までの規定を準用する。この場合において、第五十一条中「第四十四条第一項若しくは第二項又は前条各号」とあるのは「第六十一条各号」と、第五十二条第二項第四号中「第四十二条第一項」とあるのは「第四十二条第二項」と、第五十二条中「第四十四条第一項若しくは第二項又は第五十条から前条まで」とあるのは「第六十一条又は第六十二条において準用する第五十一条若しくは前条第二項」と、第五十四条第二号中「、第十九条の二、第二十三条の二の五又は第二十三条の二の十七」とあるのは「又は第十九条の二」と、「、効果又は性能」とあるのは「又は効果」と、「第十四条第一項、第二十三条の二の五第一項又は第二十三条の二の二十三第一項」とあるのは「第十四条第一項」と、第五十五条第一項中「第五十条から前条まで、第六十八条の二第一項、第六十八条の二の三又は第六十八条の二の四第二項」とあるのは「第六十一条又は第六十二条において準用する第五十一条、第五十二条第二項、第五十三条及び前条」と、同条第二項中「認定若しくは第十三条の三の二第一項若しくは第二十三条の二の四第一項の登録」とあるのは「認定若しくは第十三条の三の二第一項の登録」と、「第八項若しくは第二十三条の二の三第一項」とあるのは「第八項」と、「、第十九条の二第四項、第二十三条の二の五第一項若しくは第十五項（第二十三条の二の十七第五項において準用する場合を含む。）、第二十三条の二の十七第四項若しくは第二十三条の二の二十三第一項若しくは第七項」とあるのは「若しくは第十九条の二第四項」と、第五十六条第三号中「、第十九条の二、第二十三条の二の五若しくは第二十三条の二の十七の承認を受けた医薬品又は第二十三条の二の

十三の認証を受けた体外診断用医薬品」とあるのは「又は第十九条の二の承認を受けた化粧品」と、「、品質若しくは性能がその承認又は認証」とあるのは「若しくは品質がその承認」と、「含む。）、第二十三条の二の五第十六項（第二十三条の二の十七第五項において準用する場合を含む。）又は第二十三条の二の二十三第八項」とあるのは「含む。）」と、同条第四号中「第十四条第一項又は第二十三条の二の五第一項」とあるのは「第十四条第一項」と、「、品質若しくは性能」とあるのは「若しくは品質」と、同条第五号中「第四十二条第一項」とあるのは「第四十二条第二項」と、第五十六条の二第一項中「第十四条、第十九条の二、第二十三条の二の五若しくは第二十三条の二の十七の承認若しくは第二十三条の二の二十三の認証」とあるのは「第十四条若しくは第十九条の二の承認」と、「第十四条の九若しくは第二十三条の二の十二」とあるのは「第十四条の九」と、同条第三項第二号中「第十四条の三第一項第二号に規定する医薬品その他の厚生労働大臣」とあるのは「厚生労働大臣」と読み替えるものとする。

■R1 法 63 第 3 条で改正。R2 政令 39 で R4.12.1 施行：第五十五条第一項、第六十条及び第六十二条中「又は第六十八条の二の四第二項」を「、第六十八条の二の四第二項又は第六十八条の二の五」に改める。

第五節・第六節　医療機器等関係　略

第十章　医薬品等の広告

（誇大広告等）

第六十六条　何人も、医薬品、医薬部外品、化粧品、医療機器又は再生医療等製品の名称、製造方法、効能、効果又は性能に関して、明示的であると暗示的であるとを問わず、虚偽又は誇大な記事を広告し、記述し、又は流布してはならない。

2　医薬品、医薬部外品、化粧品、医療機器又は再生医療等製品の効能、効果又は性能について、医師その他の者がこれを保証したものと誤解されるおそれがある記事を広告し、記述し、又は流布することは、前項に該当するものとする。

3　何人も、医薬品、医薬部外品、化粧品、医療機器

又は再生医療等製品に関して堕胎を暗示し、又は
わいせつにわたる文書又は図画を用いてはならな
い。

**（特定疾病用の医薬品及び再生医療等製品の広告の
制限）**

第六十七条　政令で定めるがんその他の特殊疾病に
使用されることが目的とされている医薬品又は再
生医療等製品であつて、医師又は歯科医師の指導
の下に使用されるのでなければ危害を生ずるおそ
れが特に大きいものについては、厚生労働省令で、
医薬品又は再生医療等製品を指定し、その医薬品
又は再生医療等製品に関する広告につき、医薬関
係者以外の一般人を対象とする広告方法を制限す
る等、当該医薬品又は再生医療等製品の適正な使
用の確保のために必要な措置を定めることができ
る。

2　厚生労働大臣は、前項に規定する特殊疾病を定め
る政令について、その制定又は改廃に関する閣議
を求めるには、あらかじめ、薬事・食品衛生審議
会の意見を聴かなければならない。ただし、薬事・
食品衛生審議会が軽微な事項と認めるものについ
ては、この限りでない。

**（承認前の医薬品、医療機器及び再生医療等製品の
広告の禁止）**

第六十八条　何人も、第十四条第一項、第二十三条の
二の五第一項若しくは第二十三条の二の二十三第
一項に規定する医薬品若しくは医療機器又は再生
医療等製品であつて、まだ第十四条第一項、第十
九条の二第一項、第二十三条の二の五第一項、第
二十三条の二の十七第一項、第二十三条の二十五
第一項若しくは第二十三条の三十七第一項の承認
又は第二十三条の二の二十三第一項の認証を受け
ていないものについて、その名称、製造方法、効
能、効果又は性能に関する広告をしてはならない。

第十一章　医薬品等の安全対策

（注意事項等情報の公表）

第六十八条の二　医薬品（第五十二条第二項に規定す
る厚生労働省令で定める医薬品を除く。以下この
条及び次条において同じ。）、医療機器（第六十
三条の二第二項に規定する厚生労働省令で定める
医療機器を除く。以下この条及び次条において同

じ。）又は再生医療等製品の製造販売業者は、医
薬品、医療機器又は再生医療等製品の製造販売を
するときは、厚生労働省令で定めるところにより、
当該医薬品、医療機器又は再生医療等製品に関す
る最新の論文その他により得られた知見に基づ
き、注意事項等情報について、電子情報処理組織
を使用する方法その他の情報通信の技術を利用す
る方法により公表しなければならない。ただし、
厚生労働省令で別段の定めをしたときは、この限
りでない。

2　前項の注意事項等情報とは、次の各号に掲げる区
分に応じ、それぞれ当該各号に定める事項をいう。

一　医薬品　次のイからホまでに掲げる事項

イ　用法、用量その他使用及び取扱い上の必要な
注意

ロ　日本薬局方に収められている医薬品にあつ
ては、日本薬局方において当該医薬品の品
質、有効性及び安全性に関連する事項とし
て公表するように定められた事項

ハ　第四十一条第三項の規定によりその基準が
定められた体外診断用医薬品にあつては、
その基準において当該体外診断用医薬品の
品質、有効性及び安全性に関連する事項と
して公表するように定められた事項

ニ　第四十二条第一項の規定によりその基準が
定められた医薬品にあつては、その基準に
おいて当該医薬品の品質、有効性及び安全
性に関連する事項として公表するように定
められた事項

ホ　イからニまでに掲げるもののほか、厚生労働
省令で定める事項

二　医療機器　次のイからホまでに掲げる事項

イ　使用方法その他使用及び取扱い上の必要な
注意

ロ　厚生労働大臣の指定する医療機器にあつて
は、その保守点検に関する事項

ハ　第四十一条第三項の規定によりその基準が
定められた医療機器にあつては、その基準
において当該医療機器の品質、有効性及び
安全性に関連する事項として公表するよう
に定められた事項

ニ　第四十二条第二項の規定によりその基準が
定められた医療機器にあつては、その基準

において当該医療機器の品質、有効性及び安全性に関連する事項として公表するように定められた事項

ホ　イからニまでに掲げるもののほか、厚生労働省令で定める事項

三　再生医療等製品　次のイからホまでに掲げる事項

イ　用法、用量、使用方法その他使用及び取扱い上の必要な注意

ロ　再生医療等製品の特性に関して注意を促すための厚生労働省令で定める事項

ハ　第四十一条第三項の規定によりその基準が定められた再生医療等製品にあつては、その基準において当該再生医療等製品の品質、有効性及び安全性に関連する事項として公表するように定められた事項

ニ　第四十二条第一項の規定によりその基準が定められた再生医療等製品にあつては、その基準において当該再生医療等製品の品質、有効性及び安全性に関連する事項として公表するように定められた事項

ホ　イからニまでに掲げるもののほか、厚生労働省令で定める事項

（注意事項等情報の提供を行うために必要な体制の整備）

第六十八条の二の二　医薬品、医療機器又は再生医療等製品の製造販売業者は、厚生労働省令で定めるところにより、当該医薬品、医療機器若しくは再生医療等製品を購入し、借り受け、若しくは譲り受け、又は医療機器プログラムを電気通信回線を通じて提供を受けようとする者に対し、前条第二項に規定する注意事項等情報の提供を行うために必要な体制を整備しなければならない。

（注意事項等情報の届出等）

第六十八条の二の三　医薬品、医療機器又は再生医療等製品の製造販売業者は、厚生労働大臣が指定する医薬品若しくは医療機器又は再生医療等製品の製造販売をするときは、あらかじめ、厚生労働省令で定めるところにより、当該医薬品の第五十二条第二項各号に掲げる事項若しくは第六十八条の二第二項第一号に定める事項、当該医療機器の第六十三条の二第二項各号に掲げる事項若しくは第六十八条の二第二項第二号に定める事項又は当該

再生医療等製品の同項第三号に定める事項のうち、使用及び取扱い上の必要な注意その他の厚生労働省令で定めるものを厚生労働大臣に届け出なければならない。これを変更しようとするときも、同様とする。

2　医薬品、医療機器又は再生医療等製品の製造販売業者は、前項の規定による届出をしたときは、厚生労働省令で定めるところにより、直ちに、当該医薬品の第五十二条第二項各号に掲げる事項若しくは第六十八条の二第二項第一号に定める事項、当該医療機器の第六十三条の二第二項各号に掲げる事項若しくは第六十八条の二第二項第二号に定める事項又は当該再生医療等製品の同項第三号に定める事項について、電子情報処理組織を使用する方法その他の情報通信の技術を利用する方法により公表しなければならない。

（機構による注意事項等情報の届出の受理）

第六十八条の二の四　厚生労働大臣は、機構に、医薬品（専ら動物のために使用されることが目的とされているものを除く。次項において同じ。）若しくは医療機器（専ら動物のために使用されることが目的とされているものを除く。同項において同じ。）であつて前条第一項の厚生労働大臣が指定するもの又は再生医療等製品（専ら動物のために使用されることが目的とされているものを除く。次項において同じ。）についての前条第一項の規定による届出の受理に係る事務を行わせることができる。

2　厚生労働大臣が前項の規定により機構に届出の受理に係る事務を行わせることとしたときは、医薬品若しくは医療機器であつて前条第一項の厚生労働大臣が指定するもの又は再生医療等製品についての同項の規定による届出は、同項の規定にかかわらず、厚生労働省令で定めるところにより、機構に行わなければならない。

3　機構は、前項の規定による届出を受理したときは、厚生労働省令で定めるところにより、厚生労働大臣にその旨を通知しなければならない。

■R1 法 63 第 3 条で改正。R2 政令 39 で R4.12.1 施行：第六十八条の二の五を第六十八条の二の六とし、第六十八条の二の四の次に次の一条を加える。

（医薬品、医療機器又は再生医療等製品を特定するための符号の容器への表示等）

第六十八条の二の五 医薬品、医療機器又は再生医療等製品の製造販売業者は、厚生労働省令で定める区分に応じ、医薬品、医療機器又は再生医療等製品の特定に資する情報を円滑に提供するため、医薬品、医療機器又は再生医療等製品を特定するための符号のこれらの容器への表示その他の厚生労働省令で定める措置を講じなければならない。

（情報の提供等）

第六十八条の二の五 医薬品、医療機器若しくは再生医療等製品の製造販売業者、卸売販売業者、医療機器卸売販売業者等（医療機器の販売業者又は貸与業者のうち、薬局開設者、医療機器の製造販売業者、販売業者若しくは貸与業者若しくは病院、診療所若しくは飼育動物診療施設の開設者に対し、業として、医療機器を販売し、若しくは授与するもの又は薬局開設者若しくは病院、診療所若しくは飼育動物診療施設の開設者に対し、業として、医療機器を貸与するものをいう。次項において同じ。）、再生医療等製品卸売販売業者（再生医療等製品の販売業者のうち、再生医療等製品の製造販売業者若しくは販売業者又は病院、診療所若しくは飼育動物診療施設の開設者に対し、業として、再生医療等製品を販売し、又は授与するものをいう。同項において同じ。）又は外国製造医薬品等特例承認取得者、外国製造医療機器等特例承認取得者若しくは外国製造再生医療等製品特例承認取得者（以下「外国特例承認取得者」と総称する。）は、医薬品、医療機器又は再生医療等製品の有効性及び安全性に関する事項その他医薬品、医療機器又は再生医療等製品の適正な使用のために必要な情報（第六十八条の二第二項第二号ロの規定による指定がされた医療機器の保守点検に関する情報を含む。次項において同じ。）を収集し、及び検討するとともに、薬局開設者、病院、診療所若しくは飼育動物診療施設の開設者、医薬品の販売業者、医療機器の販売業者、貸与業者若しくは修理業者、再生医療等製品の販売業者又は医師、歯科医師、薬剤師、獣医師その他の医薬関係者に対し、これを提供するよう努めなければならない。

2 薬局開設者、病院、診療所若しくは飼育動物診療施設の開設者、医薬品の販売業者、医療機器の販売業者、貸与業者若しくは修理業者、再生医療等製品の販売業者、医師、歯科医師、薬剤師、獣医師その他の医薬関係者又は医学医術に関する学術団体、大学、研究機関その他の厚生労働省令で定める者は、医薬品、医療機器若しくは再生医療等製品の製造販売業者、卸売販売業者、医療機器卸売販売業者等、再生医療等製品卸売販売業者又は外国特例承認取得者が行う医薬品、医療機器又は再生医療等製品の適正な使用のために必要な情報の収集に協力するよう努めなければならない。

3 薬局開設者、病院若しくは診療所の開設者又は医師、歯科医師、薬剤師その他の医薬関係者は、医薬品、医療機器及び再生医療等製品の適正な使用を確保するため、相互の密接な連携の下に第一項の規定により提供される情報の活用（第六十八条の二第二項第二号ロの規定による指定がされた医療機器の保守点検の適切な実施を含む。）その他必要な情報の収集、検討及び利用を行うことに努めなければならない。

（医薬品、医療機器及び再生医療等製品の適正な使用に関する普及啓発）

第六十八条の三 国、都道府県、保健所を設置する市及び特別区は、関係機関及び関係団体の協力の下に、医薬品、医療機器及び再生医療等製品の適正な使用に関する啓発及び知識の普及に努めるものとする。

（再生医療等製品取扱医療関係者による再生医療等製品に係る説明等）

第六十八条の四 再生医療等製品取扱医療関係者は、再生医療等製品の有効性及び安全性その他再生医療等製品の適正な使用のために必要な事項について、当該再生医療等製品の使用の対象者に対し適切な説明を行い、その同意を得て当該再生医療等製品を使用するよう努めなければならない。

（特定医療機器に関する記録及び保存）

第六十八条の五 人の体内に植え込む方法で用いられる医療機器その他の医療を提供する施設以外において用いられることが想定されている医療機器であつて保健衛生上の危害の発生又は拡大を防止するためにその所在が把握されている必要があるものとして厚生労働大臣が指定する医療機器（以

下この条及び次条において「特定医療機器」という。）については、第二十三条の二の五の承認を受けた者又は選任外国製造医療機器等製造販売業者（以下この条及び次条において「特定医療機器承認取得者等」という。）は、特定医療機器の植込みその他の使用の対象者（次項において「特定医療機器利用者」という。）の氏名、住所その他の厚生労働省令で定める事項を記録し、かつ、これを適切に保存しなければならない。

2　特定医療機器を取り扱う医師その他の医療関係者は、その担当した特定医療機器利用者に係る前項に規定する厚生労働省令で定める事項に関する情報を、直接又は特定医療機器の販売業者若しくは貸与業者を介する等の方法により特定医療機器承認取得者等に提供するものとする。ただし、特定医療機器利用者がこれを希望しないときは、この限りでない。

3　特定医療機器の販売業者又は貸与業者は、第一項の規定による記録及び保存の事務（以下この条及び次条において「記録等の事務」という。）が円滑に行われるよう、特定医療機器を取り扱う医師その他の医療関係者に対する説明その他の必要な協力を行わなければならない。

4　特定医療機器承認取得者等は、その承認を受けた特定医療機器の一の品目の全てを取り扱う販売業者その他の厚生労働省令で定める基準に適合する者に対して、記録等の事務の全部又は一部を委託することができる。この場合において、特定医療機器承認取得者等は、あらかじめ、当該委託を受けようとする者の氏名、住所その他の厚生労働省令で定める事項を厚生労働大臣に届け出なければならない。

5　特定医療機器承認取得者等、特定医療機器の販売業者若しくは貸与業者若しくは前項の委託を受けた者又はこれらの役員若しくは職員は、正当な理由なく、記録等の事務に関しその職務上知り得た人の秘密を漏らしてはならない。これらの者であつた者についても、同様とする。

6　前各項に定めるもののほか、記録等の事務に関し必要な事項は、厚生労働省令で定める。

（特定医療機器に関する指導及び助言）

第六十八条の六　厚生労働大臣又は都道府県知事は、特定医療機器承認取得者等、前条第四項の委託を受けた者、特定医療機器の販売業者若しくは貸与業者又は特定医療機器を取り扱う医師その他の医療関係者に対し、記録等の事務について必要な指導及び助言を行うことができる。

（再生医療等製品に関する記録及び保存）

第六十八条の七　再生医療等製品につき第二十三条の二十五の承認を受けた者又は選任外国製造再生医療等製品製造販売業者（以下この条及び次条において「再生医療等製品承認取得者等」という。）は、再生医療等製品を譲り受けた再生医療等製品の製造販売業者若しくは販売業者又は病院、診療所若しくは飼育動物診療施設の開設者の氏名、住所その他の厚生労働省令で定める事項を記録し、かつ、これを適切に保存しなければならない。

2　再生医療等製品の販売業者は、再生医療等製品の製造販売業者若しくは販売業者又は病院、診療所若しくは飼育動物診療施設の開設者に対し、再生医療等製品を販売し、又は授与したときは、その譲り受けた者に係る前項の厚生労働省令で定める事項に関する情報を当該再生医療等製品承認取得者等に提供しなければならない。

3　再生医療等製品取扱医療関係者は、その担当した厚生労働大臣の指定する再生医療等製品（以下この条において「指定再生医療等製品」という。）の使用の対象者の氏名、住所その他の厚生労働省令で定める事項を記録するものとする。

4　病院、診療所又は飼育動物診療施設の管理者は、前項の規定による記録を適切に保存するとともに、指定再生医療等製品につき第二十三条の二十五の承認を受けた者、選任外国製造再生医療等製品製造販売業者又は第六項の委託を受けた者（以下この条において「指定再生医療等製品承認取得者等」という。）からの要請に基づいて、当該指定再生医療等製品の使用による保健衛生上の危害の発生又は拡大を防止するための措置を講ずるために必要と認められる場合であつて、当該指定再生医療等製品の使用の対象者の利益になるときに限り、前項の規定による記録を当該指定再生医療等製品承認取得者等に提供するものとする。

5　指定再生医療等製品の販売業者は、前二項の規定による記録及び保存の事務が円滑に行われるよう、当該指定再生医療等製品を取り扱う医師その他の医療関係者又は病院、診療所若しくは飼育動物診

療施設の管理者に対する説明その他の必要な協力を行わなければならない。

6　再生医療等製品承認取得者等は、その承認を受けた再生医療等製品の一の品目の全てを取り扱う販売業者その他の厚生労働省令で定める基準に適合する者に対して、第一項の規定による記録又は保存の事務の全部又は一部を委託することができる。この場合において、再生医療等製品承認取得者等は、あらかじめ、当該委託を受けようとする者の氏名、住所その他の厚生労働省令で定める事項を厚生労働大臣に届け出なければならない。

7　指定再生医療等製品承認取得者等又はこれらの役員若しくは職員は、正当な理由なく、第四項の保健衛生上の危害の発生又は拡大を防止するために講ずる措置の実施に関し、その職務上知り得た人の秘密を漏らしてはならない。これらの者であつた者についても、同様とする。

8　前各項に定めるもののほか、第一項、第三項及び第四項の規定による記録及び保存の事務（次条において「記録等の事務」という。）に関し必要な事項は、厚生労働省令で定める。

（再生医療等製品に関する指導及び助言）

第六十八条の八　厚生労働大臣又は都道府県知事は、再生医療等製品承認取得者等、前条第六項の委託を受けた者、再生医療等製品の販売業者、再生医療等製品取扱医療関係者又は病院、診療所若しくは飼育動物診療施設の管理者に対し、記録等の事務について必要な指導及び助言を行うことができる。

（危害の防止）

第六十八条の九　医薬品、医薬部外品、化粧品、医療機器若しくは再生医療等製品の製造販売業者又は外国特例承認取得者は、その製造販売をし、又は第十九条の二、第二十三条の二の十七若しくは第二十三条の三十七の承認を受けた医薬品、医薬部外品、化粧品、医療機器又は再生医療等製品の使用によつて保健衛生上の危害が発生し、又は拡大するおそれがあることを知つたときは、これを防止するために廃棄、回収、販売の停止、情報の提供その他必要な措置を講じなければならない。

2　薬局開設者、病院、診療所若しくは飼育動物診療施設の開設者、医薬品、医薬部外品若しくは化粧品の販売業者、医療機器の販売業者、貸与業者若

しくは修理業者、再生医療等製品の販売業者又は医師、歯科医師、薬剤師、獣医師その他の医薬関係者は、前項の規定により医薬品、医薬部外品、化粧品、医療機器若しくは再生医療等製品の製造販売業者又は外国特例承認取得者が行う必要な措置の実施に協力するよう努めなければならない。

（副作用等の報告）

第六十八条の十　医薬品、医薬部外品、化粧品、医療機器若しくは再生医療等製品の製造販売業者又は外国特例承認取得者は、その製造販売をし、又は第十九条の二、第二十三条の二の十七若しくは第二十三条の三十七の承認を受けた医薬品、医薬部外品、化粧品、医療機器又は再生医療等製品について、当該品目の副作用その他の事由によるものと疑われる疾病、障害又は死亡の発生、当該品目の使用によるものと疑われる感染症の発生その他の医薬品、医薬部外品、化粧品、医療機器又は再生医療等製品の有効性及び安全性に関する事項で厚生労働省令で定めるものを知つたときは、その旨を厚生労働省令で定めるところにより厚生労働大臣に報告しなければならない。

2　薬局開設者、病院、診療所若しくは飼育動物診療施設の開設者又は医師、歯科医師、薬剤師、登録販売者、獣医師その他の医薬関係者は、医薬品、医療機器又は再生医療等製品について、当該品目の副作用その他の事由によるものと疑われる疾病、障害若しくは死亡の発生又は当該品目の使用によるものと疑われる感染症の発生に関する事項を知つた場合において、保健衛生上の危害の発生又は拡大を防止するため必要があると認めるときは、その旨を厚生労働大臣に報告しなければならない。

3　機構は、独立行政法人医薬品医療機器総合機構法（平成十四年法律第百九十二号）第十五条第一項第一号イに規定する副作用救済給付又は同項第二号イに規定する感染救済給付の請求のあつた者に係る疾病、障害及び死亡に係る情報の整理又は当該疾病、障害及び死亡に関する調査を行い、厚生労働省令で定めるところにより、その結果を厚生労働大臣に報告しなければならない。

（回収の報告）

第六十八条の十一　医薬品、医薬部外品、化粧品、医療機器若しくは再生医療等製品の製造販売業者、外国特例承認取得者又は第八十条第一項から第三

項までに規定する輸出用の医薬品、医薬部外品、化粧品、医療機器若しくは再生医療等製品の製造業者は、その製造販売をし、製造をし、又は第十九条の二、第二十三条の二の十七若しくは第二十三条の三十七の承認を受けた医薬品、医薬部外品、化粧品、医療機器又は再生医療等製品を回収するとき（第七十条第一項の規定による命令を受けて回収するときを除く。）は、厚生労働省令で定めるところにより、回収に着手した旨及び回収の状況を厚生労働大臣に報告しなければならない。

（薬事・食品衛生審議会への報告等）

第六十八条の十二　厚生労働大臣は、毎年度、前二条の規定によるそれぞれの報告の状況について薬事・食品衛生審議会に報告し、必要があると認めるときは、その意見を聴いて、医薬品、医薬部外品、化粧品、医療機器又は再生医療等製品の使用による保健衛生上の危害の発生又は拡大を防止するために必要な措置を講ずるものとする。

2　薬事・食品衛生審議会は、前項、第六十八条の十四第二項及び第六十八条の二十四第二項に規定するほか、医薬品、医薬部外品、化粧品、医療機器又は再生医療等製品の使用による保健衛生上の危害の発生又は拡大を防止するために必要な措置について、調査審議し、必要があると認めるときは、厚生労働大臣に意見を述べることができる。

3　厚生労働大臣は、第一項の報告又は措置を行うに当たつては、第六十八条の十第一項若しくは第二項若しくは前条の規定による報告に係る情報の整理又は当該報告に関する調査を行うものとする。

（機構による副作用等の報告に係る情報の整理及び調査の実施）

第六十八条の十三　厚生労働大臣は、機構に、医薬品（専ら動物のために使用されることが目的とされているものを除く。以下この条において同じ。）、医薬部外品（専ら動物のために使用されることが目的とされているものを除く。以下この条において同じ。）、化粧品、医療機器（専ら動物のために使用されることが目的とされているものを除く。以下この条において同じ。）又は再生医療等製品（専ら動物のために使用されることが目的とされているものを除く。以下この条において同じ。）のうち政令で定めるものについての前条第三項に規定する情報の整理を行わせることができる。

2　厚生労働大臣は、前条第一項の報告又は措置を行うため必要があると認めるときは、機構に、医薬品、医薬部外品、化粧品、医療機器又は再生医療等製品についての同条第三項の規定による調査を行わせることができる。

3　厚生労働大臣が第一項の規定により機構に情報の整理を行わせることとしたときは、同項の政令で定める医薬品、医薬部外品、化粧品、医療機器又は再生医療等製品に係る第六十八条の十第一項若しくは第二項又は第六十八条の十一の規定による報告をしようとする者は、これらの規定にかかわらず、厚生労働省令で定めるところにより、機構に報告しなければならない。

4　機構は、第一項の規定による情報の整理又は第二項の規定による調査を行つたときは、遅滞なく、当該情報の整理又は調査の結果を厚生労働省令で定めるところにより、厚生労働大臣に通知しなければならない。

（再生医療等製品に関する感染症定期報告）

第六十八条の十四　再生医療等製品の製造販売業者又は外国製造再生医療等製品特例承認取得者は、厚生労働省令で定めるところにより、その製造販売をし、又は第二十三条の三十七の承認を受けた再生医療等製品又は当該再生医療等製品の原料若しくは材料による感染症に関する最新の論文その他により得られた知見に基づき当該再生医療等製品を評価し、その成果を厚生労働大臣に定期的に報告しなければならない。

2　厚生労働大臣は、毎年度、前項の規定による報告の状況について薬事・食品衛生審議会に報告し、必要があると認めるときは、その意見を聴いて、再生医療等製品の使用による保健衛生上の危害の発生又は拡大を防止するために必要な措置を講ずるものとする。

3　厚生労働大臣は、前項の報告又は措置を行うに当たつては、第一項の規定による報告に係る情報の整理又は当該報告に関する調査を行うものとする。

（機構による感染症定期報告に係る情報の整理及び調査の実施）

第六十八条の十五　厚生労働大臣は、機構に、再生医療等製品（専ら動物のために使用されることが目的とされているものを除く。以下この条において同じ。）又は当該再生医療等製品の原料若しくは材

料のうち政令で定めるものについての前条第三項に規定する情報の整理を行わせることができる。

2　厚生労働大臣は、前条第二項の報告又は措置を行うため必要があると認めるときは、機構に、再生医療等製品又は当該再生医療等製品の原料若しくは材料についての同条第三項の規定による調査を行わせることができる。

3　厚生労働大臣が第一項の規定により機構に情報の整理を行わせることとしたときは、同項の政令で定める再生医療等製品又は当該再生医療等製品の原料若しくは材料に係る前条第一項の規定による報告をしようとする者は、同項の規定にかかわらず、厚生労働省令で定めるところにより、機構に報告しなければならない。

4　機構は、第一項の規定による情報の整理又は第二項の規定による調査を行つたときは、遅滞なく、当該情報の整理又は調査の結果を厚生労働省令で定めるところにより、厚生労働大臣に通知しなければならない。

第十二章　生物由来製品の特例

（生物由来製品の製造管理者）

第六十八条の十六　第十七条第五項及び第十項並びに第二十三条の二の十四第五項及び第十項の規定にかかわらず、生物由来製品の製造業者は、当該生物由来製品の製造については、厚生労働大臣の承認を受けて自らその製造を実地に管理する場合のほか、その製造を実地に管理させるために、製造所（医療機器又は体外診断用医薬品たる生物由来製品にあつては、その製造工程のうち第二十三条の二の三第一項に規定する設計、組立て、滅菌その他の厚生労働省令で定めるものをするものに限る。）ごとに、厚生労働大臣の承認を受けて、医師、細菌学的知識を有する者その他の技術者を置かなければならない。

2　前項に規定する生物由来製品の製造を管理する者については、第七条第四項及び第八条第一項の規定を準用する。この場合において、第七条第四項中「その薬局の所在地の都道府県知事」とあるのは、「厚生労働大臣」と読み替えるものとする。

（直接の容器等の記載事項）

第六十八条の十七　生物由来製品は、第五十条各号、第五十九条各号、第六十一条各号又は第六十三条第一項各号に掲げる事項のほか、その直接の容器又は直接の被包に、次に掲げる事項が記載されていなければならない。ただし、厚生労働省令で別段の定めをしたときは、この限りでない。

一　生物由来製品（特定生物由来製品を除く。）にあつては、生物由来製品であることを示す厚生労働省令で定める表示

二　特定生物由来製品にあつては、特定生物由来製品であることを示す厚生労働省令で定める表示

三　第六十八条の十九において準用する第四十二条第一項の規定によりその基準が定められた生物由来製品にあつては、その基準において直接の容器又は直接の被包に記載するように定められた事項

四　前三号に掲げるもののほか、厚生労働省令で定める事項

（添付文書等の記載事項）

第六十八条の十八　厚生労働大臣が指定する生物由来製品は、第五十二条第二項各号（第六十条又は第六十二条において準用する場合を含む。）又は第六十三条の二第二項各号に掲げる事項のほか、これに添付する文書又はその容器若しくは被包に、次に掲げる事項が記載されていなければならない。ただし、厚生労働省令で別段の定めをしたときは、この限りでない。

一　生物由来製品の特性に関して注意を促すための厚生労働省令で定める事項

二　次条において準用する第四十二条第一項の規定によりその基準が定められた生物由来製品にあつては、その基準において当該生物由来製品の品質、有効性及び安全性に関連する事項として記載するように定められた事項

三　前二号に掲げるもののほか、厚生労働省令で定める事項

（準用）

第六十八条の十九　生物由来製品については、第四十二条第一項、第五十一条、第五十三条及び第五十五条第一項の規定を準用する。この場合において、第四十二条第一項中「保健衛生上特別の注意を要する医薬品又は再生医療等製品」とあるのは「生物由来製品」と、第五十一条中「第四十四条第一

233

項若しくは第二項又は前条各号」とあるのは「第六十八条の十七各号」と、第五十三条中「第四十四条第一項若しくは第二項又は第五十条から前条まで」とあるのは「第六十八条の十七、第六十八条の十八又は第六十八条の十九において準用する第五十一条」と、第五十五条第一項中「第五十条から前条まで、第六十八条の二第一項、第六十八条の二の三又は第六十八条の二の四第二項」とあるのは「第六十八条の二の三、第六十八条の二の四第二項、第六十八条の十七、第六十八条の十八、第六十八条の十九において準用する第五十一条若しくは第五十三条又は第六十八条の二十の二」と、「販売し、授与し、又は販売」とあるのは「販売し、貸与し、授与し、又は販売、貸与」と読み替えるものとする。

■R1法63第3条で改正。R2政令39でR4.12.1施行：第六十八条の十九中「又は第六十八条の二の四第二項」とあるのは「第六十八条の二の三、第六十八条の二の四第二項」を「」とあるのは「第六十八条の二の三」と、「又は第六十八条の二の五」とあるのは「、第六十八条の二の五」に改める。

（販売、製造等の禁止）

第六十八条の二十　前条において準用する第四十二条第一項の規定により必要な基準が定められた生物由来製品であつて、その基準に適合しないものは、販売し、貸与し、授与し、又は販売、貸与若しくは授与の目的で製造し、輸入し、貯蔵し、若しくは陳列してはならない。

（注意事項等情報の公表）

第六十八条の二十の二　生物由来製品（厚生労働大臣が指定する生物由来製品を除く。以下この条において同じ。）の製造販売業者は、生物由来製品の製造販売をするときは、厚生労働省令で定めるところにより、第六十八条の二第二項各号に定める事項のほか、次に掲げる事項について、電子情報処理組織を使用する方法その他の情報通信の技術を利用する方法により公表しなければならない。ただし、厚生労働省令で別段の定めをしたときは、この限りでない。

一　生物由来製品の特性に関して注意を促すための厚生労働省令で定める事項

二　第六十八条の十九において準用する第四十二条第一項の規定によりその基準が定められた生物由来製品にあつては、その基準において当該生物由来製品の品質、有効性及び安全性に関連する事項として公表するように定められた事項

三　前二号に掲げるもののほか、厚生労働省令で定める事項

（特定生物由来製品取扱医療関係者による特定生物由来製品に係る説明）

第六十八条の二十一　特定生物由来製品を取り扱う医師その他の医療関係者（以下「特定生物由来製品取扱医療関係者」という。）は、特定生物由来製品の有効性及び安全性その他特定生物由来製品の適正な使用のために必要な事項について、当該特定生物由来製品の使用の対象者に対し適切な説明を行い、その理解を得るよう努めなければならない。

（生物由来製品に関する記録及び保存）

第六十八条の二十二　生物由来製品につき第十四条若しくは第二十三条の二の五の承認を受けた者、選任外国製造医薬品等製造販売業者又は選任外国製造医療機器等製造販売業者（以下この条及び次条において「生物由来製品承認取得者等」という。）は、生物由来製品を譲り受け、又は借り受けた薬局開設者、生物由来製品の製造販売業者、販売業者若しくは貸与業者又は病院、診療所若しくは飼育動物診療施設の開設者の氏名、住所その他の厚生労働省令で定める事項を記録し、かつ、これを適切に保存しなければならない。

2　生物由来製品の販売業者又は貸与業者は、薬局開設者、生物由来製品の製造販売業者、販売業者若しくは貸与業者又は病院、診療所若しくは飼育動物診療施設の開設者に対し、生物由来製品を販売し、貸与し、又は授与したときは、その譲り受け、又は借り受けた者に係る前項の厚生労働省令で定める事項に関する情報を当該生物由来製品承認取得者等に提供しなければならない。

3　特定生物由来製品取扱医療関係者は、その担当した特定生物由来製品の使用の対象者の氏名、住所その他の厚生労働省令で定める事項を記録するものとする。

4　薬局の管理者又は病院、診療所若しくは飼育動物診療施設の管理者は、前項の規定による記録を適

切に保存するとともに、特定生物由来製品につき第十四条若しくは第二十三条の二の五の承認を受けた者、選任外国製造医薬品等製造販売業者、選任外国製造医療機器等製造販売業者又は第六項の委託を受けた者（以下この条において「特定生物由来製品承認取得者等」という。）からの要請に基づいて、当該特定生物由来製品の使用による保健衛生上の危害の発生又は拡大を防止するための措置を講ずるために必要と認められる場合であつて、当該特定生物由来製品の使用の対象者の利益になるときに限り、前項の規定による記録を当該特定生物由来製品承認取得者等に提供するものとする。

5 特定生物由来製品の販売業者又は貸与業者は、前二項の規定による記録及び保存の事務が円滑に行われるよう、当該特定生物由来製品取扱医療関係者又は薬局の管理者若しくは病院、診療所若しくは飼育動物診療施設の管理者に対する説明その他の必要な協力を行わなければならない。

6 生物由来製品承認取得者等は、その承認を受けた生物由来製品の一の品目の全てを取り扱う販売業者その他の厚生労働省令で定める基準に適合する者に対して、第一項の規定による記録又は保存の事務の全部又は一部を委託することができる。この場合において、生物由来製品承認取得者等は、あらかじめ、厚生労働省令で定める事項を厚生労働大臣に届け出なければならない。

7 特定生物由来製品承認取得者等又はこれらの役員若しくは職員は、正当な理由なく、第四項の保健衛生上の危害の発生又は拡大を防止するために講ずる措置の実施に関し、その職務上知り得た人の秘密を漏らしてはならない。これらの者であつた者についても、同様とする。

8 前各項に定めるもののほか、第一項、第三項及び第四項の規定による記録及び保存の事務（次条において「記録等の事務」という。）に関し必要な事項は、厚生労働省令で定める。

（生物由来製品に関する指導及び助言）

第六十八条の二十三 厚生労働大臣又は都道府県知事は、生物由来製品承認取得者等、前条第六項の委託を受けた者、生物由来製品の販売業者若しくは貸与業者、特定生物由来製品取扱医療関係者若しくは薬局の管理者又は病院、診療所若しくは飼育動物診療施設の管理者に対し、記録等の事務について必要な指導及び助言を行うことができる。

（生物由来製品に関する感染症定期報告）

第六十八条の二十四 生物由来製品の製造販売業者、外国製造医薬品等特例承認取得者又は外国製造医療機器等特例承認取得者は、厚生労働省令で定めるところにより、その製造販売をし、又は第十九条の二若しくは第二十三条の二の十七の承認を受けた生物由来製品又は当該生物由来製品の原料若しくは材料による感染症に関する最新の論文その他により得られた知見に基づき当該生物由来製品を評価し、その成果を厚生労働大臣に定期的に報告しなければならない。

2 厚生労働大臣は、毎年度、前項の規定による報告の状況について薬事・食品衛生審議会に報告し、必要があると認めるときは、その意見を聴いて、生物由来製品の使用による保健衛生上の危害の発生又は拡大を防止するために必要な措置を講ずるものとする。

3 厚生労働大臣は、前項の報告又は措置を行うに当たつては、第一項の規定による報告に係る情報の整理又は当該報告に関する調査を行うものとする。

（機構による感染症定期報告に係る情報の整理及び調査の実施）

第六十八条の二十五 厚生労働大臣は、機構に、生物由来製品（専ら動物のために使用されることが目的とされているものを除く。以下この条において同じ。）又は当該生物由来製品の原料若しくは材料のうち政令で定めるものについての前条第三項に規定する情報の整理を行わせることができる。

2 厚生労働大臣は、前条第二項の報告又は措置を行うため必要があると認めるときは、機構に、生物由来製品又は当該生物由来製品の原料若しくは材料についての同条第三項の規定による調査を行わせることができる。

3 厚生労働大臣が第一項の規定により機構に情報の整理を行わせることとしたときは、同項の政令で定める生物由来製品又は当該生物由来製品の原料若しくは材料に係る前条第一項の規定による報告をしようとする者は、同項の規定にかかわらず、厚生労働省令で定めるところにより、機構に報告しなければならない。

4 機構は、第一項の規定による情報の整理又は第二項の規定による調査を行つたときは、遅滞なく、

当該情報の整理又は調査の結果を厚生労働省令で定めるところにより、厚生労働大臣に通知しなければならない。

第十三章　監督

（立入検査等）

第六十九条　厚生労働大臣又は都道府県知事は、医薬品、医薬部外品、化粧品、医療機器若しくは再生医療等製品の製造販売業者若しくは製造業者、医療機器の修理業者、第十八条第五項、第二十三条の二の十五第五項、第二十三条の三十五第五項、第六十八条の五第四項、第六十八条の七第六項若しくは第六十八条の二十二第六項の委託を受けた者又は第八十条の六第一項の登録を受けた者（以下この項において「製造販売業者等」という。）が、第十二条の二、第十三条第五項若しくは第六項（これらの規定を同条第九項において準用する場合を含む。）、第十三条の二の二第五項、第十四条第二項、第十五項若しくは第十六項、第十四条の三第二項、第十四条の九、第十七条、第十八条第一項から第四項まで、第十八条の二、第十九条、第二十三条、第二十三条の二の二、第二十三条の二の三第四項、第二十三条の二の五第二項、第十五項若しくは第十六項、第二十三条の二の八第二項、第二十三条の二の十二、第二十三条の二の十四（第四十条の三において準用する場合を含む。）、第二十三条の二の十五第一項から第四項まで（これらの規定を第四十条の三において準用する場合を含む。）、第二十三条の二の十五の二（第四十条の三において準用する場合を含む。）、第二十三条の二の十六（第四十条の三において準用する場合を含む。）、第二十三条の二の二十二（第四十条の三において準用する場合を含む。）、第二十三条の二十一、第二十三条の二十二第五項若しくは第六項（これらの規定を同条第九項において準用する場合を含む。）、第二十三条の二十五第二項、第十一項若しくは第十二項、第二十三条の二十八第二項、第二十三条の三十四、第二十三条の三十五第一項から第四項まで、第二十三条の三十五の二、第二十三条の三十六、第二十三条の四十二、第四十条の二第五項若しくは第六項（これらの規定を同条第八項において準用する場合を含む。）、第四十条の四、

第四十六条第一項若しくは第四項、第五十八条、第六十八条の二の五第一項若しくは第二項、第六十八条の五第一項若しくは第四項から第六項まで、第六十八条の七第一項若しくは第六項から第八項まで、第六十八条の九、第六十八条の十第一項、第六十八条の十一、第六十八条の十四第一項、第六十八条の十六、第六十八条の二十二第一項若しくは第六項から第八項まで、第六十八条の二十四第一項、第八十条第一項から第三項まで若しくは第七項、第八十条の八若しくは第八十条の九第一項の規定又は第七十一条、第七十二条第一項から第三項まで、第七十二条の二の二、第七十二条の四、第七十三条、第七十五条第一項若しくは第七十五条の二第一項に基づく命令を遵守しているかどうかを確かめるために必要があると認めるときは、当該製造販売業者等に対して、厚生労働省令で定めるところにより必要な報告をさせ、又は当該職員に、工場、事務所その他当該製造販売業者等が医薬品、医薬部外品、化粧品、医療機器若しくは再生医療等製品を業務上取り扱う場所に立ち入り、その構造設備若しくは帳簿書類その他の物件を検査させ、若しくは従業員その他の関係者に質問させることができる。

2　都道府県知事（薬局、店舗販売業又は高度管理医療機器等若しくは管理医療機器（特定保守管理医療機器を除く。）の販売業若しくは貸与業にあつては、その薬局、店舗又は営業所の所在地が保健所を設置する市又は特別区の区域にある場合においては、市長又は区長。第七十条第一項、第七十二条第四項、第七十二条の二第一項、第七十二条の二の二、第七十二条の四、第七十二条の五、第七十三条、第七十五条第一項、第七十六条、第七十六条の三の二及び第八十一条の二において同じ。）は、薬局開設者、医薬品の販売業者、第三十九条第一項若しくは第三十九条の三第一項の医療機器の販売業者若しくは貸与業者又は再生医療等製品の販売業者（以下この項において「販売業者等」という。）が、第五条、第七条第一項、第二項、第三項（第四十条第一項及び第四十条の七第一項において準用する場合を含む。）若しくは第四項、第八条（第四十条第一項及び第四十条の七第一項において準用する場合を含む。）、第九条第一項（第四十条第一項、第二項及び第三項並びに第四十条の

七第一項において準用する場合を含む。）若しくは第二項（第四十条第一項及び第四十条の七第一項において準用する場合を含む。）、第九条の二（第四十条第一項及び第二項並びに第四十条の七第一項において準用する場合を含む。）、第九条の三から第九条の五まで、第十条第一項（第三十八条、第四十条第一項及び第二項並びに第四十条の七第一項において準用する場合を含む。）若しくは第二項（第三十八条第一項において準用する場合を含む。）、第十一条（第三十八条、第四十条第一項及び第四十条の七第一項において準用する場合を含む。）、第二十六条第四項若しくは第五項、第二十七条から第二十九条の四まで、第三十条第三項若しくは第四項、第三十一条から第三十三条まで、第三十四条第三項から第五項まで、第三十五条から第三十六条の六まで、第三十六条の九から第三十七条まで、第三十九条第四項若しくは第五項、第三十九条の二、第三十九条の三第二項、第四十条の四、第四十条の五第四項、第五項若しくは第七項、第四十条の六、第四十五条、第四十六条第一項若しくは第四項、第四十九条、第五十七条の二（第六十五条の四において準用する場合を含む。）、第六十八条の二の五、第六十八条の五第三項、第五項若しくは第六項、第六十八条の七第二項、第五項若しくは第八項、第六十八条の九第二項、第六十八条の十第二項、第六十八条の二十二第二項、第五項若しくは第八項若しくは第八十条第七項の規定又は第七十二条第四項、第七十二条の二第一項若しくは第二項、第七十二条の二の二、第七十二条の四、第七十三条、第七十四条若しくは第七十五条第一項に基づく命令を遵守しているかどうかを確かめるために必要があると認めるときは、当該販売業者等に対して、厚生労働省令で定めるところにより必要な報告をさせ、又は当該職員に、薬局、店舗、事務所その他当該販売業者等が医薬品、医療機器若しくは再生医療等製品を業務上取り扱う場所に立ち入り、その構造設備若しくは帳簿書類その他の物件を検査させ、若しくは従業員その他の関係者に質問させることができる。

3　都道府県知事は、薬局開設者が、第八条の二第一項若しくは第二項の規定若しくは第七十二条の三に基づく命令を遵守しているかどうかを確かめる

ために必要があると認めるとき、又は地域連携薬局若しくは専門医療機関連携薬局（以下この章において「地域連携薬局等」という。）の開設者が第六条の二第三項若しくは第六条の三第三項若しくは第四項の規定若しくは第七十二条第五項若しくは第七十二条の二第三項に基づく命令を遵守しているかどうかを確かめるために必要があると認めるときは、当該薬局開設者若しくは当該地域連携薬局等の開設者に対して、厚生労働省令で定めるところにより必要な報告をさせ、又は当該職員に、薬局若しくは地域連携薬局等に立ち入り、その構造設備若しくは帳簿書類その他の物件を検査させ、若しくは従業員その他の関係者に質問させることができる。

4　厚生労働大臣、都道府県知事、保健所を設置する市の市長又は特別区の区長は、医薬品、医薬部外品、化粧品、医療機器又は再生医療等製品を輸入しようとする者若しくは輸入した者又は第五十六条の二第一項に規定する確認の手続に係る関係者が、同条（第六十条、第六十二条、第六十四条及び第六十五条の四において準用する場合を含む。）の規定又は第七十条第二項に基づく命令を遵守しているかどうかを確かめるために必要があると認めるときは、当該者に対して、厚生労働省令で定めるところにより必要な報告をさせ、又は当該職員に、当該者の試験研究機関、医療機関、事務所その他必要な場所に立ち入り、帳簿書類その他の物件を検査させ、従業員その他の関係者に質問させ、若しくは同条第一項に規定する物に該当する疑いのある物を、試験のため必要な最少分量に限り、収去させることができる。

5　厚生労働大臣は、第七十五条の五の二第一項の規定による命令を行うため必要があると認めるときは、同項に規定する課徴金対象行為者又は同項に規定する課徴金対象行為に関して関係のある者に対し、その業務若しくは財産に関して報告をさせ、若しくは帳簿書類その他の物件の提出を命じ、又は当該職員に、当該課徴金対象行為者若しくは当該課徴金対象行為に関して関係のある者の事務所、事業所その他当該課徴金対象行為に関係のある場所に立ち入り、帳簿書類その他の物件を検査させ、若しくは当該課徴金対象行為者その他の関係者に質問させることができる。

6　厚生労働大臣、都道府県知事、保健所を設置する市の市長又は特別区の区長は、前各項に定めるもののほか必要があると認めるときは、薬局開設者、病院、診療所若しくは飼育動物診療施設の開設者、医薬品、医薬部外品、化粧品、医療機器若しくは再生医療等製品の製造販売業者、製造業者若しくは販売業者、医療機器の貸与業者若しくは修理業者、第八十条の六第一項の登録を受けた者その他医薬品、医薬部外品、化粧品、医療機器若しくは再生医療等製品を業務上取り扱う者又は第十八条第五項、第二十三条の二の十五第五項、第二十三条の三十五第五項、第六十八条の五第四項、第六十八条の七第六項若しくは第六十八条の二十二第六項の委託を受けた者に対して、厚生労働省令で定めるところにより必要な報告をさせ、又は当該職員に、薬局、病院、診療所、飼育動物診療施設、工場、店舗、事務所その他医薬品、医薬部外品、化粧品、医療機器若しくは再生医療等製品を業務上取り扱う場所に立ち入り、その構造設備若しくは帳簿書類その他の物件を検査させ、従業員その他の関係者に質問させ、若しくは第七十条第一項に規定する物に該当する疑いのある物を、試験のため必要な最少分量に限り、収去させることができる。

7　厚生労働大臣又は都道府県知事は、必要があると認めるときは、登録認証機関に対して、基準適合性認証の業務又は経理の状況に関し、報告をさせ、又は当該職員に、登録認証機関の事務所に立ち入り、帳簿書類その他の物件を検査させ、若しくは関係者に質問させることができる。

8　当該職員は、前各項の規定による立入検査、質問又は収去をする場合には、その身分を示す証明書を携帯し、関係人の請求があつたときは、これを提示しなければならない。

9　第一項から第七項までの権限は、犯罪捜査のために認められたものと解釈してはならない。

■R1 法 63 第 3 条で改正。R2 政令 39 で R4.12.1 施行：第六十九条第一項中「第六十八条の二の五第一項」を「第六十八条の二の五、第六十八条の二の六第一項」に改め、同条第二項中「第六十八条の二の五」を「第六十八条の二の六」に改める。

（機構による立入検査等の実施）

第六十九条の二　厚生労働大臣は、機構に、前条第一項若しくは第七項の規定による立入検査若しくは質問又は同条第六項の規定による立入検査、質問若しくは収去のうち政令で定めるものを行わせることができる。

2　都道府県知事は、機構に、前条第一項の規定による立入検査若しくは質問又は同条第六項の規定による立入検査、質問若しくは収去のうち政令で定めるものを行わせることができる。

3　機構は、第一項の規定により同項の政令で定める立入検査、質問又は収去をしたときは、厚生労働省令で定めるところにより、当該立入検査、質問又は収去の結果を厚生労働大臣に、前項の規定により同項の政令で定める立入検査、質問又は収去をしたときは、厚生労働省令で定めるところにより、当該立入検査、質問又は収去の結果を都道府県知事に通知しなければならない。

4　第一項又は第二項の政令で定める立入検査、質問又は収去の業務に従事する機構の職員は、政令で定める資格を有する者でなければならない。

5　前項に規定する機構の職員は、第一項又は第二項の政令で定める立入検査、質問又は収去をする場合には、その身分を示す証明書を携帯し、関係人の請求があつたときは、これを提示しなければならない。

（緊急命令）

第六十九条の三　厚生労働大臣は、医薬品、医薬部外品、化粧品、医療機器又は再生医療等製品による保健衛生上の危害の発生又は拡大を防止するため必要があると認めるときは、医薬品、医薬部外品、化粧品、医療機器若しくは再生医療等製品の製造販売業者、製造業者若しくは販売業者、医療機器の貸与業者若しくは修理業者、第十八条第五項、第二十三条の二の十五第五項、第二十三条の三十五第五項、第六十八条の五第四項、第六十八条の七第六項若しくは第六十八条の二十二第六項の委託を受けた者、第八十条の六第一項の登録を受けた者又は薬局開設者に対して、医薬品、医薬部外品、化粧品、医療機器若しくは再生医療等製品の販売若しくは授与、医療機器の貸与若しくは修理又は医療機器プログラムの電気通信回線を通じた提供を一時停止することその他保健衛生上の危害の発生又は拡大を防止するための応急の措置をとるべきことを命ずることができる。

（廃棄等）

第七十条　厚生労働大臣又は都道府県知事は、医薬品、医薬部外品、化粧品、医療機器又は再生医療等製品を業務上取り扱う者に対して、第四十三条第一項の規定に違反して貯蔵され、若しくは陳列されている医薬品若しくは再生医療等製品、同項の規定に違反して販売され、若しくは授与された医薬品若しくは再生医療等製品、同条第二項の規定に違反して貯蔵され、若しくは陳列されている医療機器、同項の規定に違反して販売され、貸与され、若しくは授与された医療機器、同項の規定に違反して電気通信回線を通じて提供された医療機器プログラム、第四十四条第三項、第五十五条（第六十条、第六十二条、第六十四条、第六十五条の四及び第六十八条の十九において準用する場合を含む。）、第五十五条の二（第六十条、第六十二条、第六十四条及び第六十五条の四において準用する場合を含む。）、第五十六条（第六十条及び第六十二条において準用する場合を含む。）、第五十七条第二項（第六十条、第六十二条及び第六十五条の四において準用する場合を含む。）、第六十五条、第六十五条の五若しくは第六十八条の二十に規定する医薬品、医薬部外品、化粧品、医療機器若しくは再生医療等製品、第二十三条の四の規定により基準適合性認証を取り消された医療機器若しくは体外診断用医薬品、第七十四条の二第一項若しくは第三項第三号（第七十五条の二の二第二項において準用する場合を含む。）、第五号若しくは第六号（第七十五条の二の二第二項において準用する場合を含む。）の規定により第十四条若しくは第十九条の二の承認を取り消された医薬品、医薬部外品若しくは化粧品、第二十三条の二の五若しくは第二十三条の二の十七の承認を取り消された医療機器若しくは体外診断用医薬品、第二十三条の二十五若しくは第二十三条の三十七の承認を取り消された再生医療等製品、第七十五条の三の規定により第十四条の三第一項（第二十条第一項において準用する場合を含む。）の規定による第十四条若しくは第十九条の二の承認を取り消された医薬品、第七十五条の三の規定により第二十三条の二の八第一項（第二十三条の二の二十第一項において準用する場合を含む。）の規定による第二十三条の二の五若しくは第二十三条の二の十七の承認を取り消された医療機器若しくは体外診断用医薬品、第七十五条の三の規定により第二十三条の二十八第一項（第二十三条の四十第一項において準用する場合を含む。）の規定による第二十三条の二十五若しくは第二十三条の三十七の承認を取り消された再生医療等製品又は不良な原料若しくは材料について、廃棄、回収その他公衆衛生上の危険の発生を防止するに足りる措置をとるべきことを命ずることができる。

2　厚生労働大臣は、第五十六条の二（第六十条、第六十二条、第六十四条及び第六十五条の四において準用する場合を含む。）の規定に違反して医薬品、医薬部外品、化粧品、医療機器又は再生医療等製品を輸入しようとする者又は輸入した者に対して、その医薬品、医薬部外品、化粧品、医療機器又は再生医療等製品の廃棄その他公衆衛生上の危険の発生を防止するに足りる措置をとるべきことを命ずることができる。

3　厚生労働大臣、都道府県知事、保健所を設置する市の市長又は特別区の区長は、前二項の規定による命令を受けた者がその命令に従わないとき、又は緊急の必要があるときは、当該職員に、前二項に規定する物を廃棄させ、若しくは回収させ、又はその他の必要な処分をさせることができる。

4　当該職員が前項の規定による処分をする場合には、第六十九条第八項の規定を準用する。

（検査命令）

第七十一条　厚生労働大臣又は都道府県知事は、必要があると認めるときは、医薬品、医薬部外品、化粧品、医療機器若しくは再生医療等製品の製造販売業者又は医療機器の修理業者に対して、その製造販売又は修理をする医薬品、医薬部外品、化粧品、医療機器又は再生医療等製品について、厚生労働大臣又は都道府県知事の指定する者の検査を受けるべきことを命ずることができる。

（改善命令等）

第七十二条　厚生労働大臣は、医薬品、医薬部外品、化粧品、医療機器又は再生医療等製品の製造販売業者に対して、その品質管理又は製造販売後安全管理の方法（医療機器及び体外診断用医薬品の製造販売業者にあつては、その製造管理若しくは品質管理に係る業務を行う体制又はその製造販売後安全管理の方法。以下この項において同じ。）が第

十二条の二第一項第一号若しくは第二号、第二十三条の二の二第一項第一号若しくは第二号又は第二十三条の二十一第一項第一号若しくは第二号に規定する厚生労働省令で定める基準に適合しない場合においては、その品質管理若しくは製造販売後安全管理の方法の改善を命じ、又はその改善を行うまでの間その業務の全部若しくは一部の停止を命ずることができる。

2　厚生労働大臣は、医薬品、医薬部外品、化粧品、医療機器若しくは再生医療等製品の製造販売業者（選任外国製造医薬品等製造販売業者、選任外国製造医療機器等製造販売業者又は選任外国製造再生医療等製品製造販売業者（以下「選任製造販売業者」と総称する。）を除く。以下この項において同じ。）又は第八十条第一項から第三項までに規定する輸出用の医薬品、医薬部外品、化粧品、医療機器若しくは再生医療等製品の製造業者に対して、その物の製造所における製造管理若しくは品質管理の方法（医療機器及び体外診断用医薬品の製造販売業者にあつては、その物の製造管理又は品質管理の方法。以下この項において同じ。）が第十四条第二項第四号、第二十三条の二の五第二項第四号、第二十三条の二十五第二項第四号若しくは第八十条第二項に規定する厚生労働省令で定める基準に適合せず、又はその製造管理若しくは品質管理の方法によつて医薬品、医薬部外品、化粧品、医療機器若しくは再生医療等製品が第五十六条（第六十条及び第六十二条において準用する場合を含む。）、第六十五条若しくは第六十五条の五に規定する医薬品、医薬部外品、化粧品、医療機器若しくは再生医療等製品若しくは第六十八条の二十に規定する生物由来製品に該当するようになるおそれがある場合においては、その製造管理若しくは品質管理の方法の改善を命じ、又はその改善を行うまでの間その業務の全部若しくは一部の停止を命ずることができる。

3　厚生労働大臣又は都道府県知事は、医薬品（体外診断用医薬品を除く。）、医薬部外品、化粧品若しくは再生医療等製品の製造業者又は医療機器の修理業者に対して、その構造設備が、第十三条第五項、第二十三条の二十二第五項若しくは第四十条の二第五項の規定に基づく厚生労働省令で定める基準に適合せず、又はその構造設備によつて医薬

品、医薬部外品、化粧品、医療機器若しくは再生医療等製品が第五十六条（第六十条及び第六十二条において準用する場合を含む。）、第六十五条若しくは第六十五条の五に規定する医薬品、医薬部外品、化粧品、医療機器若しくは再生医療等製品若しくは第六十八条の二十に規定する生物由来製品に該当するようになるおそれがある場合においては、その構造設備の改善を命じ、又はその改善を行うまでの間当該施設の全部若しくは一部を使用することを禁止することができる。

4　都道府県知事は、薬局開設者、医薬品の販売業者、第三十九条第一項若しくは第三十九条の三第一項の医療機器の販売業者若しくは貸与業者又は再生医療等製品の販売業者に対して、その構造設備が、第五条第一号、第二十六条第四項第一号、第三十四条第三項、第三十九条第四項、第三十九条の三第二項若しくは第四十条の五第四項の規定に基づく厚生労働省令で定める基準に適合せず、又はその構造設備によつて医薬品、医療機器若しくは再生医療等製品が第五十六条、第六十五条若しくは第六十五条の五に規定する医薬品、医療機器若しくは再生医療等製品若しくは第六十八条の二十に規定する生物由来製品に該当するようになるおそれがある場合においては、その構造設備の改善を命じ、又はその改善を行うまでの間当該施設の全部若しくは一部を使用することを禁止することができる。

5　都道府県知事は、地域連携薬局等の開設者に対して、その構造設備が第六条の二第一項第一号又は第六条の三第一項第一号の規定に基づく厚生労働省令で定める基準に適合しない場合においては、その構造設備の改善を命じ、又はその改善を行うまでの間当該施設の全部若しくは一部を使用することを禁止することができる。

第七十二条の二　都道府県知事は、薬局開設者又は店舗販売業者に対して、その薬局又は店舗が第五条第二号又は第二十六条第四項第二号の規定に基づく厚生労働省令で定める基準に適合しなくなつた場合においては、当該基準に適合するようにその業務の体制を整備することを命ずることができる。

2　都道府県知事は、配置販売業者に対して、その都道府県の区域における業務を行う体制が、第三十条第三項の規定に基づく厚生労働省令で定める基

準に適合しなくなつた場合においては、当該基準に適合するようにその業務を行う体制を整備することを命ずることができる。

3　都道府県知事は、地域連携薬局等の開設者に対して、その地域連携薬局等が第六条の二第一項各号（第一号を除く。）又は第六条の三第一項各号（第一号を除く。）に掲げる要件を欠くに至つたときは、当該要件に適合するようにその業務を行う体制を整備することを命ずることができる。

第七十二条の二の二　厚生労働大臣は、医薬品、医薬部外品、化粧品、医療機器若しくは再生医療等製品の製造販売業者若しくは製造業者又は医療機器の修理業者に対して、都道府県知事は、薬局開設者、医薬品の販売業者、第三十九条第一項若しくは第三十九条の三第一項の医療機器の販売業者若しくは貸与業者又は再生医療等製品の販売業者に対して、その者の第九条の二（第四十条第一項及び第二項並びに第四十条の七第一項において準用する場合を含む。）、第十八条の二、第二十三条の二の十五の二（第四十条の三において準用する場合を含む。）、第二十三条の三十五の二、第二十九条の三、第三十一条の五又は第三十六条の二の二の規定による措置が不十分であると認める場合においては、その改善に必要な措置を講ずべきことを命ずることができる。

第七十二条の三　都道府県知事は、薬局開設者が第八条の二第一項若しくは第二項の規定による報告をせず、又は虚偽の報告をしたときは、期間を定めて、当該薬局開設者に対し、その報告を行い、又はその報告の内容を正すべきことを命ずることができる。

第七十二条の四　第七十二条から前条までに規定するもののほか、厚生労働大臣は、医薬品、医薬部外品、化粧品、医療機器若しくは再生医療等製品の製造販売業者若しくは製造業者又は医療機器の修理業者について、都道府県知事は、薬局開設者、医薬品の販売業者、第三十九条第一項若しくは第三十九条の三第一項の医療機器の販売業者若しくは貸与業者又は再生医療等製品の販売業者について、その者にこの法律又はこれに基づく命令の規定に違反する行為があつた場合において、保健衛生上の危害の発生又は拡大を防止するために必要があると認めるときは、その製造販売業者、製造

業者、修理業者、薬局開設者、販売業者又は貸与業者に対して、その業務の運営の改善に必要な措置をとるべきことを命ずることができる。

2　厚生労働大臣は、医薬品、医薬部外品、化粧品、医療機器若しくは再生医療等製品の製造販売業者若しくは製造業者又は医療機器の修理業者について、都道府県知事は、薬局開設者、医薬品の販売業者、第三十九条第一項若しくは第三十九条の三第一項の医療機器の販売業者若しくは貸与業者又は再生医療等製品の販売業者について、その者に第十四条第十二項、第二十三条の二の五第十二項、第二十三条の二十六第一項又は第七十九条第一項の規定により付された条件に違反する行為があつたときは、その製造販売業者、製造業者、修理業者、薬局開設者、販売業者又は貸与業者に対して、その条件に対する違反を是正するために必要な措置をとるべきことを命ずることができる。

（違反広告に係る措置命令等）

第七十二条の五　厚生労働大臣又は都道府県知事は、第六十六条第一項又は第六十八条の規定に違反した者に対して、その行為の中止、その行為が再び行われることを防止するために必要な事項又はこれらの実施に関連する公示その他公衆衛生上の危険の発生を防止するに足りる措置をとるべきことを命ずることができる。その命令は、当該違反行為が既になくなつている場合においても、次に掲げる者に対し、することができる。

一　当該違反行為をした者

二　当該違反行為をした者が法人である場合において、当該法人が合併により消滅したときにおける合併後存続し、又は合併により設立された法人

三　当該違反行為をした者が法人である場合において、当該法人から分割により当該違反行為に係る事業の全部又は一部を承継した法人

四　当該違反行為をした者から当該違反行為に係る事業の全部又は一部を譲り受けた者

2　厚生労働大臣又は都道府県知事は、第六十六条第一項又は第六十八条の規定に違反する広告（次条において「特定違法広告」という。）である特定電気通信（特定電気通信役務提供者の損害賠償責任の制限及び発信者情報の開示に関する法律（平成十三年法律第百三十七号）第二条第一号に規定す

る特定電気通信をいう。以下同じ。）による情報の送信があるときは、特定電気通信役務提供者（同法第二条第三号に規定する特定電気通信役務提供者をいう。以下同じ。）に対して、当該送信を防止する措置を講ずることを要請することができる。

（損害賠償責任の制限）

第七十二条の六　特定電気通信役務提供者は、前条第二項の規定による要請を受けて特定違法広告である特定電気通信による情報の送信を防止する措置を講じた場合その他の特定違法広告である特定電気通信による情報の送信を防止する措置を講じた場合において、当該措置により送信を防止された情報の発信者（特定電気通信役務提供者の損害賠償責任の制限及び発信者情報の開示に関する法律第二条第四号に規定する発信者をいう。以下同じ。）に生じた損害については、当該措置が当該情報の不特定の者に対する送信を防止するために必要な限度において行われたものであるときは、賠償の責めに任じない。

（医薬品等総括製造販売責任者等の変更命令）

第七十三条　厚生労働大臣は、医薬品等総括製造販売責任者、医療機器等総括製造販売責任者若しくは再生医療等製品総括製造販売責任者、医薬品製造管理者、医薬部外品等責任技術者、医療機器責任技術者、体外診断用医薬品製造管理者若しくは再生医療等製品製造管理者又は医療機器修理責任技術者について、都道府県知事は、薬局の管理者又は店舗管理者、区域管理者若しくは医薬品営業所管理者、医療機器の販売業者若しくは貸与業の管理者若しくは再生医療等製品営業所管理者について、その者にこの法律その他薬事に関する法令で政令で定めるもの若しくはこれに基づく処分に違反する行為があつたとき、又はその者が管理者若しくは責任技術者として不適当であると認めるときは、その製造販売業者、製造業者、修理業者、薬局開設者、販売業者又は貸与業者に対して、その変更を命ずることができる。

（配置販売業の監督）

第七十四条　都道府県知事は、配置販売業の配置員が、その業務に関し、この法律若しくはこれに基づく命令又はこれらに基づく処分に違反する行為をしたときは、当該配置販売業者に対して、期間を定めてその配置員による配置販売の業務の停止を命

ずることができる。この場合において、必要があるときは、その配置員に対しても、期間を定めてその業務の停止を命ずることができる。

（承認の取消し等）

第七十四条の二　厚生労働大臣は、第十四条、第二十三条の二の五又は第二十三条の二十五の承認（第二十三条の二十六第一項の規定により条件及び期限を付したものを除く。）を与えた医薬品、医薬部外品、化粧品、医療機器又は再生医療等製品が第十四条第二項第三号イからハまで（同条第十五項において準用する場合を含む。）、第二十三条の二の五第二項第三号イからハまで（同条第十五項において準用する場合を含む。）若しくは第二十三条の二十五第二項第三号イからハまで（同条第十一項において準用する場合を含む。）のいずれかに該当するに至つたと認めるとき、又は第二十三条の二十六第一項の規定により条件及び期限を付した第二十三条の二十五の承認を与えた再生医療等製品が第二十三条の二十六第一項第二号若しくは第三号のいずれかに該当しなくなつたと認めるとき、若しくは第二十三条の二十五第二項第三号ハ（同条第九項において準用する場合を含む。）若しくは第二十三条の二十六第四項の規定により読み替えて適用される第二十三条の二十五第十一項において準用する同条第二項第三号イ若しくはロのいずれかに該当するに至つたと認めるときは、薬事・食品衛生審議会の意見を聴いて、その承認を取り消さなければならない。

2　厚生労働大臣は、医薬品、医薬部外品、化粧品、医療機器又は再生医療等製品の第十四条、第二十三条の二の五又は第二十三条の二十五の承認を与えた事項の一部について、保健衛生上の必要があると認めるに至つたときは、その変更を命ずることができる。

3　厚生労働大臣は、前二項に定める場合のほか、医薬品、医薬部外品、化粧品、医療機器又は再生医療等製品の第十四条、第二十三条の二の五又は第二十三条の二十五の承認を受けた者が次の各号のいずれかに該当する場合には、その承認を取り消し、又はその承認を与えた事項の一部についてその変更を命ずることができる。

一　第十二条第一項の許可（承認を受けた品目の種類に応じた許可に限る。）、第二十三条の二第一

項の許可（承認を受けた品目の種類に応じた許可に限る。）又は第二十三条の二十第一項の許可について、第十二条第四項、第二十三条の二第四項若しくは第二十三条の二十第四項の規定によりその効力が失われたとき、又は次条第一項の規定により取り消されたとき。

二　第十四条第三項、第二十三条の二の五第三項又は第二十三条の二十五第三項に規定する申請書又は添付資料のうちに虚偽の記載があり、又は重要な事実の記載が欠けていることが判明したとき。

三　第十四条第七項若しくは第九項、第二十三条の二の五第七項若しくは第九項又は第二十三条の二十五第六項しくは第八項の規定に違反したとき。

四　第十四条の四第一項、第十四条の六第一項、第二十三条の二十九第一項若しくは第二十三条の三十一第一項の規定により再審査若しくは再評価を受けなければならない場合又は第二十三条の二の九第一項の規定により使用成績に関する評価を受けなければならない場合において、定められた期限までに必要な資料の全部若しくは一部を提出せず、又は虚偽の記載をした資料若しくは第十四条の四第五項後段、第十四条の六第四項、第二十三条の二の九第四項後段、第二十三条の二十九第四項後段若しくは第二十三条の三十一第四項の規定に適合しない資料を提出したとき。

五　第七十二条第二項の規定による命令に従わなかつたとき。

六　第十四条第十二項、第二十三条の二の五第十二項、第二十三条の二十六第一項又は第七十九条第一項の規定により第十四条、第二十三条の二の五又は第二十三条の二十五の承認に付された条件に違反したとき。

七　第十四条、第二十三条の二の五又は第二十三条の二十五の承認を受けた医薬品、医薬部外品、化粧品、医療機器又は再生医療等製品について正当な理由がなく引き続く三年間製造販売をしていないとき。

（許可の取消し等）

第七十五条　厚生労働大臣は、医薬品、医薬部外品、化粧品、医療機器若しくは再生医療等製品の製造

販売業者、医薬品（体外診断用医薬品を除く。）、医薬部外品、化粧品若しくは再生医療等製品の製造業者又は医療機器の修理業者について、都道府県知事は、薬局開設者、医薬品の販売業者、第三十九条第一項若しくは第三十九条の三第一項の医療機器の販売業者若しくは貸与業者又は再生医療等製品の販売業者について、この法律その他薬事に関する法令で政令で定めるもの若しくはこれに基づく処分に違反する行為があつたとき、又はこれらの者（これらの者が法人であるときは、その薬事に関する業務に責任を有する役員を含む。）が第五条第三号若しくは第十二条の二第二項、第十三条第六項（同条第九項において準用する場合を含む。）、第二十三条の二の二第二項、第二十三条の二十一第二項、第二十三条の二十二第六項（同条第九項において準用する場合を含む。）、第二十六条第五項、第三十条第四項、第三十四条第四項、第三十九条第五項、第四十条の二第六項（同条第八項において準用する場合を含む。）若しくは第四十条の五第五項において準用する第五条（第二号に係る部分に限る。）の規定に該当するに至つたときは、その許可を取り消し、又は期間を定めてその業務の全部若しくは一部の停止を命ずることができる。

2　都道府県知事は、医薬品、医薬部外品、化粧品、医療機器若しくは再生医療等製品の製造販売業者、医薬品（体外診断用医薬品を除く。）、医薬部外品、化粧品若しくは再生医療等製品の製造業者又は医療機器の修理業者について前項の処分が行われる必要があると認めるときは、その旨を厚生労働大臣に通知しなければならない。

3　第一項に規定するもののほか、厚生労働大臣は、医薬品、医療機器又は再生医療等製品の製造販売業者又は製造業者が、次の各号のいずれかに該当するときは、期間を定めてその業務の全部又は一部の停止を命ずることができる。

一　当該製造販売業者又は製造業者（血液製剤（安全な血液製剤の安定供給の確保等に関する法律（昭和三十一年法律第百六十号）第二条第一項に規定する血液製剤をいう。以下この項において同じ。）の製造販売業者又は血液製剤若しくは原料血漿（同法第七条に規定する原料血漿をいう。第三号において同じ。）の製造業者に

限る。）が、同法第二十七条第三項の勧告に従わなかつたとき。

二　採血事業者(安全な血液製剤の安定供給の確保等に関する法律第二条第三項に規定する採血事業者をいう。次号において同じ。)以外の者が国内で採取した血液又は国内で有料で採取され、若しくは提供のあつせんをされた血液を原料として血液製剤を製造したとき。

三　当該製造販売業者又は製造業者以外の者(血液製剤の製造販売業者又は血液製剤若しくは原料血漿の製造業者を除く。)が国内で採取した血液(採血事業者又は病院若しくは診療所の開設者が安全な血液製剤の安定供給の確保等に関する法律第十二条第一項第二号に掲げる物の原料とする目的で採取した血液を除く。)又は国内で有料で採取され、若しくは提供のあつせんをされた血液を原料として医薬品(血液製剤を除く。)、医療機器又は再生医療等製品を製造したとき。

4　都道府県知事は、地域連携薬局の開設者が、次の各号のいずれかに該当する場合においては、地域連携薬局の認定を取り消すことができる。

一　地域連携薬局が、第六条の二第一項各号に掲げる要件を欠くに至つたとき。

二　地域連携薬局の開設者が、第六条の四第一項の規定又は同条第二項において準用する第五条（第三号に係る部分に限る。）の規定に該当するに至つたとき。

三　地域連携薬局の開設者が、第七十二条第五項又は第七十二条の二第三項の規定に基づく命令に違反したとき。

5　都道府県知事は、専門医療機関連携薬局の開設者が、次の各号のいずれかに該当する場合においては、専門医療機関連携薬局の認定を取り消すことができる。

一　専門医療機関連携薬局が、第六条の三第一項各号に掲げる要件を欠くに至つたとき。

二　専門医療機関連携薬局の開設者が、第六条の三第三項の規定に違反したとき。

三　専門医療機関連携薬局の開設者が、第六条の四第一項の規定又は同条第二項において準用する第五条（第三号に係る部分に限る。）の規定に該当するに至つたとき。

四　専門医療機関連携薬局の開設者が、第七十二条第五項又は第七十二条の二第三項の規定に基づく命令に違反したとき。

（登録の取消し等）

第七十五条の二　厚生労働大臣は、医薬品、医薬部外品、化粧品又は医療機器の製造業者について、この法律その他薬事に関する法令で政令で定めるもの若しくはこれに基づく処分に違反する行為があつたとき、不正の手段により第十三条の二の二第一項若しくは第二十三条の二の三第一項の登録を受けたとき、又は当該者（当該者が法人であるときは、その薬事に関する業務に責任を有する役員を含む。）が第十三条の二の二第五項において準用する第五条（第三号に係る部分に限る。）若しくは第二十三条の二の三第四項において準用する第五条（第三号に係る部分に限る。）の規定に該当するに至つたときは、その登録を取り消し、又は期間を定めてその業務の全部若しくは一部の停止を命ずることができる。

2　都道府県知事は、医薬品、医薬部外品、化粧品又は医療機器の製造業者について前項の処分が行われる必要があると認めるときは、その旨を厚生労働大臣に通知しなければならない。

（外国製造医薬品等の製造販売の承認の取消し等）

第七十五条の二の二　厚生労働大臣は、外国特例承認取得者が次の各号のいずれかに該当する場合には、その者が受けた当該承認の全部又は一部を取り消すことができる。

一　選任製造販売業者が欠けた場合において新たに製造販売業者を選任しなかつたとき。

二　厚生労働大臣が、必要があると認めて、外国特例承認取得者に対し、厚生労働省令で定めるところにより必要な報告を求めた場合において、その報告がされず、又は虚偽の報告がされたとき。

三　厚生労働大臣が、必要があると認めて、その職員に、外国特例承認取得者の工場、事務所その他医薬品、医薬部外品、化粧品、医療機器又は再生医療等製品を業務上取り扱う場所においてその構造設備又は帳簿書類その他の物件についての検査をさせ、従業員その他の関係者に質問をさせようとした場合において、その検査が拒まれ、妨げられ、若しくは忌避され、又は

その質問に対して、正当な理由なしに答弁がされず、若しくは虚偽の答弁がされたとき。

四　次項において準用する第七十二条第二項又は第七十四条の二第二項若しくは第三項（第一号及び第五号を除く。）の規定による請求に応じなかつたとき。

五　外国特例承認取得者又は選任製造販売業者についてこの法律その他薬事に関する法令で政令で定めるもの又はこれに基づく処分に違反する行為があつたとき。

2　第十九条の二、第二十三条の二の十七又は第二十三条の三十七の承認については、第七十二条第二項並びに第七十四条の二第一項、第二項及び第三項（第一号及び第五号を除く。）の規定を準用する。この場合において、第七十二条第二項中「第十四条第二項第四号、第二十三条の二の五第二項第四号、第二十三条の二十五第二項第四号若しくは第八十条第二項」とあるのは「第十九条の二第五項において準用する第十四条第二項第四号、第二十三条の二の十七第五項において準用する第二十三条の二の五第二項第四号若しくは第二十三条の三十七第五項において準用する第二十三条の二十五第二項第四号」と、「命じ、又はその改善を行うまでの間その業務の全部若しくは一部の停止を命ずる」とあるのは「請求する」と、第七十四条の二第一項中「第二十三条の二十六第一項の」とあるのは「第二十三条の三十七第五項において準用する第二十三条の二十六第一項の」と、「第十四条第二項第三号イからハまで（同条第十五項）」とあるのは「第十九条の二第五項において準用する第十四条第二項第三号イからハまで（第十九条の二第五項において準用する第十四条第十五項」と、「第二十三条の二の五第二項第三号イからハまで（同条第十五項」とあるのは「第二十三条の二の十七第五項において準用する第二十三条の二の五第二項第三号イからハまで（第二十三条の二の十七第五項において準用する第二十三条の二の五第十五項」と、「第二十三条の二十五第二項第三号イからハまで（同条第十一項」とあるのは「第二十三条の三十七第五項において準用する第二十三条の二十五第二項第三号イからハまで（第二十三条の三十七第五項において準用する第二十三条の二十五第十一項」と、「第二十三条の二十六第一項第二号」とあるのは「第二十三条の三十七第五項において準用する第二十三条の二十六第一項第二号」と、「第二十三条の二十五第二項第三号ハ（同条第十一項」とあるのは「第二十三条の三十七第五項において準用する第二十三条の二十五第二項第三号ハ（第二十三条の三十七第五項において準用する第二十三条の二十五第十一項」と、「第二十三条の二十六第四項」とあるのは「第二十三条の三十七第六項において準用する第二十三条の二十六第四項」と、「第二十三条の二十五第十一項」とあるのは「第二十三条の三十七第五項において準用する第二十三条の二十五第十一項」と、「同条第二項第三号イ」とあるのは「第二十三条の三十七第五項において準用する第二十三条の二十五第二項第三号イ」と、同条第二項中「命ずる」とあるのは「請求する」と、同条第三項中「前二項」とあるのは「第七十五条の二の二第二項において準用する第七十四条の二第一項及び第二項」と、「命ずる」とあるのは「請求する」と、「第十四条第三項、第二十三条の二の五第三項又は第二十二条の二十五第三項」とあるのは「第十九条の二第五項において準用する第十四条第三項、第二十三条の二の十七第五項において準用する第二十三条の二の五第三項又は第二十三条の三十七第五項において準用する第二十三条の二十五第三項」と、「第十四条第七項若しくは第九項、第二十三条の二の五第七項若しくは第九項又は第二十三条の二十五第六項若しくは第八項」とあるのは「第十九条の二第五項において準用する第十四条第七項若しくは第九項、第二十三条の二の十七第五項において準用する第二十三条の二の五第七項若しくは第九項又は第二十三条の三十七第五項において準用する第二十三条の二十五第六項若しくは第八項」と、「第十四条の四第一項、第十四条の六第一項、第二十三条の二十九第一項若しくは第二十三条の三十一第一項」とあるのは「第十九条の四において準用する第十四条の四第一項若しくは第十四条の六第一項若しくは第二十三条の三十九において準用する第二十三条の二十九第一項若しくは第二十三条の三十一第一項」と、「第二十三条の二の九第一項」とあるのは「第二十三条の二の十九において準用する第二十三条の二の九第一項」と、「第十四条の四第五項後段、第十四条の六第四項、第二十三条の二の

九第四項後段、第二十三条の二十九第四項後段若しくは第二十三条の三十一第四項」とあるのは「第十九条の四において準用する第十四条の四第四項後段若しくは第十四条の六第四項、第二十三条の二の十九において準用する第二十三条の二の九第四項後段若しくは第二十三条の三十九において準用する第二十三条の二十九第四項後段若しくは第二十三条の三十一第四項」と、「第十四条第十二項、第二十三条の二の五第十二項、第二十三条の二十六第一項」とあるのは「第十九条の二第五項において準用する第十四条第十二項、第二十三条の二の十七第五項において準用する第二十三条の二の五第十二項、第二十三条の三十七第五項において準用する第二十三条の二十六第一項」と読み替えるものとする。

3　基準適合性認証を受けた外国指定高度管理医療機器製造等事業者については、第七十二条第二項の規定を準用する。この場合において、同項中「製造所における製造管理若しくは品質管理の方法（医療機器及び体外診断用医薬品の製造販売業者にあつては、その物の製造管理又は品質管理の方法。以下この項において同じ。）が第十四条第二項第四号、第二十三条の二の五第二項第四号、第二十三条の二十五第二項第四号若しくは第八十条第二項」とあるのは「製造管理若しくは品質管理の方法が第二十三条の二の五第二項第四号」と、「医薬品、医薬部外品、化粧品、医療機器若しくは再生医療等製品が」とあるのは「指定高度管理医療機器等が」と、「（第六十条及び第六十二条において準用する場合を含む。）、第六十五条若しくは第六十五条の五」とあるのは「若しくは第六十五条」と、「医薬品、医薬部外品、化粧品、医療機器若しくは再生医療等製品若しくは」とあるのは「医療機器若しくは体外診断用医薬品若しくは」と、「命じ、又はその改善を行うまでの間その業務の全部若しくは一部停止を命ずる」とあるのは「請求する」と読み替えるものとする。

4　厚生労働大臣は、機構に、第一項第三号の規定による検査又は質問のうち政令で定めるものを行わせることができる。この場合において、機構は、当該検査又は質問をしたときは、厚生労働省令で定めるところにより、当該検査又は質問の結果を厚生労働大臣に通知しなければならない。

（特例承認の取消し等）

第七十五条の三　厚生労働大臣は、第十四条の三第一項（第二十条第一項において準用する場合を含む。以下この条において同じ。）、第二十三条の二の八第一項（第二十三条の二の二十第一項において準用する場合を含む。以下この条において同じ。）又は第二十三条の二十八第一項（第二十三条の四十第一項において準用する場合を含む。以下この条において同じ。）の規定による第十四条、第十九条の二、第二十三条の二の五、第二十三条の二の十七、第二十三条の二十五又は第二十三条の三十七の承認に係る品目が第十四条の三第一項各号、第二十三条の二の八第一項各号若しくは第二十三条の二十八第一項各号のいずれかに該当しなくなつたと認めるとき、又は保健衛生上の危害の発生若しくは拡大を防止するため必要があると認めるときは、これらの承認を取り消すことができる。

（医薬品等外国製造業者及び再生医療等製品外国製造業者の認定の取消し等）

第七十五条の四　厚生労働大臣は、第十三条の三第一項又は第二十三条の二十四第一項の認定を受けた者が次の各号のいずれかに該当する場合には、その者が受けた当該認定の全部又は一部を取り消すことができる。

一　厚生労働大臣が、必要があると認めて、第十三条の三第一項又は第二十三条の二十四第一項の認定を受けた者に対し、厚生労働省令で定めるところにより必要な報告を求めた場合において、その報告がされず、又は虚偽の報告がされたとき。

二　厚生労働大臣が、必要があると認めて、その職員に、第十三条の三第一項又は第二十三条の二十四第一項の認定を受けた者の工場、事務所その他医薬品（体外診断用医薬品を除く。）、医薬部外品、化粧品又は再生医療等製品を業務上取り扱う場所においてその構造設備又は帳簿書類その他の物件についての検査をさせ、従業員その他の関係者に質問させようとした場合において、その検査が拒まれ、妨げられ、若しくは忌避され、又はその質問に対して、正当な理由なしに答弁がされず、若しくは虚偽の答弁がされたとき。

三　次項において準用する第七十二条第三項の規

定による請求に応じなかつたとき。

四　この法律その他薬事に関する法令で政令で定めるもの又はこれに基づく処分に違反する行為があつたとき。

2　第十三条の三第一項又は第二十三条の二十四第一項の認定を受けた者については、第七十二条第三項の規定を準用する。この場合において、同項中「命じ、又はその改善を行うまでの間当該施設の全部若しくは一部を使用することを禁止する」とあるのは、「請求する」と読み替えるものとする。

3　第一項第二号の規定による検査又は質問については、第七十五条の二の二第四項の規定を準用する。

（医薬品等外国製造業者及び医療機器等外国製造業者の登録の取消し等）

第七十五条の五　厚生労働大臣は、第十三条の三の二第一項又は第二十三条の二の四第一項の登録を受けた者が次の各号のいずれかに該当する場合には、その者が受けた当該登録の全部又は一部を取り消すことができる。

一　厚生労働大臣が、必要があると認めて、第十三条の三の二第一項又は第二十三条の二の四第一項の登録を受けた者に対し、厚生労働省令で定めるところにより必要な報告を求めた場合において、その報告がされず、又は虚偽の報告がされたとき。

二　厚生労働大臣が、必要があると認めて、その職員に、第十三条の三の二第一項又は第二十三条の二の四第一項の登録を受けた者の工場、事務所その他医薬品、医薬部外品、化粧品又は医療機器を業務上取り扱う場所においてその構造設備又は帳簿書類その他の物件についての検査をさせ、従業員その他の関係者に質問させようとした場合において、その検査が拒まれ、妨げられ、若しくは忌避され、又はその質問に対して、正当な理由なしに答弁がされず、若しくは虚偽の答弁がされたとき。

三　次項において準用する第七十二条の四第一項の規定による請求に応じなかつたとき。

四　不正の手段により第十三条の三の二第一項又は第二十三条の二の四第一項の登録を受けたとき。

五　この法律その他薬事に関する法令で政令で定めるもの又はこれに基づく処分に違反する行為があつたとき。

2　第十三条の三の二第一項又は第二十三条の二の四第一項の登録を受けた者については、第七十二条の四第一項の規定を準用する。この場合において、同項中「第七十二条から前条までに規定するもののほか、厚生労働大臣」とあるのは「厚生労働大臣」と、「医薬品、医薬部外品、化粧品、医療機器若しくは再生医療等製品の製造販売業者若しくは製造業者又は医療機器の修理業者について、都道府県知事は、薬局開設者、医薬品の販売業者、第三十九条第一項若しくは第三十九条の三第一項の医療機器の販売業者若しくは貸与業者又は再生医療等製品の販売業者」とあるのは「第十三条の三の二第一項又は第二十三条の二の四第一項の登録を受けた者」と、「その製造販売業者、製造業者、修理業者、薬局開設者、販売業者又は貸与業者」とあるのは「その者」と、「命ずる」とあるのは「請求する」と読み替えるものとする。

3　第一項第二号の規定による検査又は質問については、第七十五条の二の二第四項の規定を準用する。

（課徴金納付命令）

第七十五条の五の二　第六十六条第一項の規定に違反する行為（以下「課徴金対象行為」という。）をした者（以下「課徴金対象行為者」という。）があるときは、厚生労働大臣は、当該課徴金対象行為者に対し、課徴金対象期間に取引をした課徴金対象行為に係る医薬品等の対価の額の合計額（次条及び第七十五条の五の五第八項において「対価合計額」という。）に百分の四・五を乗じて得た額に相当する額の課徴金を国庫に納付することを命じなければならない。

2　前項に規定する「課徴金対象期間」とは、課徴金対象行為をした期間（課徴金対象行為をやめた後そのやめた日から六月を経過する日（同日前に、課徴金対象行為者が、当該課徴金対象行為により当該医薬品等の名称、製造方法、効能、効果又は性能に関して誤解を生ずるおそれを解消するための措置として厚生労働省令で定める措置をとつたときは、その日）までの間に課徴金対象行為者が当該課徴金対象行為に係る医薬品等の取引をしたときは、当該課徴金対象行為をやめてから最後に

当該取引をした日までの期間を加えた期間とし、当該期間が三年を超えるときは、当該期間の末日から遡つて三年間とする。）をいう。

3 第一項の規定にかかわらず、厚生労働大臣は、次に掲げる場合には、課徴金対象行為者に対して同項の課徴金を納付することを命じないことができる。

一 第七十二条の四第一項又は第七十二条の五第一項の命令をする場合（保健衛生上の危害の発生又は拡大に与える影響が軽微であると認められる場合に限る。）

二 第七十五条第一項又は第七十五条の二第一項の処分をする場合

4 第一項の規定により計算した課徴金の額が二百二十五万円未満であるときは、課徴金の納付を命ずることができない。

（不当景品類及び不当表示防止法の課徴金納付命令がある場合等における課徴金の額の減額）

第七十五条の五の三 前条第一項の場合において、厚生労働大臣は、当該課徴金対象行為について、当該課徴金対象行為者に対し、不当景品類及び不当表示防止法（昭和三十七年法律第百三十四号）第八条第一項の規定による命令があるとき、又は同法第十一条の規定により課徴金の納付を命じないものとされるときは、対価合計額に百分の三を乗じて得た額を当該課徴金の額から減額するものとする。

（課徴金対象行為に該当する事実の報告による課徴金の額の減額）

第七十五条の五の四 第七十五条の五の二第一項又は前条の場合において、厚生労働大臣は、課徴金対象行為者が課徴金対象行為に該当する事実を厚生労働省令で定めるところにより厚生労働大臣に報告したときは、同項又は同条の規定により計算した課徴金の額に百分の五十を乗じて得た額を当該課徴金の額から減額するものとする。ただし、その報告が、当該課徴金対象行為についての調査があつたことにより当該課徴金対象行為について同項の規定による命令（以下「課徴金納付命令」という。）があるべきことを予知してされたものであるときは、この限りでない。

（課徴金の納付義務等）

第七十五条の五の五 課徴金納付命令を受けた者は、

第七十五条の五の二第一項、第七十五条の五の三又は前条の規定により計算した課徴金を納付しなければならない。

2 第七十五条の五の二第一項、第七十五条の五の三又は前条の規定により計算した課徴金の額に一万円未満の端数があるときは、その端数は、切り捨てる。

3 課徴金対象行為者が法人である場合において、当該法人が合併により消滅したときは、当該法人がした課徴金対象行為は、合併後存続し、又は合併により設立された法人がした課徴金対象行為とみなして、第七十五条の五の二からこの条までの規定を適用する。

4 課徴金対象行為者が法人である場合において、当該法人が当該課徴金対象行為に係る事案について報告徴収等（第六十九条第五項の規定による報告の徴収、帳簿書類その他の物件の提出の命令、立入検査又は質問をいう。以下この項において同じ。）が最初に行われた日（当該報告徴収等が行われなかつたときは、当該法人が当該課徴金対象行為について第七十五条の五の八第一項の規定による通知を受けた日。以下この項において「調査開始日」という。）以後においてその一若しくは二以上の子会社等（課徴金対象行為者の子会社若しくは親会社（会社を子会社とする他の会社をいう。以下この項において同じ。）又は当該課徴金対象行為者と親会社が同一である他の会社をいう。以下この項において同じ。）に対して当該課徴金対象行為に係る事業の全部を譲渡し、又は当該法人（会社に限る。）が当該課徴金対象行為に係る事案についての調査開始日以後においてその一若しくは二以上の子会社等に対して分割により当該課徴金対象行為に係る事業の全部を承継させ、かつ、合併以外の事由により消滅したときは、当該法人がした課徴金対象行為は、当該事業の全部若しくは一部を譲り受け、又は分割により当該事業の全部若しくは一部を承継した子会社等（以下この項において「特定事業承継子会社等」という。）がした課徴金対象行為とみなして、第七十五条の五の二からこの条までの規定を適用する。この場合において、当該特定事業承継子会社等が二以上あるときは、第七十五条の五の二第一項中「当該課徴金対象行為者に対し」とあるのは「特

定事業承継子会社等（第七十五条の五の五第四項に規定する特定事業承継子会社等をいう。以下この項において同じ。）に対し、この項の規定による命令を受けた他の特定事業承継子会社等と連帯して」と、第七十五条の五の五第一項中「受けた者は、第七十五条の五の二第一項」とあるのは「受けた特定事業承継子会社等（第四項に規定する特定事業承継子会社等をいう。以下この項において同じ。）は、第七十五条の五の二第一項の規定による命令を受けた他の特定事業承継子会社等と連帯して、同項」とする。

5　前項に規定する「子会社」とは、会社がその総株主（総社員を含む。以下この項において同じ。）の議決権（株主総会において決議をすることができる事項の全部につき議決権を行使することができない株式についての議決権を除き、会社法第八百七十九条第三項の規定により議決権を有するものとみなされる株式についての議決権を含む。以下この項において同じ。）の過半数を有する他の会社をいう。この場合において、会社及びその一若しくは二以上の子会社又は会社の一若しくは二以上の子会社がその総株主の議決権の過半数を有する他の会社は、当該会社の子会社とみなす。

6　第三項及び第四項の場合において、第七十五条の五の二第二項及び第三項、第七十五条の五の三並びに前条の規定の適用に関し必要な事項は、政令で定める。

7　課徴金対象行為をやめた日から五年を経過したときは、厚生労働大臣は、当該課徴金対象行為に係る課徴金の納付を命ずることができない。

8　厚生労働大臣は、課徴金納付命令を受けた者に対し、当該課徴金対象行為について、不当景品類及び不当表示防止法第八条第一項の規定による命令があつたとき、又は同法第十一条の規定により課徴金の納付を命じないものとされたときは、当該課徴金納付命令に係る課徴金の額を、対価合計額に百分の三を乗じて得た額を第七十五条の五の二第一項の規定により計算した課徴金の額から控除した額（以下この項において「控除後の額」という。）（当該課徴金納付命令に係る課徴金の額が第七十五条の五の四の規定により計算したものであるときは、控除後の額に百分の五十を乗じて得た額を控除後の額から控除した額）に変更しなけ

ればならない。この場合において、変更後の課徴金の額に一万円未満の端数があるときは、その端数は、切り捨てる。

（課徴金納付命令に対する弁明の機会の付与）

第七十五条の五の六　厚生労働大臣は、課徴金納付命令をしようとするときは、当該課徴金納付命令の名宛人となるべき者に対し、弁明の機会を与えなければならない。

（弁明の機会の付与の方式）

第七十五条の五の七　弁明は、厚生労働大臣が口頭ですることを認めたときを除き、弁明を記載した書面（次条第一項において「弁明書」という。）を提出してするものとする。

2　弁明をするときは、証拠書類又は証拠物を提出することができる。

（弁明の機会の付与の通知の方式）

第七十五条の五の八　厚生労働大臣は、弁明書の提出期限（口頭による弁明の機会の付与を行う場合には、その日時）までに相当な期間をおいて、課徴金納付命令の名宛人となるべき者に対し、次に掲げる事項を書面により通知しなければならない。

一　納付を命じようとする課徴金の額

二　課徴金の計算の基礎及び当該課徴金に係る課徴金対象行為

三　弁明書の提出先及び提出期限（口頭による弁明の機会の付与を行う場合には、その旨並びに出頭すべき日時及び場所）

2　厚生労働大臣は、課徴金納付命令の名宛人となるべき者の所在が判明しない場合においては、前項の規定による通知を、その者の氏名（法人にあつては、その名称及び代表者の氏名）、同項第三号に掲げる事項及び厚生労働大臣が同項各号に掲げる事項を記載した書面をいつでもその者に交付する旨を厚生労働省の事務所の掲示場に掲示することによつて行うことができる。この場合においては、掲示を始めた日から二週間を経過したときに、当該通知がその者に到達したものとみなす。

（代理人）

第七十五条の五の九　前条第一項の規定による通知を受けた者（同条第二項後段の規定により当該通知が到達したものとみなされる者を含む。次項及び第四項において「当事者」という。）は、代理人を選任することができる。

2 代理人は、各自、当事者のために、弁明に関する一切の行為をすることができる。

3 代理人の資格は、書面で証明しなければならない。

4 代理人がその資格を失つたときは、当該代理人を選任した当事者は、書面でその旨を厚生労働大臣に届け出なければならない。

（課徴金納付命令の方式等）

第七十五条の五の十 課徴金納付命令（第七十五条の五第八項の規定による変更後のものを含む。以下同じ。）は、文書によつて行い、課徴金納付命令書には、納付すべき課徴金の額、課徴金の計算の基礎及び当該課徴金に係る課徴金対象行為並びに納期限を記載しなければならない。

2 課徴金納付命令は、その名宛人に課徴金納付命令書の謄本を送達することによつて、その効力を生ずる。

3 第一項の課徴金の納期限は、課徴金納付命令書の謄本を発する日から七月を経過した日とする。

（納付の督促）

第七十五条の五の十一 厚生労働大臣は、課徴金をその納期限までに納付しない者があるときは、督促状により期限を指定してその納付を督促しなければならない。

2 厚生労働大臣は、前項の規定による督促をしたときは、その督促に係る課徴金の額につき年十四・五パーセントの割合で、納期限の翌日からその納付の日までの日数により計算した延滞金を徴収することができる。ただし、延滞金の額が千円未満であるときは、この限りでない。

3 前項の規定により計算した延滞金の額に百円未満の端数があるときは、その端数は、切り捨てる。

（課徴金納付命令の執行）

第七十五条の五の十二 前条第一項の規定により督促を受けた者がその指定する期限までにその納付すべき金額を納付しないときは、厚生労働大臣の命令で、課徴金納付命令を執行する。この命令は、執行力のある債務名義と同一の効力を有する。

2 課徴金納付命令の執行は、民事執行法（昭和五十四年法律第四号）その他強制執行の手続に関する法令の規定に従つてする。

3 厚生労働大臣は、課徴金納付命令の執行に関して必要があると認めるときは、公務所又は公私の団体に照会して必要な事項の報告を求めることができる。

（課徴金等の請求権）

第七十五条の五の十三 破産法（平成十六年法律第七十五号）、民事再生法（平成十一年法律第二百二十五号）、会社更生法（平成十四年法律第百五十四号）及び金融機関等の更生手続の特例等に関する法律（平成八年法律第九十五号）の規定の適用については、課徴金納付命令に係る課徴金の請求権及び第七十五条の五の十一第二項の規定による延滞金の請求権は、過料の請求権とみなす。

（送達書類）

第七十五条の五の十四 送達すべき書類は、この法律に規定するもののほか、厚生労働省令で定める。

（送達に関する民事訴訟法の準用）

第七十五条の五の十五 書類の送達については、民事訴訟法（平成八年法律第百九号）第九十九条、第百一条、第百三条、第百五条、第百六条、第百八条及び第百九条の規定を準用する。この場合において、同法第九十九条第一項中「執行官」とあるのは「厚生労働省の職員」と、同法第百八条中「裁判長」とあり、及び同法第百九条中「裁判所」とあるのは「厚生労働大臣」と読み替えるものとする。

（公示送達）

第七十五条の五の十六 厚生労働大臣は、次に掲げる場合には、公示送達をすることができる。

一 送達を受けるべき者の住所、居所その他送達をすべき場所が知れない場合

二 外国においてすべき送達について、前条において準用する民事訴訟法第百八条の規定によることができず、又はこれによつても送達をすることができないと認めるべき場合

三 前条において準用する民事訴訟法第百八条の規定により外国の管轄官庁に嘱託を発した後六月を経過してもその送達を証する書面の送付がない場合

2 公示送達は、送達すべき書類を送達を受けるべき者にいつでも交付すべき旨を厚生労働省の事務所の掲示場に掲示することにより行う。

3 公示送達は、前項の規定による掲示を始めた日から二週間を経過することによつて、その効力を生ずる。

4　外国においてすべき送達についてした公示送達にあつては、前項の期間は、六週間とする。

（電子情報処理組織の使用）

第七十五条の五の十七　厚生労働省の職員が、情報通信技術を活用した行政の推進等に関する法律（平成十四年法律第百五十一号）第三条第九号に規定する処分通知等であつて第七十五条の五の二から前条まで又は厚生労働省令の規定により書類の送達により行うこととしているものに関する事務を、同法第七条第一項の規定により同法第六条第一項に規定する電子情報処理組織を使用して行つたときは、第七十五条の五の十五において準用する民事訴訟法第百九条の規定による送達に関する事項を記載した書面の作成及び提出に代えて、当該事項を当該電子情報処理組織を使用して厚生労働省の使用に係る電子計算機（入出力装置を含む。）に備えられたファイルに記録しなければならない。

（行政手続法の適用除外）

第七十五条の五の十八　厚生労働大臣が第七十五条の五の二から第七十五条の五の十六までの規定によつてする課徴金納付命令その他の処分については、行政手続法（平成五年法律第八十八号）第三章の規定は、適用しない。ただし、第七十五条の五の二の規定に係る同法第十二条の規定の適用については、この限りでない。

（省令への委任）

第七十五条の五の十九　第七十五条の五の二から前条までに定めるもののほか、課徴金納付命令に関し必要な事項は、厚生労働省令で定める。

（許可等の更新を拒否する場合の手続）

第七十六条　厚生労働大臣又は都道府県知事は、第四条第四項、第十二条第四項、第十三条第四項（同条第九項において準用する場合を含む。）、第二十三条の二第四項、第二十三条の二十第四項、第二十三条の二十二第四項（同条第九項において準用する場合を含む。）、第二十四条第二項、第三十九条第六項、第四十条の二第四項若しくは第四十条の五第六項の許可の更新、第六条の二第四項、第六条の三第五項、第十三条の三第三項において準用する第十三条第四項（第十三条の三第三項において準用する第十三条第九項において準用する場合を含む。）若しくは第二十三条の二十四第三項に

おいて「準用する第二十三条の二十二第四項（第二十三条の二十四第三項において準用する第二十三条の二十二第九項において準用する場合を含む。）の認定の更新又は第十三条の二の二第四項（第十三条の三の二第二項において準用する場合を含む。）、第二十三条の二の三第三項（第二十三条の二の四第二項において準用する場合を含む。）若しくは第二十三条の六第三項の登録の更新を拒もうとするときは、当該処分の名宛人に対し、その処分の理由を通知し、弁明及び有利な証拠の提出の機会を与えなければならない。

（聴聞の方法の特例）

第七十六条の二　第七十五条の二の二第一項第五号（選任製造販売業者に係る部分に限る。）に該当することを理由として同項の規定による処分をしようとする場合における行政手続法第三章第二節の規定の適用については、当該処分の名宛人の選任製造販売業者は、同法第十五条第一項の通知を受けた者とみなす。

（薬事監視員）

第七十六条の三　第六十九条第一項から第六項まで、第七十条第三項、第七十六条の七第二項又は第七十六条の八第一項に規定する当該職員の職権を行わせるため、厚生労働大臣、都道府県知事、保健所を設置する市の市長又は特別区の区長は、国、都道府県、保健所を設置する市又は特別区の職員のうちから、薬事監視員を命ずるものとする。

2　前項に定めるもののほか、薬事監視員に関し必要な事項は、政令で定める。

（麻薬取締官及び麻薬取締員による職権の行使）

第七十六条の三の二　厚生労働大臣又は都道府県知事は、第六十九条第四項若しくは第六項に規定する当該職員の職権（同項に規定する職権は第五十五条の二に規定する模造に係る医薬品に該当する疑いのある物に係るものに限る。）又は第七十条第三項に規定する当該職員の職権（同項に規定する職権のうち同条第一項に係る部分については第五十五条の二に規定する模造に係る医薬品に係るものに限る。）を麻薬取締官又は麻薬取締員に行わせることができる。

（関係行政機関の連携協力）

第七十六条の三の三　厚生労働大臣、都道府県知事、保健所を設置する市の市長又は特別区の区長は、

この章の規定による権限の行使が円滑に行われるよう、情報交換を行い、相互に緊密な連携を図りながら協力しなければならない。

第七十八条・第七十九条　略

（適用除外等）

第八十条　輸出用の医薬品（体外診断用医薬品を除く。以下この項において同じ。）、医薬部外品又は化粧品の製造業者は、その製造する医薬品、医薬部外品又は化粧品が政令で定めるものであるときは、その物の製造所における製造管理又は品質管理の方法が第十四条第二項第四号に規定する厚生労働省令で定める基準に適合しているかどうかについて、製造をしようとするとき、及びその開始後三年を下らない政令で定める期間を経過するごとに、厚生労働大臣の書面による調査又は実地の調査を受けなければならない。

2　輸出用の医療機器又は体外診断用医薬品の製造業者は、その製造する医療機器又は体外診断用医薬品が政令で定めるものであるときは、その物の製造所における製造管理又は品質管理の方法が厚生労働省令で定める基準に適合しているかどうかについて、製造をしようとするとき、及びその開始後三年を下らない政令で定める期間を経過するごとに、厚生労働大臣の書面による調査又は実地の調査を受けなければならない。

3　輸出用の再生医療等製品の製造業者は、その製造する再生医療等製品の製造所における製造管理又は品質管理の方法が第二十三条の二十五第二項第四号に規定する厚生労働省令で定める基準に適合しているかどうかについて、製造をしようとするとき、及びその開始後三年を下らない政令で定める期間を経過するごとに、厚生労働大臣の書面による調査又は実地の調査を受けなければならない。

4　第一項又は第二項の調査については、第十三条の二の規定を準用する。この場合において、同条第一項中「又は化粧品」とあるのは「、化粧品、医療機器（専ら動物のために使用されることが目的とされているものを除く。以下この条において同じ。）又は体外診断用医薬品（専ら動物のために使用されることが目的とされているものを除く。以下この条において同じ。）」と、「前条第一項若しくは第八項の許可又は同条第四項（同条第九項において準用する場合を含む。以下この条において同じ。）の許可の更新についての同条第七項（同条第九項において準用する場合を含む。）」とあるのは「第八十条第一項又は第二項」と、同条第二項中「行わないものとする。この場合において、厚生労働大臣は、前条第一項若しくは第六項の許可又は同条第三項の許可の更新をするときは、機構が第四項の規定により通知する調査の結果を考慮しなければならない」とあるのは「行わないものとする」と、同条第三項中「又は化粧品」とあるのは「、化粧品、医療機器又は体外診断用医薬品」と、「前条第一項若しくは第六項の許可又は同条第三項の許可の更新」とあるのは「第八十条第一項又は第二項の調査」と読み替えるものとする。

5　第三項の調査については、第二十三条の二十三の規定を準用する。この場合において、同条第一項中「前条第一項若しくは第八項の許可又は同条第四項（同条第九項において準用する場合を含む。以下この条において同じ。）の許可の更新についての同条第七項（同条第九項において準用する場合を含む。）」とあるのは「第八十条第三項」と、同条第二項中「行わないものとする。この場合において、厚生労働大臣は、前条第一項若しくは第六項の許可又は同条第三項の許可の更新をするときは、機構が第四項の規定により通知する調査の結果を考慮しなければならない」とあるのは「行わないものとする」と、同条第三項中「前条第一項若しくは第六項の許可又は同条第三項の許可の更新」とあるのは「第八十条第三項の調査」と読み替えるものとする。

6　第一項から第三項までに規定するほか、輸出用の医薬品、医薬部外品、化粧品、医療機器又は再生医療等製品については、政令で、この法律の一部の適用を除外し、その他必要な特例を定めることができる。

7　薬局開設者が当該薬局における設備及び器具をもって医薬品を製造し、その医薬品を当該薬局に

おいて販売し、又は授与する場合については、政令で、第三章、第四章及び第七章の規定の一部の適用を除外し、その他必要な特例を定めることができる。

8　第十四条の三第一項（第二十条第一項において準用する場合を含む。）の規定による第十四条若しくは第十九条の二の承認を受けて製造販売がされた医薬品、第二十三条の二の八第一項（第二十三条の二の二十第一項において準用する場合を含む。）の規定による第二十三条の二の五若しくは第二十三条の二の十七の承認を受けて製造販売がされた医療機器若しくは体外診断用医薬品又は第二十三条の二十八第一項（第二十三条の四十第一項において準用する場合を含む。）の規定による第二十三条の二十五若しくは第二十三条の三十七の承認を受けて製造販売がされた再生医療等製品については、政令で、第四十三条、第四十四条、第五十条、第五十一条（第六十五条の四及び第六十八条の十九において準用する場合を含む。）、第五十二条、第五十四条（第六十四条及び第六十五条の四において準用する場合を含む。）、第五十五条第一項（第六十四条、第六十五条の四及び第六十八条の十九において準用する場合を含む。）、第五十六条、第六十三条、第六十三条の二、第六十五条から第六十五条の三まで、第六十五条の五、第六十八条の二から第六十八条の二の三まで、第六十八条の二の五、第六十八条の十七、第六十八条の十八、第六十八条の二十及び第六十八条の二十の二の規定の一部の適用を除外し、その他必要な特例を定めることができる。

9　第十四条第一項に規定する化粧品以外の化粧品については、政令で、この法律の一部の適用を除外し、医薬部外品等責任技術者の義務の遂行のための配慮事項その他必要な特例を定めることができる。

　■R1法63第3条で改正。R2政令39でR4.12.1施行：第八十条第七項中「及び第七章」を「、第七章及び第十一章」に改め、同条第八項中「第六十八条の二の五」を「第六十八条の二の六」に改める。

第八十条の二～八十三条の五　略

　　第十八章　罰則　略

　　附　則　抄
（施行期日）

第一条　この法律は、公布の日から起算して六箇月をこえない範囲内において政令で定める日から施行する。〔昭和36年政令第10号で昭和36年2月1日から施行〕

　　　附　則（平18・6・14法69）抄　改正：平23/6/24法74、平25/12/13法103、令元/12/4法63
（施行期日）

第一条　この法律は、公布の日から起算して三年を超えない範囲内において政令で定める日〔平21/1/7政令2で平21/6/1〕から施行する。〔以下略〕

第二条　この法律の施行の際現に第一条の規定による改正前の薬事法（以下「旧法」という。）第二十六条第一項の許可を受けている者（この法律の施行後に附則第十七条の規定に基づきなお従前の例により許可を受けた者を含み、附則第四条に規定する者を除く。以下「既存一般販売業者」という。）については、この法律の施行の日から起算して三年を超えない範囲内において政令で定める日までの間は、第一条の規定による改正後の薬事法（以下「新法」という。）第二十六条第一項の許可を受けないでも、引き続き既存一般販売業者に係る業務を行うことができる。この場合において、旧法第二十六条第一項（旧法第八十三条第一項の規定により読み替えて適用される場合を含む。）の規定は、薬事法第二十四条第二項の許可の更新については、なおその効力を有する。

第三条　前条の規定により引き続きその業務を行う既存一般販売業者については、その者を新法第二十六条第一項の店舗販売業の許可を受けた者とみなして、新法第二十七条から第二十九条の二まで、第三十六条の五、第三十六条の六第一項から第四項まで、第五十七条の二、第六十九条第二項、第七十三条及び第七十五条第一項の規定を適用する。

2　業として、薬事法第八十三条の二第一項に規定する動物用医薬品（以下「動物用医薬品」という。）を販売し、又は授与する既存一般販売業者についての前項の規定の適用については、同項中「新法第二十七条から第二十九条の二まで、第三十六条の五、第三十六条の六第一項から第四項まで、第

五十七条の二、第六十九条第二項、第七十三条及び第七十五条第一項」とあるのは、「新法第八十三条第一項の規定により読み替えて適用される新法第二十八条から第二十九条の二まで、第三十六条の五、第三十六条の六第二項及び第三項、第五十七条の二、第六十九条第二項、第七十三条並びに第七十五条第一項」とする。

第四条 この法律の施行の際現に旧法第二十六条第一項の許可を受けている者（専ら薬局開設者、医薬品の製造販売業者、製造業者若しくは販売業者又は病院、診療所若しくは飼育動物診療施設の開設者に対してのみ、業として、医薬品を販売し又は授与する一般販売業を営む者として同項の許可を受けている者に限る。）は、新法第三十四条第一項の卸売販売業の許可を受けた者とみなす。この場合において、当該許可を受けた者とみなされる者に係る許可の有効期間は、旧法第二十六条第一項の許可の有効期間の残存期間とする。

第五条 この法律の施行の際現に旧法第二十八条第一項の許可を受けている者（この法律の施行後に附則第十七条の規定に基づきなお従前の例により許可を受けた者を含み、附則第八条に規定する者を除く。以下「既存薬種商」という。）については、この法律の施行の日から起算して三年を超えない範囲内において政令で定める日までの間は、新法第二十六条第一項の許可を受けないでも、引き続き既存薬種商に係る業務を行うことができる。この場合において、旧法第二十八条第一項の規定は、薬事法第二十四条第二項の許可の更新については、なおその効力を有する。

第六条 前条の規定により引き続きその業務を行う既存薬種商については、その者を新法第二十六条第一項の店舗販売業の許可を受けた者とみなして、新法第二十七条から第二十九条の二まで、第三十六条の五、第三十六条の六第一項から第四項まで、第五十七条の二、第六十九条第二項、第七十三条及び第七十五条第一項の規定を適用する。

2 業として、動物用医薬品を販売し、又は授与する既存薬種商についての前項の規定の適用については、同項中「新法第二十七条から第二十九条の二まで、第三十六条の五、第三十六条の六第一項から第四項まで、第五十七条の二、第六十九条第二項、第七十三条及び第七十五条第一項」とあるの

は、「新法第八十三条第一項の規定により読み替えて適用される新法第二十八条から第二十九条の二まで、第三十六条の五、第三十六条の六第二項及び第三項、第五十七条の二、第六十九条第二項、第七十三条並びに第七十五条第一項」とする。

第七条 この法律の施行前に旧法第二十八条第一項の許可を受けた者（当該許可の申請者が法人であるときは、同条第二項に規定するその業務を行う役員及び政令で定めるこれに準ずる者とし、この法律の施行後に附則第十七条の規定に基づきなお従前の例により許可を受けた者を含む。）は、医薬品、医療機器等の品質、有効性及び安全性の確保等に関する法律（昭和三十五年法律第百四十五号。以下「医薬品医療機器等法」という。）第三十六条の八第一項に規定する試験に合格した者とみなす。この場合において、同条第二項に規定する登録については、厚生労働省令で定めるところにより行うものとする。

2 業として、動物用医薬品を販売し、又は授与する者についての前項の規定の適用については、同項中「医薬品、医療機器等の品質、有効性及び安全性の確保等に関する法律（昭和三十五年法律第百四十五号。以下「医薬品医療機器等法」という。）」に、「とあるのは「薬事法」を「とあるのは「医薬品、医療機器等の品質、有効性及び安全性の確保等に関する法律（昭和三十五年法律第百四十五号）第三十六条の八第一項」とあるのは「薬事法第八十三条第一項の規定により読み替えて適用される同法第三十六条の八第一項」と、「厚生労働省令」とあるのは「農林水産省令」とする。

第八条 薬事法附則第六条の規定により薬種商販売業の許可を受けたものとみなされた者（この法律の施行の日までの間継続して当該許可（その更新に係る旧法第二十八条第一項の許可を含む。）により薬種商販売業が営まれている場合に限る。）については、次条に定めるものを除き、従前の例により引き続き当該薬種商販売業を営むことができる。

第九条 前条の規定により引き続き薬種商販売業を営む者については、その者を医薬品医療機器等法第二十六条第一項の店舗販売業の許可を受けた者とみなして、医薬品医療機器等法第二十七条から第二十九条の三まで、第三十六条の五、第三十六条の六、第三十六条の九、第三十六条の十第一項

から第六項まで、第五十七条の二、第六十九条第二項、第七十二条の二の二、第七十三条及び第七十五条第一項の規定を適用する。

2　前条の規定により引き続き薬種商販売業を営む者であって、業として、動物用医薬品を販売し、又は授与するものについての前項の規定の適用については、同項中「医薬品医療機器等法第二十七条から第二十九条の三まで、第三十六条の五、第三十六条の六、第三十六条の九、第三十六条の十第一項から第六項まで、第五十七条の二、第六十九条第二項、第七十二条の二の二、第七十三条及び第七十五条第一項」とあるのは、「医薬品医療機器等法第八十三条第一項の規定により読み替えて適用される医薬品医療機器等法第二十八条から第二十九条の三まで、第三十六条の九、第三十六条の十第三項から第五項まで、第五十七条の二第一項及び第三項、第六十九条第二項、第七十二条の二の二、第七十三条並びに第七十五条第一項」とする。

第十条　この法律の施行の際現に旧法第三十条第一項の許可を受けている者（この法律の施行後に附則第十七条の規定に基づきなお従前の例により許可を受けた者を含む。以下「既存配置販売業者」という。）については、新法第三十条第一項の許可を受けないでも、引き続き既存配置販売業者に係る業務を行うことができる。この場合において、旧法第三十条第一項（旧法第八十三条第一項の規定により読み替えて適用される場合を含む。）の規定は、薬事法第二十四条第二項の許可の更新については、なおその効力を有する。

第十一条　前条の規定により引き続き業務を行う既存配置販売業者については、その者を医薬品医療機器等法第三十条第一項の配置販売業の許可を受けた者とみなして、医薬品医療機器等法第三十一条の二から第三十一条の五まで、第三十六条の九、第三十六条の十第七項、第五十七条の二、第六十九条第二項、第七十二条の二の二、第七十三条及び第七十五条第一項の規定を適用する。この場合において、医薬品医療機器等法第三十一条の二第二項、第三十六条の九第二号及び第三十六条の十第七項において準用する同条第三項から第五項までの規定中「登録販売者」とあるのは、「既存配置販売業者の配置員」とする。

2　業として、動物用医薬品を販売し、又は授与する既存配置販売業者についての前項の規定の適用については、同項中「医薬品医療機器等法第三十一条の二から第三十一条の五まで、第三十六条の九、第三十六条の十第七項、第五十七条の二、第六十九条第二項、第七十二条の二の二、第七十三条及び第七十五条第一項」とあるのは、「医薬品医療機器等法第八十三条第一項の規定により読み替えて適用される医薬品医療機器等法第三十一条の二から第三十一条の五まで、第三十六条の九、第三十六条の十第七項（同条第三項から第五項までの規定の準用に係る部分に限る。）、第五十七条の二第一項及び第三項、第六十九条第二項、第七十二条の二の二、第七十三条並びに第七十五条第一項」とする。

第十二条　前条の規定によりその業務を行う既存配置販売業者については、旧法第三十四条の規定は、この法律の施行後も、なおその効力を有する。この場合において、同条中「配置員を指導し、監督しなければ」とあるのは、「配置員の資質の向上に努めなければ」とする。

第十三条　既存配置販売業者が、その許可に係る都道府県の区域以外の区域について配置しようとする場合において、その配置しようとする区域をその区域に含む都道府県の都道府県知事の許可（薬事法第二十四条第二項の許可の更新を含む。）については、旧法第三十条（旧法第八十三条第一項の規定により読み替えて適用される場合を含む。）の規定は、なおその効力を有する。

2　前項の規定による許可を受けた者については、前三条の規定を準用する。

第十四条　この法律の施行の際現に旧法第三十五条の許可を受けている者（この法律の施行後に附則第十七条の規定に基づきなお従前の例により許可を受けた者を含み、次条及び附則第十六条に規定する者を除く。）は、当分の間、従前の例により引き続き当該許可に係る業務を行うことができる。

第十五条　この法律の施行の際現に旧法第三十五条の許可を受けている者であって、新法第三十五条第二項に規定する医薬品に相当するものを販売するものは、この法律の施行の日から起算して三年を超えない範囲内において政令で定める日までの間は、従前の例により引き続き当該許可に係る業

務を行うことができる。

第十六条　この法律の施行の際現に旧法第三十五条の許可を受けている者であって、業として、動物用医薬品を販売し、又は授与するものは、この法律の施行の日に新法第八十三条の二の二第一項の許可を受けた者とみなす。

第十七条　この法律の施行前にされた旧法第二十六条第一項、第二十八条第一項、第三十条第一項又は第三十五条の規定による許可の申請であって、この法律の施行の際許可をするかどうかの処分がされていないものについての許可又は不許可の処分については、なお従前の例による。

第十八条　この法律の施行の際現に存する医薬品又は医薬部外品で、その容器若しくは被包又はこれらに添付される文書に旧法の規定に適合する表示がされているものについては、この法律の施行の日から起算して二年間は、引き続き旧法の規定に適合する表示がされている限り、新法の規定に適合する表示がされているものとみなす。

2　医薬品又は医薬部外品に使用される容器若しくは被包又はこれらに添付される文書であって、この法律の施行の際現に旧法の規定に適合する表示がされているものが、この法律の施行の日から起算して一年以内に医薬品又は医薬部外品の容器若しくは被包又はこれらに添付される文書として使用されたときは、この法律の施行の日から起算して二年間は、引き続き旧法の規定に適合する表示がされている限り、新法の規定に適合する表示がされているものとみなす。

附　則（平25・12・13法103）抄

（施行期日）

第一条　この法律は、公布の日から起算して六月を超えない範囲内において政令で定める日〔平26/2/5政令24で平26/6/12（一部4・1）〕から施行する。ただし、次の各号に掲げる規定は、当該各号に定める日から施行する。

一　附則第三条、第十一条、第十二条及び第十六条の規定　公布の日

二　附則第十七条の規定　薬事法等の一部を改正する法律（平成二十五年法律第八十四号）の公布の日又はこの法律の公布の日のいずれか遅い日

（薬局開設等の許可の申請に関する経過措置）

第二条　この法律の施行の日（以下「施行日」という。）前にされた第一条の規定による改正前の薬事法（以下「旧法」という。）第四条第一項又は第二十六条第一項の許可の申請であって、この法律の施行の際許可をするかどうかの処分がされていないものについての許可又は不許可の処分については、なお従前の例による。

（要指導医薬品の指定に関する経過措置）

第三条　厚生労働大臣は、施行日前においても、第一条の規定による改正後の薬事法（以下「新法」という。）第四条第五項第四号の規定の例により、要指導医薬品（同号に規定する要指導医薬品をいう。以下同じ。）の指定をすることができる。この場合において、その指定を受けた要指導医薬品は、施行日において同号の規定による指定を受けたものとみなす。

（薬局の名称等の変更の届出に関する経過措置）

第四条　施行日前に生じた旧法第十条（旧法第三十八条において準用する場合を含む。）に規定する事項（新法第十条第二項（新法第三十八条第一項において準用する場合を含む。次項において同じ。）に規定する事項に該当するものに限る。）に係る届出については、なお従前の例による。

2　施行日から起算して三十日を経過する日までの間に生じた新法第十条第二項に規定する事項に係る同項の規定の適用については、同項中「変更しようとする」とあるのは「変更した」と、「あらかじめ」とあるのは「三十日以内に」とする。

（店舗販売業の許可に関する経過措置）

第五条　この法律の施行の際現に旧法第二十六条第一項の許可を受けている者（附則第二条の規定によりなお従前の例によることとされた同項の許可を受けた者を含む。）は、新法第二十六条第一項の許可を受けたものとみなす。この場合において、当該許可に係る新法第二十四条第二項に規定する期間は、旧法第二十四条第二項に規定する期間の残存期間とする。

（要指導医薬品に関する情報提供等に関する経過措置）

第六条　施行日前に経過措置対象要指導医薬品（附則第三条後段の規定により施行日において新法第四条第五項第四号の規定による指定を受けたものと

みなされる要指導医薬品をいう。以下この条及び次条第一項において同じ。）を販売し、又は授与した薬局開設者（旧法第七条第一項に規定する薬局開設者をいう。）又は店舗販売業者（旧法第二十七条に規定する店舗販売業者をいう。）については、施行日に経過措置対象要指導医薬品を販売し、又は授与した薬局開設者（新法第四条第五項第一号に規定する薬局開設者をいう。）又は店舗販売業者（新法第二十六条第二項第五号に規定する店舗販売業者をいう。）とみなして、新法第三十六条の六第四項の規定を適用する。

（要指導医薬品の容器等の表示に関する経過措置）

第七条　この法律の施行の際現に存する経過措置対象要指導医薬品で、その容器若しくは被包又はこれらに添付される文書に旧法の規定に適合する表示がされているものについては、施行日から起算して二年間は、引き続き旧法の規定に適合する表示がされている限り、新法の規定に適合する表示がされているものとみなす。

2　この法律の施行の際現に旧法の規定に適合する表示がされている医薬品の容器若しくは被包又はこれらに添付される文書が、施行日から起算して一年以内に要指導医薬品の容器若しくは被包又はこれらに添付される文書として使用されたときは、施行日から起算して二年間は、引き続き旧法の規定に適合する表示がされている限り、新法の規定に適合する表示がされているものとみなす。

（処分等の効力）

第八条　施行日前に旧法（これに基づく命令を含む。）の規定によってした処分、手続その他の行為であって、新法（これに基づく命令を含む。以下この条において同じ。）の規定に相当の規定があるものは、この附則に別段の定めがあるものを除き、新法の相当の規定によってしたものとみなす。

（罰則に関する経過措置）

第九条　施行日前にした行為及び附則第四条第一項の規定によりなお従前の例によることとされる場合における施行日以後にした行為に対する罰則の適用については、なお従前の例による。

（条例との関係）

第十条　地方公共団体の条例の規定であって、新法第七十六条の四の規定に違反する行為（指定薬物を医療等の用途（同条に規定する医療等の用途をい

う。以下この条において同じ。）以外の用途に供するために所持し、購入し、若しくは譲り受け、又は医療等の用途以外の用途に使用するものに限る。以下この条において「違反行為」という。）を処罰する旨を定めているものの違反行為に係る部分については、この法律の施行と同時に、その効力を失うものとする。この場合において、当該地方公共団体が条例で別段の定めをしないときは、その失効前にした違反行為の処罰については、その失効後も、なお従前の例による。

附　則（令和元年12月4日法律第63号）抄

（施行期日）

第一条　この法律は、公布の日から起算して一年を超えない範囲内において政令で定める日から施行する。ただし、次の各号に掲げる規定は、当該各号に定める日から施行する。（令和2年政令第39号で令和2年9月1日から施行。ただし、改正法第一条（医薬品医療機器等法第2条第15項の改正規定に限る。）、改正法附則第13条、第38条の規定は、令和2年4月1日から施行）

一　附則第十二条及び第三十九条の規定　公布の日

二　第二条の規定、第四条（覚せい剤取締法第九条第一項第二号の改正規定に限る。）の規定及び第六条の規定並びに次条、附則第五条、第六条、第八条、第十一条第二項、第十六条及び第二十条の規定、附則第二十二条（自衛隊法（昭和二十九年法律第百六十五号）第百十五条の五第二項の改正規定に限る。）の規定並びに附則第二十三条、第二十八条、第三十一条、第三十四条及び第三十六条の規定　公布の日から起算して二年を超えない範囲内において政令で定める日（令和2年政令第39号で令和3年8月1日から施行）

三　第三条及び附則第七条の規定　公布の日から起算して三年を超えない範囲内において政令で定める日（令和2年政令第39号で令和4年12月1日から施行）

さくいん

カラー図解 よくわかる薬機法 医薬品販売制度編 第 2 版

2017 年 8 月 11 日　初版発行
2021 年 11 月 13 日　第 2 版第 1 刷発行
2023 年 12 月 13 日　第 2 版第 2 刷発行

編集　　株式会社ドーモ
　　　　東京都千代田区永田町 2- 9-6　電話 03-5510-7923

発行　　株式会社薬事日報社
　　　　東京都千代田区神田和泉町 1 番地　電話 03-3862-2141

表紙デザイン　　株式会社アプリオリ

印刷　　昭和情報プロセス株式会社

ISBN978-4-8408-1567-3